Dr. Sabina Brennan

BRAIN FOG

Der Nebel im Gehirn

GOLDMANN

Buch

Antriebslosigkeit, Konzentrationsschwierigkeiten und das unangenehme Gefühl, nicht mehr klar denken zu können: Viele, auch junge und körperlich gesunde Menschen leiden unter »Brain Fog«, werden aber aufgrund der unklaren Symptomatik von ihrem Arzt oft nicht ernst genommen. Dabei wird uns »Gehirnnebel« als eines der häufigsten Long-Covid-Symptome auch als Gesellschaft zunehmend beschäftigen. Die renommierte Neurowissenschaftlerin Sabina Brennan hat mit diesem Buch den ersten umfassenden Ratgeber zu diesem noch wenig erforschten Krankheitsbild verfasst. Sie beschreibt leicht zugänglich, wie unser Gehirn funktioniert, woher der nebulöse Zustand kommt und wie wir über einfach umzusetzende Strategien in kurzer Zeit wieder zu mehr Klarheit, Energie und Lebensfreude finden.

Autorin

Dr. Sabina Brennan ist Neurowissenschaftlerin und Psychologin. Derzeit hat sie eine Assistenzprofessur am Institut für Neurowissenschaften am renommierten Trinity College in Dublin inne. Sie untersucht schwerpunktmäßig die Risiken für Demenzerkrankungen und weiß, wie wir unser Gehirn im Alter fit halten können.

Außerdem von Sabina Brennan im Programm

In 100 Tagen zu einem jüngeren Gehirn (17885)

Dr. Sabina Brennan

BRAIN FOG
Der Nebel im Gehirn

Wie Sie ihn in 30 Tagen loswerden,
neue Energie finden
und Ihre Konzentration verbessern

Aus dem Englischen
von Annika Klapper

GOLDMANN

Die englische Originalausgabe erschien 2021 unter dem Titel
»Beating Brain Fog« bei Orion Spring, London.

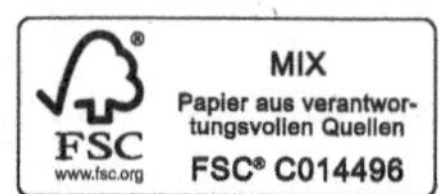

Penguin Random House Verlagsgruppe FSC® N001967

1. Auflage
Deutsche Erstausgabe November 2022

Umschlag: Uno Werbeagentur, München
Umschlagmotiv: FinePic®, München
Abbildungen: S. 99, S. 101, S. 107: pixabay.com;
S. 104: Wiki Commons (Medium69, Jmarchn);
Redaktion: Eckard Schuster
Satz: Uhl + Massopust, Aalen
Druck und Bindung: GGP Media GmbH, Pößneck
Printed in Germany
EB · IH
ISBN 978-3-442-17953-4

Für David, für alles.
Eine Seite nur für dich.

Inhalt

Einleitung

Wenn man »Brain Fog« googelt, was viele von Ihnen sicherlich bereits getan haben, erhält man in Sekundenschnelle unzählige Treffer. Doch wir alle wissen: Bei medizinischen Fragen ist Google nicht die beste Adresse. Lieber vertraut man gleich einer verlässlichen Quelle, wie etwa der Internetseite des National Health Service (NHS), wo man zuverlässig Informationen rund um das Thema Gesundheit findet. Allerdings ergibt die Suche nach »Brain Fog« auf der NHS-Seite null Treffer: »Keine Ergebnisse gefunden«. Wenn Sie jedoch Ihren Freunden, Bekannten oder Kollegen erzählen, dass Sie unter Brain Fog oder Gehirnnebel leiden, dann werden Sie merken – so ging es mir auch –, dass viele von ihnen in bestimmten Phasen ihres Lebens ebenfalls jenen nebeligen Zustand der Antriebslosigkeit, Müdigkeit, Bewusstseinstrübung oder Vergesslichkeit kennen.

Brain Fog bezeichnet mehrere Symptome, die zum Verlust der geistigen Klarheit und zu ungenauem Denken führen. Leidet man unter Brain Fog, so bleiben diese Symptome bestehen, sie treten regelmäßig auf und beeinträchtigen unsere Lebensqualität, unsere Beziehungen zu anderen Menschen und unsere Arbeit. Wir denken langsamer, können uns kaum konzentrieren. Zudem mag es uns schwerer fallen, uns zu erinnern und neue Dinge zu erlernen. Auch unser Sprachvermögen wird beeinträchtigt, sodass wir zum Beispiel Probleme haben, das richtige Wort zu finden. Einige Menschen mit Brain Fog berichten von Schwierigkeiten, sich räumlich zu orientieren – so schätzen sie beispielsweise die Entfernung von sich selbst zu anderen Objekten falsch ein, laufen gegen Gegenstände und beschreiben sich selbst als »tollpatschig«.

Brain Fog ist keine Diagnose, Krankheit oder Störung, sondern vielmehr ein Anzeichen oder Symptom eines gesundheitlichen Problems, eine Nebenwirkung eines bestimmten Arzneimittels, das Resultat hormoneller Veränderungen oder die Folge einer neuen Ernährungsweise oder eines neuen Lebensstils.

Während Mediziner sich des Phänomens Brain Fog bewusst sind, sorgen sie sich vordergründig jedoch um die – mentale oder physische – Vorerkrankung, das hormonelle Ungleichgewicht oder um die Mängel, die Gehirnnebel-Symptome hervorrufen können. Vielleicht haben Sie selbst schon Ihren Arzt oder Ihre Ärztin aufgesucht und festgestellt, dass Brain Fog nur wenig Aufmerksamkeit geschenkt wird. Selbst wenn man an einer Erkrankung mit mehreren Symptomen leidet, kann Brain Fog durchaus das am schwierigsten zu behandelnde und somit herausforderndste Symptom sein. Denn der Gehirnnebel beeinträchtigt unsere Lebensqualität, unsere tagtäglichen Aktivitäten und letzten Endes unser Menschsein. Er reduziert unsere Produktivität, unsere Fähigkeit zu arbeiten, einen Haushalt zu führen und zwischenmenschliche Beziehungen zu pflegen. Fällt es schwer, einen klaren Gedanken zu fassen, dann erscheinen ganz alltägliche Aufgaben als kaum zu bewältigen. Doch so muss es nicht sein. Dieses Buch steckt voller praktischer Tipps, die Ihnen dabei helfen, die Auswirkungen von Brain Fog auf Ihr Leben zu reduzieren, wenn nicht sogar den Gehirnnebel komplett loszuwerden.

Mein Ziel ist es, die akademischen, wissenschaftlichen und medizinischen Belege in einfache, verständliche, praktische Informationen zu verpacken, mit deren Hilfe Sie Ihre Symptome reduzieren oder eliminieren können. Ich möchte, dass die Millionen Menschen mit Brain Fog auf der ganzen Welt Zugang zu wissenschaftlich belegten, verlässlichen Ratschlägen bekommen.

Brain Fog ist ein Warnsignal, dass etwas falsch läuft und Sie handeln müssen. Doch er kann Sie genauso gut lähmen: Sie sind unentschlossen, wissen nicht, was Sie im Supermarkt kaufen sollen, können komplexe Informationen nicht aufnehmen oder sich nicht entscheiden, welchem der Tausenden von Tipps im Internet Sie vertrauen sollen.

Da ich selbst unter Gehirnnebel gelitten habe, weiß ich, wie herausfordernd das sein kann. Ich weiß, wie es sich anfühlt, wenn man Panik bekommt, dass diese Symptome auf einen lebensbedrohlichen Hirntumor oder Demenz hindeuten könnten. Ich verstehe, wie schwierig es ist, diese Sorgen laut auszusprechen. Also versteckt man sie lieber vor den anderen aus Angst, jemand könnte meinen, man selbst sei nicht mehr in der Lage zu arbeiten oder sich um die eigenen Kinder zu kümmern. Ich danke jedem, der seine persönliche Geschichte zu diesem Thema mit mir geteilt hat. Aus Diskretion habe ich die Namen geändert und die Erfahrungen dieser Menschen in diesem Buch zusammengefasst dargestellt.

Selbst wenn Sie sich getraut haben, mit Ihrem Arzt oder Ihrer Ärztin über Brain Fog zu sprechen, werden Ihre Sorgen vielleicht nicht ernst genommen, da Sie keine physischen Symptome aufweisen, und dadurch fühlen Sie sich womöglich verloren und verunsichert. Es ist ebenso frustrierend, wenn

Ihre Symptome richtigerweise auf Stress, Erschöpfung oder »Hormone« zurückgeführt werden, man Ihnen jedoch keine Hilfsmittel, Behandlungsoptionen oder praktische Tipps zur Verfügung stellt.

Dieses Buch gibt Ihnen beides an die Hand: eine wissenschaftliche Erklärung und diverse potentielle Lösungen.

Wenn Sie das Gefühl haben, Ihr Arzt nehme Ihre Symptome nicht ernst, dann hilft Ihnen *Brain Fog – der Nebel im Gehirn* dabei, die nötigen Informationen für Ihren nächsten Termin zusammenzustellen, sodass man Sie anhört und, sofern nötig, weiter untersucht und/oder behandelt. Außerdem finden Sie mithilfe dieses Buches heraus, welche Faktoren in Ihrem Alltagsleben den Gehirnnebel hervorrufen oder verschlimmern. Indem Sie Gewohnheiten entwickeln, die Ihre Gehirngesundheit fördern, können Sie mit Brain Fog besser umgehen und seine Auswirkungen minimieren beziehungsweise gänzlich beseitigen.

Die gute Nachricht: Bis auf wenige Ausnahmen kann Brain Fog relativ einfach bekämpft und beseitigt werden. Ich selbst bin der festen Überzeugung: Wissen ist Macht, und ich weiß, Sie können Ihre Zukunft maßgeblich verbessern, wenn Sie die Kraft Ihres Gehirns nutzen. Lesen Sie weiter und erfahren Sie, wie Sie lernen können, schneller, schärfer und besser zu denken.

Wie dieses Buch aufgebaut ist

Das **Wissen** (Teil 1), das ich Ihnen in diesem Buch vermittle, gibt Ihnen die **Kraft** (Teil 2) für **Veränderung** (Teil 3) und für eine **Zukunft** (Teil 4) ohne Brain Fog.

Teil 1 – Wissen

1 – Den Feind kennen: Brain Fog

Je mehr Sie über Brain Fog wissen, desto besser sind Sie ausgestattet, gegen ihn zu kämpfen und ihn zu besiegen. Sie werden in diesem Teil lernen, die spezifischen Symptome auseinanderzuhalten und sie den entsprechenden Hirnfunktionen und kognitiven Bereichen zuzuordnen.[1] Mit diesem erlangten Wissen und den Einblicken, die Sie durch die Selbsttests in diesem Kapitel erhalten, erstellen Sie ein persönliches Brain-Fog-Profil und verstehen so besser Ihre einzigartigen persönlichen Symptome.

2 – Den Feind kennen: Strategie

Dieses Kapitel steckt voller praxisorientierter Strategien, mit deren Hilfe Sie Ihre mentale Leistungsfähigkeit maximieren. Das in Kapitel 1 erstellte persönliche Profil hilft Ihnen, die richtigen, auf Ihre Symptome abgestimmten Strategien auszuwählen.

3 – Sich selbst kennen: Ihr Gehirn

Lernen Sie in diesem Teil den Aufbau, die Funktionen und die Kommunikationssysteme Ihres Gehirns kennen. Mit diesem Wissen verstehen Sie besser, was eigentlich in Ihrem Kopf passiert, wenn Sie unter Brain Fog leiden, und welche spezifischen Strategien und Entscheidungen dazu beitragen, Ihre Symptome zu reduzieren oder den Brain Fog komplett zu besiegen.

4 – Sich selbst kennen: Ihre Hormone

Darf ich vorstellen: Ihre Hormone. Diese chemischen Botenstoffe machen Sie als Mensch aus und spielen eine entscheidende Rolle bei der Bildung Ihres »Selbst«. Geraten sie ins Ungleichgewicht, fühlen Sie sich ganz einfach nicht mehr wohl, nicht mehr wie Sie selbst. Wenn Sie verstehen, wie Ihre Hormone arbeiten und wie sie Brain Fog beeinflussen, dann können Sie die erforderlichen Schritte ergreifen.

5 – Sich selbst kennen: Ihre Abwehrkräfte

Die Natur ist leider nicht schön überschaubar und geordnet. In Wirklichkeit interagieren die Systeme in Ihrem Gehirn und Ihrem Körper auf komplexe Art und Weise miteinander, und bereits eine minimale Unausgewogenheit kann einen Dominoeffekt auslösen, der letzten Endes zu Brain Fog führt. Anstelle eines ausführlichen Überblicks über die biologischen Vorgänge in Körper und Hirn konzentriere ich mich in diesem Kapitel auf Ihr Immunsystem und die Darm-Hirn-Achse, denn Entzündungen, Infekte, Schmerzen und andere Beschwerden Ihres Verdauungstrakts können Brain Fog hervorrufen. Außerdem beschäftigt sich dieses Kapitel mit Arzneimitteln, die Gehirnnebel auslösen oder dessen Symptome verstärken können.

Teil 2 – Kraft

6 – Kraft: Ein gesundes Gehirn

Gewohnheiten, die ein gesundes Gehirn fördern, sind die stärkste Waffe gegen Brain Fog. In diesem Teil des Buches erkläre ich Ihnen die wissenschaftlichen Grundlagen für ein gesundes Gehirn, damit Sie begreifen, wie derartige Gewohnheiten dazu beitragen können, Brain Fog vorzubeugen, ihn abzuschwächen oder gar zu besiegen, unabhängig von Vorerkrankungen oder anderen Ursachen.

Teil 3 – Veränderung

Wenn Sie Ihre Gewohnheiten nur in den vier folgenden Bereichen Ihres Lebens verändern, steigern Sie Ihre Gehirngesundheit und bekämpfen Brain Fog.

7 – Veränderung: Schlaf

Schlafen Sie auf Dauer zu wenig oder schlecht, dann kann das zu Brain Fog führen. In diesem Kapitel erhalten Sie praktische Tipps, wie Sie Ihren Schlaf verbessern können.

8 – Veränderung: Stress

Stress per se ist nicht unbedingt schädlich, doch der falsche Umgang mit chronischem Stress kann Brain Fog hervorrufen. Zum Glück gibt es viele pragmatische Lösungen zum richtigen Umgang mit Stress.

9 – Veränderung: Bewegung

Bewegung ist entscheidend für ein gesundes Gehirn. Mithilfe von körperlicher und mentaler Stärke halten Sie Brain Fog in Schach.

10 – Veränderung: Ernährung

Was Sie essen, wirkt sich unmittelbar auf Ihr Gehirn und dessen Leistungsfähigkeit aus. Mit dem richtigen Essen verbessern Sie Ihre Hirnfunktionen.

Teil 4 – Zukunft

11 – Das 30-Tage-Programm

Hier lernen Sie, wie Sie gesunde, Ihrem Gehirn dienliche Gewohnheiten pflegen, damit sich der Nebel in Ihrem Gehirn lichtet und Ihr Leben sich wandelt. Haben Sie diesen Schritt erst einmal geschafft, gibt es nichts, was Sie nicht schaffen können. Indem Sie die täglichen Routinen dieses 30-Tage-Programms einhalten, tun Sie ganz automatisch und mühelos etwas Gutes für Ihr Gehirn und stärken es. Ihr Denken wird schneller und schärfer und besser.

Nachwort

Ein kurzer Ausblick auf die Behandlungsmöglichkeiten von Gehirnnebel in der Zukunft.

Teil eins

WISSEN

1

Den Feind kennen: Brain Fog

Was ist Brain Fog?

Nebel, der:
(Substantiv, maskulin) dichter, weißer Dunst über dem Erdboden; für das Auge undurchdringliche Trübung der Luft (durch Konzentration kleinster Wassertröpfchen)

DUDEN

Natürlich erschwert Nebel das Sehen. Doch Nebel macht noch viel mehr mit uns. Er kriecht. Wabert langsam, umhüllt uns feucht und unangenehm. Nebel macht uns langsamer oder stoppt uns auf unserer Bahn. Die weißen Nebelschwaden verwandeln alles, was uns vertraut ist. Nichts fühlt sich mehr so an wie gewohnt, wir fühlen uns nicht mehr sicher. Wir sehen Umrisse, aber erkennen nicht, um was es sich dabei handelt. Wir werden panisch. Hören Schritte. Sie klingen seltsam. Wir können nicht sagen, woher sie kommen, drehen uns nach der Stimme ohne Körper. Das alles wirkt wie eine Szene aus einem Schwarz-Weiß-Film, nur dass die Tonspur dumpf klingt und alles verschwommen ist. Wir wissen nicht mehr, wo Norden oder Süden ist. Der Nebel umgibt uns. Wir fühlen uns verloren.

Während Wörterbücher nützliche Definitionen von »Nebel« liefern, verraten sie wenig darüber, wie sich das Phänomen tatsächlich anfühlt.

Brain Fog:
Umgangssprachlich in Bezug auf Long-COVID und chronisches Fatigue-Syndrom genutzte Umschreibung für verschiedene Störungen der Kognition. Brain Fog umfasst u. a. verlangsamtes Denken, Verminderung von Wachheit und Aufmerksamkeit und Konzentrationsstörungen.

Pschyrembel

Meine Freundin Joanne vertraute sich mir an: »Es fühlt sich so an, als hätte ich mich selbst im Gehirnnebel verloren.« Ich wusste genau, was sie meinte. Aber mir war auch bewusst, dass in den Ohren all derer, die noch nie unter Gehirnnebel gelitten hatten, ihre Worte leicht überdramatisiert klingen könnten. Dabei kann ich nur bestätigen, dass das von Joanne geschilderte Gefühl die Erfahrungen vieler anderer mit Brain Fog, mich eingenommen, sehr gut widerspiegelt.

Verhaltensmuster bestimmen, wer wir sind, denn wir Menschen sind nun einmal Gewohnheitstiere. Diese Berechenbarkeit macht unsere Persönlichkeit aus.

»Patsy ist immer so geduldig und gutmütig.«

»John ist der Dreh- und Angelpunkt jeder Party, er steckt einfach voller Energie.«

»Olive ist so geistreich und scharfsinnig.«

»Amanda ist einfach ein Naturtalent in allem, was sie anpackt.«

Brain Fog kann jene Muster, die unsere Persönlichkeit ausmachen, stören, sodass unser Verhalten weniger vorhersehbar wird. Verhalten wir uns nicht mehr unserem Charakter entsprechend, verlieren wir gegenüber uns selbst und gegenüber anderen unseren Wiedererkennungswert. Für manche äußert sich das in dem Gefühl, sich selbst zu verlieren, wie es bei meiner Freundin Joanne der Fall war. Auch unsere Beziehungen können darunter leiden, denn die Menschen, die uns nahestehen, ob zu Hause oder im beruflichen Umfeld, versuchen, unser verändertes Verhalten, jene neuen Muster, jene neuen Personen, zu denen wir geworden sind, zu verstehen.

Patsy mag nicht die Person, in die sie sich verwandelt hat. Sie sagt: »Mir fehlt inzwischen die Geduld. Ich bin immer gereizt und schlecht gelaunt.« Amanda fühlt sich ausgelaugt, leer: »Ich schaffe es gerade noch, mich aufrecht zu halten, zu allem anderen fehlt mir die Energie.«

Olives Freund, der sie seit ihrer Jugend kennt, erzählte mir, dass Olive ihren Sinn für Humor verloren habe. Ich kenne die beiden, seit sie Kinder waren, und kann dieser Beobachtung nur zustimmen. Es bricht einem das Herz, wenn man sieht, wie bestürzt Olive über den Verlust dieser von ihr so geschätzten Eigenschaft ist. Sie war einfach brillant in Wortgeplänkeln und stolz auf ihre Schlagfertigkeit. »Immer war ich die Erste, die eine witzige Bemerkung auf Lager hatte. Doch jetzt fühle ich mich einfach langsam, teils dumm. Wenn ich den Witz endlich verstanden habe, ist der Moment für einen geistreichen Konter schon vorbei.«

Für Frances, eine ehemalige Kollegin von mir, geht es um eine subtilere Erfahrung: »Ich fühle mich einfach etwas komisch. So, wie wenn ich in meinem Auto sitze, nachdem jemand anders es gefahren hat. Das Auto ist noch immer dasselbe, aber irgendwas passt nicht. Vielleicht ist der Sitz zu weit nach hinten geschoben oder zu tief gestellt oder die Lehne nicht aufrecht genug. Vielleicht sind auch nur die Rückspiegel minimal anders eingestellt. Das ist schwer zu erklären. Alles funktioniert noch, aber eben nicht so wie zuvor. Ich kann mein Auto zwar noch fahren, doch es fühlt sich anders an, so als hätte ich es ein bisschen weniger unter Kontrolle als vorher.«

Mit Brain Fog fühlt man sich komisch, weil das Gehirn nicht richtig funktioniert. Es arbeitet nicht mehr so wie gewohnt. Deshalb verhält man sich auch nicht so wie gewohnt. Natürlich fühlt sich das seltsam an, denn wahrscheinlich brauchten Sie sich bis jetzt nicht damit auseinanderzusetzen, wie Ihr Gehirn arbeitet. Das tat es einfach. Ganz automatisch und problemlos. Doch jetzt kosten so viele Dinge Kraft, sind mühsam, langsam, mechanisch, aus dem Gleichgewicht geraten. Das alles gehört zum Gehirnnebel.

Was sind die Symptome von Brain Fog?

Brain Fog ist eine allgemeine Bezeichnung für verschiedene Symptome. Die häufigsten darunter sind: Verlust der mentalen Klarheit, Konzentrationsunfähigkeit, Probleme beim Lernen und Erinnern, langsames Denken, Sprachschwierigkeiten oder Probleme bei der Wortfindung, Beeinträchtigung der räumlichen Wahrnehmung, was viele Menschen als Tollpatschigkeit bezeichnen würden. Litten Sie jemals unter Brain Fog, dann kommen Ihnen folgende Aussagen bekannt vor:

»Ich kann einfach nicht klar denken.«

»Ich kann mich nicht konzentrieren.«

»Mein Gehirn scheint träge zu sein.«

»Ich kann mich nicht genau daran erinnern, was ich gestern gemacht habe.«

»Es fällt mir schwer, das richtige Wort zu finden.«

»Ich bin zu müde zum Denken.«

»Ich renne ständig gegen Objekte oder Möbel.«

Die meisten Menschen haben viele, wenn nicht alle dieser Symptome irgendwann einmal in ihrem Leben erfahren. Tatsächlich treten derartige Probleme häufig auf, wenn man zu lange wach war, der Nachtschlaf unterbrochen wurde, man lange gearbeitet hat oder unter Stress leidet. Sobald man den Schlaf nachholt, weniger arbeitet oder die stressbehaftete Situation überstanden hat, verschwinden diese Symptome normalerweise wieder von allein.

Brain Fog jedoch ist da anders.

Im Gegensatz zu den erwähnten kurzzeitigen Störungen treten die Symptome von Brain Fog regelmäßig auf. Sie beeinträchtigen Ihre Lebensqualität, Ihre Beziehungen und/oder Ihre Arbeit. Andauernde Symptome deuten darauf hin, dass etwas nicht stimmt, und signalisieren Ihnen: Sie müssen handeln. Ein erster praktischer Schritt ist die Lektüre dieses Buches.

Je nach Kontext, in dem die Symptome auftreten, werden sie mit folgenden Begriffen bezeichnet: »Baby Brain«, »Chemo-Hirn«, »Chemo-Nebel«, »krebsbedingte kognitive Beeinträchtigung«, »kognitive Störung«, »Bewusstseinstrübung«. Manche beschreiben Brain Fog als mentale Erschöpfung, während andere Letztere zu den Symptomen von Brain Fog zählen. Burnout ist eine anerkannte Erkrankung mit vielen ähnlichen Symptomen. Ich gebrauche die Bezeichnung »Brain Fog« als

Sammelbegriff für sämtliche Symptome, mentale Erschöpfung eingeschlossen, ganz egal, in welchem Kontext sie auftreten oder welche bestimmte Ursache oder Ursachen sie haben.

Brain Fog kann bei unterschiedlichen Menschen unterschiedlich aussehen und ihr Leben ganz unterschiedlich beeinträchtigen. Das Spektrum reicht von leichten Symptomen bis hin zu sehr schweren, von permanenten bis hin zu regelmäßig wiederkehrenden. Brain Fog kann einige Tage dauern oder auch mehrere Jahre, er kann nur einen Teil des kognitiven Denkens schwächen oder mehrere. Brain Fog lässt sich nicht messen. Was nicht bedeutet, es gäbe ihn beziehungsweise die Symptome nicht. Die Beeinträchtigungen der kognitiven Fähigkeiten bei Menschen mit Brain Fog sind von diversen Wissenschaftlern unter einer ganzen Bandbreite von Bedingungen dokumentiert und von Ärzten anerkannt worden. Es handelt sich folglich um reale, die Betroffenen schwächende oder beeinträchtigende Symptome.

In diesem Kapitel möchte ich Sie beruhigen: Ganz egal, was Sie gerade durchmachen, Sie werden weder sich selbst verlieren noch verrückt werden. Und: Sie sind nicht allein. Auch wenn es keine Statistiken zur Verbreitung von Brain Fog gibt, schätzt man, dass weltweit etwa 600 Millionen Menschen unter kognitiven Funktionsstörungen (der klinischen Umschreibung für Brain Fog) leiden.

In diesem Kapitel lernen Sie, die spezifischen Hirnfunktionen, mit denen Sie zu kämpfen haben, klar zu benennen. Denn wenn Sie das können, fällt es viel leichter, die angemessenen Strategien zu finden und anzuwenden, um Ihre Symptome zu reduzieren oder etwaige Verluste einzelner Funktionen zu kompensieren.

Brain Fog zeichnet sich durch eine Reihe kognitiver Symptome aus. In der Psychologie unterteilen wir die kognitiven Funktionen in Bereiche. Jeder Bereich ist für bestimmte Verhaltensweisen zuständig. Die kognitiven Bereiche, die am stärksten durch Brain Fog beeinträchtig werden, sind:

- Exekutive Funktion: komplexe mentale Vorgänge, die wir beispielsweise für Problemlösung, Entscheidungsfindung, Organisieren, Planen und zielorientiertes Handeln gebrauchen.
- Aufmerksamkeit: Unsere kognitiven Ressourcen konzentrieren sich bewusst auf etwas Bestimmtes, sodass wir selektive Informationen aus unserer Umgebung verarbeiten können.
- Verarbeitungsgeschwindigkeit: die Zeit, die wir brauchen, um Informationen in unserer Umgebung zu identifizieren, zu verarbeiten und auf sie zu reagieren. Dabei werden die meisten kognitiven Funktionen aktiviert, auch unsere Fähigkeit des Lernens und Erinnerns.
- Lernen und Erinnern: Lernen heißt, eine neue Information oder Fähigkeit zu erwerben. Die Funktion des Erinnerns ist hochkomplex, doch im Grunde geht es dabei um Ihre Fähigkeit, sich an eine Information oder die Repräsentation einer vergangenen Erfahrung über einen bestimmten Zeitraum hinweg zu erinnern. Denn so können Sie auf Informationen oder die Repräsentation von etwas (etwa ein Bild, ein Geruch oder ein Gefühl) zurückgreifen oder sie wieder reaktivieren (zum Beispiel eine Tatsache oder Erlebnisse innerhalb eines Lebensabschnitts).
- Sprache: unsere Fähigkeit, Gedanken, Gefühle und Ideen zu verstehen, auszudrücken oder zu vermitteln – mithilfe von Lauten, Schrift oder Gesten.

- Visuell-räumliche Funktion: unsere Fähigkeit, mithilfe der Sinne Informationen bezüglich der Beziehung zweier Objekte zueinander oder des Aussehens eines einzelnen Objekts, einer Figur oder eines Menschen im dreidimensionalen Raum zu verarbeiten.

Selbst minimale Beeinträchtigungen eines dieser Kognitionsbereiche können starke Auswirkungen auf unser Leben haben.

Indem Sie Ihre Symptome mit diesen Bereichen verknüpfen, werden Sie in der Lage sein, die beeinträchtigten neurokognitiven Fähigkeiten eindeutig zu benennen und herauszufinden, welche Veränderungen oder Hilfestellungen in Ihrem Fall am besten geeignet sind. Je nachdem, welche Bereiche betroffen sind, kann Ihr Hirn müde, erschöpft oder gereizt sein. Verarbeitet Ihr Gehirn Informationen langsamer, dann werden andere Aspekte Ihrer Kognition in Mitleidenschaft gezogen.

Erstellen Sie Ihr persönliches Brain-Fog-Profil

Aufgabe: Symptomprofil

Jetzt wird es persönlich. Ihre persönlichen Symptome zu bestimmen ist der erste Schritt auf dem Weg zu einer positiven Veränderung. Unten sehen Sie eine Liste mit typischen Symptomen von Brain Fog. Kreuzen Sie all die Symptome an, an denen Sie regelmäßig leiden oder die Ihre Leistungsfähigkeit im Alltag oder Ihre Lebensqualität im letzten Monat beeinträchtigt haben. Kreuzen Sie nur die Punkte an, bei denen eine

Abweichung von Ihren normalen oder gewohnten Fähigkeiten vorliegt. Wir alle haben unterschiedlich ausgeprägte Fähigkeiten. Manche sind von Natur aus etwas abwesender, unorganisierter oder verfügen über eine relativ kurze Aufmerksamkeitsspanne. Wichtig bei Brain Fog ist, dass Sie erkennen, ob eine Abweichung von Ihrem normalen Level der beschriebenen Fähigkeiten vorliegt.

EXEKUTIVE FUNKTION

1. Ich habe Schwierigkeit, Entscheidungen zu treffen. ☐
2. Ich habe Schwierigkeiten, Probleme zu lösen. ☐
3. Ich habe Schwierigkeiten, etwas zu planen. ☐
4. Ich bin ungewohnt unorganisiert oder zerstreut. ☐
5. Ich habe Schwierigkeiten mit Multitasking. ☐
6. Ich habe Schwierigkeiten, einen klaren Gedanken zu fassen, mein Kopf fühlt sich nebelig an. ☐
7. Ich bin verwirrt. ☐

Wenn Sie eine der Fragen 1 – 7 mit Ja beantworten, dann ist der Bereich *Exekutive Funktion* von Ihrem Brain Fog betroffen.

AUFMERKSAMKEIT

8. Ich habe Konzentrationsschwierigkeiten. ☐
9. Es fällt mir schwer, meine Aufmerksamkeit auf eine Sache zu richten. ☐
10. Meine Aufmerksamkeitsspanne ist kurz. ☐

Wenn Sie eine der Fragen 8 – 10 mit Ja beantworten, dann ist der Bereich *Aufmerksamkeit* von Ihrem Brain Fog betroffen.

VERARBEITUNGSGESCHWINDIGKEIT

11. Ich denke langsamer. ☐
12. Ich lerne langsamer. ☐
13. Ich verarbeite Informationen langsamer. ☐
14. Meine Reaktionen sind langsamer. ☐
15. Ich führe routinemäßige Aktivitäten langsamer aus. ☐

Wenn Sie eine der Fragen 11 – 15 mit Ja beantworten, dann ist der Bereich *Geschwindigkeit der Informationsverarbeitung* von Ihrem Brain Fog betroffen.

LERNEN UND ERINNERN

16. Ich habe Schwierigkeiten mit meinem verbalen Gedächtnis (zum Beispiel, mich an ein Gespräch zu erinnern). ☐
17. Ich habe Schwierigkeiten mit meinem visuellen Gedächtnis (zum Beispiel, mich an ein Bild zu erinnern). ☐
18. Ich bin vergesslich. ☐
19. Ich habe Schwierigkeiten mit meinem Kurzzeitgedächtnis (zum Beispiel, mich an eine begrenzte Informationsmenge zu erinnern, etwa nach 10 bis 30 Sekunden an eine kurze Einkaufsliste). ☐

20. Mir fällt es schwer, neue Dinge zu lernen. ☐

Wenn Sie eine der Fragen 16 – 20 mit Ja beantworten, dann ist der Bereich *Lernen und Erinnern* von Ihrem Brain Fog betroffen.

SPRACHE

21. Ich habe Schwierigkeiten, Gedanken auszudrücken oder sprachliche Äußerungen zu verstehen. ☐
22. Mir fällt es schwer, das richtige Wort zu finden. ☐

Wenn Sie eine der Fragen 21 –22 mit Ja beantworten, dann ist der Bereich *Sprache* von Ihrem Brain Fog betroffen.

VISUELL-RÄUMLICHE ORIENTIERUNG

23. Ich habe Schwierigkeiten mit räumlicher Orientierung (zum Beispiel laufe ich gegen Objekte). ☐
24. Ich habe Schwierigkeiten, Formen wiederzuerkennen oder zu zeichnen. ☐

Wenn Sie eine der Fragen 23 – 24 mit Ja beantworten, dann ist der Bereich *Visuell-räumliche Orientierung* von Ihrem Brain Fog betroffen.

ERSCHÖPFUNG UND REIZBARKEIT

25. Mein Gehirn ist schnell ermüdet. ☐
26. Ich bin mental erschöpft. ☐
27. Ich bin gereizt. ☐

Wenn Sie eine der Fragen 25 –27 mit Ja beantworten, dann ist der Bereich *Erschöpfung* von Ihrem Brain Fog betroffen.

Was ist Kognition?

Wenn Sie nicht gerade Neurowissenschaften oder Psychologie studiert haben oder sich besonders für das menschliche Gehirn interessieren, ist es eher unwahrscheinlich, dass Sie vertiefte Erkenntnisse über die Kognition des Menschen haben. Ich selbst wusste lange Zeit lediglich, dass Kognition irgendetwas mit »Wissen« zu tun hat. Denn schließlich ist das kein typisches Small-Talk-Thema, das einem tagtäglich begegnet. Was seltsam ist, wenn man sich erst einmal klarmacht, dass Kognition die Grundlage von ziemlich allem ist, was wir im Leben tun. Erst als ich mit Anfang vierzig mein Psychologiestudium aufnahm, erfuhr ich, dass Kognition viel mehr umfasst als faktisches Wissen.

Kognition beschreibt jegliche Art der Informationsverarbeitung, Denkprozesse und intellektuelle Aktivitäten. Dazu gehören: Erinnern, Denken, Zuhören, Überlegen, Beurteilen, Vorstellen, Lernen, Wahrnehmen[2], Begreifen und Probleme lösen. Kognition ermöglicht es uns, über vergangenes Verhalten nachzudenken, zukünftiges Verhalten zu planen und impulsives Verhalten auszuschalten. Sie verleiht uns die Fähigkeit, unser Wissen kreativ anzuwenden, Fakten, Ideen oder andere Informationen, die anscheinend nichts miteinander zu tun haben, zusammenzubringen, um zu neuen, innovativen Lösungen zu gelangen. Dank Kognition können wir die sich ständig wandelnde Welt um uns herum verstehen und uns mit ihr aktiv auseinandersetzen, wir können Informationen auswählen, aufnehmen, verwandeln, speichern, abrufen und weiterentwickeln. Außerdem beinhaltet Kognition den Aspekt des »eigenen Selbst«, den Joanne meint verloren zu haben. Kognition ist die Basis so vieler unserer tagtäglichen Handlungen. Wenn also unsere Kognition beeinträchtigt ist, dann betrifft das auch unsere Fähigkeit, all diese Handlungen auszuführen.

Brain-Fog-Profil

Aufgabe: Brain-Fog-Profil

Brain Fog ist für jeden Einzelnen anders. Ein oder mehrere kognitive Bereiche können mehr oder weniger stark beeinträchtigt sein, von leicht bis schwer.

In der Tabelle unten können Sie Ihr Brain-Fog-Profil vervollständigen. Entsprechend Ihren Antworten in der vorangegangenen Aufgabe (Symptomprofil) geben Sie an, welche Bereiche Ihre Symptome betreffen. Anschließend schätzen Sie auf einer Skala von 1 bis 5 ein, wie häufig diese Symptome bei Ihnen auftreten.

1 – selten (weniger als einmal pro Monat)
2 – gelegentlich (mindestens einmal pro Monat)

3 – regelmäßig (mindestens einmal pro Woche)
4 – häufig (drei oder mehr Mal pro Woche)
5 – permanent (täglich)

Geben Sie dann die Intensität Ihrer Symptome auf einer Skala von 1 bis 5 an, wobei 1 »leicht« und 5 »schwer« bedeutet.

Bereich	Ja/Nein	Häufigkeit	Intensität
Exekutive Funktion			
Aufmerksamkeit			
Verarbeitungsgeschwindigkeit			
Lernen und Erinnern			
Sprache			
Visuell-räumliche Orientierung			
Erschöpfung			

Am Ende des Buches finden Sie eine Seite zum Thema Symptome. Dort erfahren Sie, wie Sie Ihrem Arzt diese Informationen präsentieren sollten.

Sie sollten schnellstmöglich einen Arzttermin vereinbaren, wenn Sie:

- andere Symptome haben, die auf eine Vorerkrankung hindeuten,
- bemerken, dass Ihr Gehirnnebel plötzlich aufgetreten ist oder sich massiv verschlimmert hat,
- keine Verbesserungen feststellen können, obwohl Sie Ihre Lebensweise entsprechend dem 30-Tage-Programm verändert haben.

Exekutive Funktion

Mit diesem Begriff bezeichnet man diverse Fähigkeiten, dank derer Sie in der Lage sind, sich selbst zu kontrollieren, sich Veränderungen anzupassen und sich Ziele zu setzen, sie zu verfolgen und zu erreichen. Diese exekutive Funktion, auch exekutive Kontrolle oder kognitive Kontrolle genannt, ermöglicht es Ihnen, Pläne zu machen, kritisch zu denken, Probleme zu lösen, Entscheidungen zu treffen, Ihre Impulse zu kontrollieren, aktiv zu werden und die Auswirkungen Ihres Verhaltens zu verstehen sowie zu antizipieren. Sie dient nicht ausschließlich den intellektuellen Handlungen; tatsächlich benötigen Sie die exekutive Funktion für soziale, emotionale und organisatorische Aspekte Ihres Lebens. Bleibt Ihr Auto beispielsweise auf dem Weg zu einem Vorstellungsgespräch liegen und Sie haben Schwierigkeiten, Ihre Emotionen zu kontrollieren, dann ärgern Sie sich möglicherweise so sehr, dass Sie unfähig sind, einen alternativen Plan zu entwerfen.

Wir Menschen verfügen über die wunderbare Fähigkeit, Handlungen auszuführen, ohne aktiv oder bewusst über sie nachzudenken. Diese Handlungen nennen wir Gewohnheiten oder gewöhnliche Verhaltensweisen; Untersuchungen zufolge bestehen mehr als vierzig Prozent unserer täglichen Handlungen aus Gewohnheiten. So kann unser Gehirn bei Routineaufgaben energiesparend arbeiten. Mein Nachbar Tim gießt zum Beispiel jeden Morgen Milch auf seine Cornflakes, ohne darüber nachzudenken. Seit zehn Jahren fährt er immer denselben Weg zur Arbeit, er schaltet dabei wahrhaftig auf Autopilot. Noch nie hatte er einen Unfall; ein paar Mal hat er sich erschreckt, hat sich jedoch immer wieder gefasst, sich rechtzeitig wieder auf die Straße konzentriert, um einem Radfahrer auszuweichen oder bei einer roten Ampel anzuhalten.

Natürlich gibt es viele Situationen, in denen jenes unreflektierte, gewohnheitsmäßige Verhalten unangebracht, ungenügend, unmöglich oder schlichtweg gefährlich ist. Doch zum Glück sind wir dank der kognitiven Kontrolle in der Lage, diese automatischen, unbewussten Verhaltensweisen auszuschalten, um angemessen auf die sich ständig wandelnde Welt um uns herum zu reagieren. Letzte Woche musste Tim beispielsweise in der Früh nüchtern zu einem Blutzuckertest. Als er am Morgen den Kühlschrank öffnete, um wie immer nach der Milchtüte zu greifen, schaltete sich seine exekutive Funktion ein, unterbrach seine gewohnte Verhaltensweise und erinnerte ihn daran, dass er nüchtern bleiben musste. Sie sorgte auch dafür, dass er aufmerksamer und bewusster zum Krankenhaus fuhr, anstatt auf Autopilot zu seiner Arbeitsstätte.

Amanda, Hausfrau und Mutter, war wirklich erstaunt, als sie merkte, wie sehr sie auf ihre exekutive Funktion angewiesen war. Mittwochs bereitete sie für ihre Familie stets ein selbst gekochtes Essen ohne Rezept zu (exekutive Funktion = Motivation). Sie selber entschied, was sie kochte (Entscheidungsfindung). Sie kaufte die Zutaten ein, recherchierte die Reihenfolge der Arbeitsschritte und die verschiedenen Zubereitungszeiten (Planung und Organisation). Sie achtete auf den Kochtopf auf dem Herd (Überwachung). Sie merkte, dass das Essen im Topf unten anzuhaften begann, reduzierte die Hitze etwas und rührte um (flexibles Denken). Während das Essen leicht köchelte, räumte sie hier und da auf, beschäftigte sich mit den sozialen Medien, ohne das Essen und die noch zu erledigenden Arbeitsschritte aus den Augen zu verlieren (Wechseln zwischen mehreren Aufgaben). Außerdem widerstand sie ihrem Drang, zwischendurch einen Keks zu naschen (Triebunterdrückung, Selbstkontrolle).

Probleme mit unserer exekutiven Funktion können selbst die einfachsten Aufgaben erschweren. Seit Amanda an Brain Fog leidet, muss sie sich jeden einzelnen Arbeitsschritt laut vorsprechen, wenn sie Spaghetti bolognese kocht, obwohl sie dieses Gericht seit fünf Jahren jede Woche für ihre Familie zubereitet hat.

Ist bei Ihnen der Bereich *Exekutive Funktion* betroffen, dann kann es gut sein, dass Sie weniger produktiv sind. Je nach Schwere Ihrer Symptome kann das Ihre Arbeit beeinflussen. Vielleicht stellen Sie fest, dass Ihre Beziehungen zu anderen weniger harmonisch sind als zuvor, insbesondere wenn Ihr Verhalten stark divergiert oder Sie emotional überreagieren. Wenn Sie sich überessen, zugenommen haben oder impulsiver geworden sind, dann kann die Beeinträchtigung Ihrer kognitiven Kontrolle diese Veränderungen hervorgerufen haben. Bei solchen Entwicklungen kann man leicht nachvollziehen, dass Ihre Lebensqualität darunter leidet.

Ihre Fähigkeit zu planen, zu organisieren, Probleme zu lösen und Entscheidungen zu treffen, wird von drei zentralen Funktionen gesteuert, die gemeinsam aktiviert werden: inhibitorische Kontrolle[3], Arbeitsgedächtnis[4] und kognitive Flexibilität[5].

Inhibitorische Kontrolle

Im Wesentlichen sind wir Gewohnheitstiere, die impulsiv auf sensorische Informationen in ihrer Umgebung reagieren. Egal, wo wir hingehen: Sensorische Informationen prasseln auf unser

Gehirn ein. Gehen wir eine Straße entlang oder fahren wir mit der Straßenbahn, fällt uns vielleicht ein attraktives Gesicht auf, eine ungewöhnliche Frisur, ein Tattoo, ausgeprägte Bauchmuskeln, ein klingelndes Telefon, Gesprächsfetzen oder der Geruch nach Zigaretten, Parfüm oder etwas anderem. Die inhibitorische Kontrolle ermöglicht es Ihnen, impulsive Reaktionen, die womöglich unangemessen wären, in bestimmten Kontexten zu unterdrücken.

Für das soziale Überleben ist es wichtig, dass Sie Ihre impulsiven Reaktionen (ob verbal oder physisch) unter Kontrolle haben. Wenn Ihr Gehirn inhibitorische Kontrolle über Ihre Impulse ausübt, dann schützt es Sie dadurch. Das Aussprechen von ungefilterten Gedanken oder unreflektiertes, impulsives Handeln kann Sie in Schwierigkeiten bringen. Dem Kellner beispielsweise ins Gesicht zu sagen, dass seine Perücke niemandem was vormachen kann, wird sicherlich nicht gut ankommen. Und egal, wie einladend und weich der Busen der Frau neben Ihnen aussieht, Sie können sich da nicht einfach anlehnen und während Ihrer langen Zugfahrt ein Schläfchen halten.

Die **inhibitorische Kontrolle** sorgt dafür, dass Sie Ihr Verhalten, Ihre Gefühle, Ihr Denken und Ihre Aufmerksamkeit steuern können. Dass Sie all den auditiven, visuellen und olfaktorischen Reizen, die das moderne Leben bereithält, widerstehen können. Das kostet Mühe, und dieses Bemühen um Kontrolle beansprucht die verarbeitenden Ressourcen Ihres Gehirns enorm. Inhibition hilft Ihnen nicht nur dabei, Ihr Verhalten zu regulieren, sondern gibt Ihnen auch die Möglichkeit zu wählen, und das bedeutet, Ihr Verhalten zu ändern. Sie kann Ihnen helfen, alte, hinderliche oder ungesunde Gewohnheiten abzulegen und sich neue, gesunde zu eigen zu machen. So kann die inhibitorische Kontrolle dazu beitragen, Verhaltensweisen loszuwerden, die Gehirnnebel verursachen oder verstärken.

Interferenzkontrolle ist eine bestimmte Art der inhibitorischen Kontrolle. Katy und Jim schaffen es regelmäßig, sich zu unterhalten, während laut Zeichentrickfilme im Fernsehen laufen und ihre Jungs um sie herum toben. Das gelingt ihnen, da ihre Interferenzkontrolle es ihnen erlaubt, Irrelevantes (den Fernseher) auszublenden, sich den relevanten Dingen (ihrer Unterhaltung) zuzuwenden und sich auf das von ihnen Ausgewählte zu konzentrieren (die Unterhaltung und nicht den Fernseher oder die spielenden Kinder).

Kognitive Kontrolle, eine weitere Unterkategorie der inhibitorischen Kontrolle, sorgt dafür, dass Sie ungewollte Gedanken, Erinnerungen oder Bilder im Zaum halten können. Diese Fähigkeit hilft nicht nur beim Ablegen alter Gewohnheiten, sondern auch beim Umgang mit Stress, Angstzuständen, Depressionen und traumatischen Erfahrungen.

Selbstkontrolle bezeichnet Ihre Fähigkeit, Ihre Gefühle und Ihr Verhalten zu kontrollieren, und ist ebenfalls ein Teil der inhibitorischen Kontrolle. Sie hilft Ihnen, sämtlichen Versuchungen zu widerstehen, die Ihrer Gesundheit, Ihren Beziehungen oder Ihrer Reputation schaden könnten. Selbstkontrolle sorgt zum Beispiel dafür, dass Sie zugunsten Ihres Gewichts auf den Verzehr eines Donuts verzichten. Sie dient Ihrer Partnerschaft, wenn sie Sie davon abhält, Ihren Ehemann oder Ihre Ehefrau mit einem Kollegen oder einer Kollegin zu betrügen. Wir alle verlassen uns auf unsere Selbstkontrolle, wenn es darum geht, sich innerhalb der gesellschaftlich akzeptierten Normen zu bewegen. Ohne diese Art der Kontrolle würden Sie Ihrem Chef womöglich ins Gesicht sagen, dass Sie ihn sterbenslangweilig finden, oder Ihrer Partnerin, dass ihr Hintern in dem einen Kleid ziemlich gewaltig aussieht.

Ihre Selbstkontrolle schaltet sich ebenfalls ein, wenn Sie bei einer Ihnen aufgetragenen Aufgabe bleiben, auch wenn Sie viel lieber etwas essen oder tratschen würden.

Gemma leidet seit mehreren Jahren unter Brain Fog, und sie empfindet es als überaus frustrierend, eine Aufgabe nicht mehr abschließen zu können. Sie gehörte immer zu den Menschen, die zielstrebig ein Projekt zu Ende brachten, und verstand jene Kollegen nicht, die Dinge halbfertig liegen ließen. Daher ist diese Erfahrung für sie nicht nur frustrierend, sondern widerspricht im Grunde auch einem wichtigen Aspekt ihrer Persönlichkeit, wie sie sich selber definiert. Für Gemma ist das sehr schmerzhaft, und sie fühlt sich schuldig.

Arbeitsgedächtnis

Arbeitsgedächtnis und inhibitorische Kontrolle sind eng miteinander verbunden. Das Arbeitsgedächtnis dient der kurzzeitigen Informationsspeicherung, damit Sie mithilfe dieser Information eine Aufgabe erledigen können. Kopfrechnen ist ein gängiges Beispiel, um das Funktionieren des Arbeitsgedächtnisses zu veranschaulichen. Und genau das fällt Amanda extrem schwer, wenn sie an Brain Fog leidet. »Es ist mir peinlich und schmerzt, wenn ich auf dem Handy nachrechnen muss, ob ich genug Bargeld bei mir habe für einen Einkauf, der aus drei Dingen besteht.«

Das Arbeitsgedächtnis ist unabdingbar, wenn es um das Befolgen von Anweisungen, das Überwachen von Prozessen oder das Neuordnen von Dingen geht. Es ähnelt einem mentalen Notizblock. Wir brauchen es, um zu lernen, zu überlegen und zu verstehen.

Das Arbeitsgedächtnis ist unerlässlich für fast alles, was sich über unterschiedliche Zeiträume erstreckt, und sorgt dafür, dass wir Dinge, die in der Vergangenheit geschehen sind, mit denen verknüpfen können, die jetzt passieren oder noch passieren werden. Wir benutzen es also, wenn wir Geschriebenes oder Gesprochenes verstehen wollen, denn wir müssen uns Information vom Anfang eines Satzes oder Absatzes bis zu seinem Ende merken, weil wir erst dann über alle nötigen Informationen verfügen, um den Sinn der Aussage zu verstehen. Selbst bei ganz simpel anmutenden Situationen sind wir auf unser Arbeitsgedächtnis angewiesen, etwa wenn uns eine Freundin von ihrer Verabredung vom Vorabend erzählt. Mit Brain Fog fällt es schwer, solchen Erzählungen zu folgen.

Patsy fällt das besonders beim Fernsehen auf. Sie kann sich einfach nicht mehr all die Figuren und Handlungsstränge einer Serie oder eines Spielfilms merken. »Es war mir echt peinlich, meinen siebzehnjährigen Sohn danach zu fragen, wer wer ist und was alles passiert. Ich hatte das Gefühl, ihn mit meiner ewigen Fragerei zu nerven. Deshalb schaue ich jetzt nicht mehr mit ihm zusammen fern, und das fehlt mir.«

Das Arbeitsgedächtnis befähigt Sie, Vergleiche anzustellen, Alternativen in Betracht zu ziehen und Handlungen planmäßig nach Anleitungen auszuführen. Es hilft Ihnen, Zusammenhänge und Verbindungen zwischen Dingen und Ideen zu sehen. Es ist entscheidend für kreative und innovative Ansätze, denn es sorgt dafür, dass Sie komplexe Dinge in Einzelteile oder Schritte aufteilen können, um diese neu zu ordnen und auf neue unterschiedliche Weisen wieder zusammenzusetzen. Ihr Arbeitsgedächtnis schaltet sich bei Planungen und Entscheidungsfindungen ein, indem es Ihre Erinnerungen, Erfahrungen, Ihr konzeptuelles Wissen, Ihre Ziele, Hoffnungen und Wünsche mit einbringt.

Kognitive Flexibilität

Wie der Name schon sagt, ermöglicht es Ihnen die kognitive Flexibilität, schnell und flexibel auf sich wandelnde Umstände, andere Anforderungen oder Veränderungen in Ihrer Umwelt zu reagieren. Als Konsequenz können Sie wiederum Ihren Weg oder Ihre Pläne ändern, um ein Risiko zu vermeiden oder um eine unvorhergesehene Gelegenheit zu nutzen. Sie gibt Ihnen zudem die Möglichkeit, neue Lösungen zu finden, indem Sie Ihre Denkweise oder Einstellung zu etwas Bestimmtem ändern. Im Grunde können wir dank unserer kognitiven Flexibilität außerhalb der Box denken, etwas, worin Liz bekanntermaßen gut war. Leider verlor sie dieses Talent durch Brain Fog: »Es fühlt sich an, als hätte ich all meine Ideen schon aufgebraucht. Früher konnte ich meine Kreativität kaum zügeln. Jetzt fehlt mir jede Inspiration, ich fühle mich leer und ideenlos.«

Kognitive Flexibilität sorgt dafür, dass Sie kreativ denken und Dinge aus einem anderen Blickwinkel, einer anderen Perspektive sehen, sowohl räumlich (»Lass uns das aus einer anderen Ecke betrachten«) als auch zwischenmenschlich (»Was würde ich tun, wenn ich sie wäre?«). Damit das gelingt, müssen Sie Ihre vorige Perspektive ausblenden und einen neuen Blickwinkel einnehmen.

Aufmerksamkeit

Ganz egal, wie genial das Gehirn ist: Wir können nicht permanent alles um uns herum bewusst wahrnehmen, unzählige Handlungen gleichzeitig ausführen oder sämtliche zu einem Zeitpunkt verfügbaren Informationen aufnehmen. Aufmerksamkeit ist nicht unendlich. Sowohl die Anzahl an Dingen, auf die wir uns konzentrieren können, als auch die Zeitspanne, während derer wir uns konzentrieren können, sind begrenzt.

Wie lange Sie sich auf etwas konzentrieren können, wird bestimmt von der Intensität Ihres Interesses und der Zahl der Ablenkungen um Sie herum. Wenn Sie sich konzentrieren, richten Sie Ihre Aufmerksamkeit absichtlich auf einen bestimmten Gegenstand, Vorgang, Gedanken oder ein bestimmtes Gefühl und blenden anderes aus. Ihre Aufmerksamkeit sorgt dafür, dass Sie bei der Sache bleiben und sich nicht von äußeren (Nachrichten auf dem Smartphone) oder inneren Faktoren (abschweifende Gedanken) ablenken lassen.

Sie können Ihre Aufmerksamkeit bewusst auf einen bestimmten Aspekt Ihrer Umgebung lenken, zum Beispiel auf das Gebäude, das Sie gerade skizzieren. Allerdings kann Ihre Aufmerksamkeit auch unbewusst von etwas in Ihrer Umgebung angezogen werden, von einem Duft oder einem Autoalarm. Auch innere Vorgänge, wie ein knurrender Magen, Schmerzen, eine Erinnerung oder Sorge, können nach Ihrer Aufmerksamkeit verlangen. Wir alle neigen eher dazu, unsere Aufmerksamkeit den Dingen zu widmen, die uns etwas bedeuten. Ein Beispiel: All Ihre Kollegen tragen ein Parfüm oder Aftershave, aber einer dieser Düfte fällt Ihnen besonders auf, weil er die Erinnerung an einen verbotenen Kuss auf der Weihnachtsfeier 2015 weckt.

Es ist vollkommen normal, dass unsere Konzentrationsfähigkeit während eines Tages variiert. Grund zur Sorge besteht, wenn Sie bemerken, dass sich Ihre Konzentrationsfähigkeit oder Ihre Fähigkeit, über einen längeren Zeitraum aufmerksam zu sein, dauerhaft verschlechtert. Zahlreiche Aspekte unserer Kognition basieren auf Aufmerksamkeit. Ist also ein Aspekt unserer Konzentration beeinträchtigt, so können andere kognitive Bereiche durch einen Dominoeffekt auch betroffen sein.

Es gibt vier Unterarten von Aufmerksamkeit: selektive (oder fokussierte) Aufmerksamkeit, geteilte Aufmerksamkeit, anhaltende Aufmerksamkeit und exekutive Aufmerksamkeit.

Selektive Aufmerksamkeit

Selektive Aufmerksamkeit ermöglicht es Ihnen, Ihre Aufmerksamkeit und Energie für eine gewisse Zeitdauer auf eine bestimmte Aufgabe zu richten. So können Sie Informationen aus einer Quelle denen aus einer anderen vorziehen, wie etwa Ihrem Partner zuhören, anstatt der wahrscheinlich spannenderen Reportage im Fernsehen zu folgen.

Diese Fähigkeit, sich auf einen bestimmten Aspekt Ihrer Umgebung zu konzentrieren, sorgt auch dafür, dass Sie merken, wer Sie am dringendsten braucht. So hört Amanda, wenn ihr Baby in der oberen Etage des Hauses schreit, obwohl ihre älteren Kinder laut spielen und die Geschirrspülmaschine läuft, und kann entscheiden, ob sie nach oben gehen muss oder nicht.

Selektive Aufmerksamkeit geschieht unabsichtlich und beinhaltet die Inhibition irrelevanter Dinge sowie die Konzentration auf relevante Dinge. Diese zwei Prozesse laufen gleichzeitig ab. Inhibitorische Kontrolle (siehe Seite 37) ähnelt der selektiven Aufmerksamkeit, denn auch sie schaltet Ablenkungen aus. Allerdings geht es bei der inhibitorischen Kontrolle nicht immer darum, sich auf Relevantes zu konzentrieren. Unser Gehirn nimmt über die Sinne ständig neue Informationen auf; der Mechanismus der selektiven Aufmerksamkeit befähigt das Gehirn, diese einströmenden Informationen zu filtern: Welche Geräusche, Bilder oder Aufgaben sind zu diesem Zeitpunkt am wichtigsten? Das klingt anstrengend, doch wenn unser Gehirn gesund ist, dann geschieht das alles vollkommen mühelos.

Leider stört Brain Fog die Funktionsweise der selektiven Aufmerksamkeit, sodass eigentlich einfache Situationen auf einmal zu Herausforderungen werden. Fast zwanzig Jahre lang arbeitete Patsy als Friseurin und liebte stets die lebhafte Atmosphäre mit all den Kunden, die sich unterhielten, und der Musik in dem Salon. Doch in letzter Zeit überfordert sie diese Geräuschkulisse, es fällt ihr schwer, sich auf die Kunden zu konzentrieren, weil all die Geräusche im Hintergrund sie ablenken. Ihr Gehirn hat einfach aufgehört, die Geräusche des Salons automatisch auszublenden, und da sie das nun bewusst »selbst« tun muss, um zu verstehen, was ihre Kunden sagen, fühlt sich Patsy erschöpfter, antriebsloser und reizbarer.

Geteilte Aufmerksamkeit

Geteilte Aufmerksamkeit bedeutet, gleichzeitig Informationen aus mehreren Quellen zu beziehen, mehr als eine Aufgabe auszuführen oder mehr als einer Anforderung aus der eigenen Umwelt nachzukommen, wie etwa: Nachrichten schreiben, während man Auto fährt. Geteilte Aufmerksamkeit heißt: Unsere erbrachte Leistung ist schlechter, als wenn wir uns den Aufgaben nacheinander einzeln widmen würden. Deshalb führt das Schreiben von Nachrichten am Steuer auch zu Unfällen. Also: Legen Sie das Smartphone beiseite, wenn Sie am Steuer sitzen!

Anhaltende Aufmerksamkeit

Sich über einen längeren Zeitraum einer Sache oder Aufgabe zu widmen erfordert anhaltende Aufmerksamkeit, wie etwa Autofahren, einen Film anschauen oder ein Buch lesen. Olive war immer ein Bücherwurm, Lesen ihr liebster Zeitvertreib. Doch in letzter Zeit ist Lesen nur noch frustrierend für sie, weil sie sich einfach nicht mehr auf das, was auf der Seite vor ihr steht, konzentrieren kann. Ihre Gedanken schweifen immer wieder ab, sodass sie das bereits Gelesene wieder und wieder lesen muss. Sie hat Hörbücher ausprobiert, aber das Zurückspulen auf dem Smartphone war für sie noch frustrierender als das Zurückblättern im Buch.

Verarbeitungsgeschwindigkeit

Die Verarbeitungsgeschwindigkeit bezieht sich auf die Zeit, die man für das Erfüllen einer kognitiven Aufgabe oder bestimmter Aspekte einer Aufgabe (zum Beispiel: Informationen wahrnehmen, sie verarbeiten oder sich für eine Reaktion entscheiden) benötigt. Wählen Sie aus Ihrem Kleiderschrank ein Outfit mit passenden Schuhen aus, dann nehmen Sie den Inhalt Ihres Kleiderschranks wahr, verarbeiten diese Information, um das zu finden, was Sie suchen, und reagieren entsprechend. Die Verarbeitungsgeschwindigkeit ist die Zeit, die Sie brauchen, um ein Outfit samt Schuhen auszuwählen beziehungsweise um jeden einzelnen Schritt dieses Auswahlprozesses auszuführen. Sie bezieht sich also auf die Geschwindigkeit, mit welcher Sie Informationen wahrnehmen, verstehen und auf sie reagieren.

Die visuelle und auditive Verarbeitungsgeschwindigkeit bezieht sich jeweils darauf, wie schnell Ihre Augen und Ohren gesehene (Wörter auf einer Buchseite) oder gehörte Informationen (Nachrichten im Radio) verarbeiten und sie an Ihr Gehirn weitergeben. Die Geschwindigkeit Ihrer motorischen Reaktion darauf ist ebenfalls Teil der Verarbeitungsgeschwindigkeit (wie schnell Sie die Lautstärke am Radio regulieren können). Joanne braucht für alles länger, wenn sie unter Brain Fog leidet. Deshalb hat sie das Gefühl, länger im Büro bleiben zu müssen, um die anstehenden Aufgaben zu absolvieren. Die Überstunden machen sie noch müder und gestresster – ein wahrer Teufelskreis.

Die Verarbeitungsgeschwindigkeit ist ein entscheidender Teil unserer Kognition. Menschen verarbeiten Informationen unterschiedlich schnell. Die Geschwindigkeit hängt zudem ab von der Art der zu verarbeitenden Information: Handelt es sich etwa um Wörter oder um Zahlen? Um festzustellen, ob eine langsamere Verarbeitungsgeschwindigkeit zu Ihren Symptomen zählt, gilt es zunächst herauszufinden, ob Ihre übliche Geschwindigkeit, Ihr normaler Rhythmus sich verändert beziehungsweise verschlechtert haben.

Lernen und Erinnern

Erinnern ist ein grundlegender kognitiver Prozess, ohne den unser Verhalten nur aus Reflexen bestehen würde. Das Gedächtnis ist ein komplexes System, und die verschiedenen Arten von Erinnerungen werden in ganz unterschiedlichen Teilen unseres Gehirns verarbeitet. Erinnerungen können flüchtig sein, im Kurzeit- oder Langzeitgedächtnis gespeichert werden. Das deklarative Gedächtnis umfasst Fakten und Ereignisse, an die man sich bewusst erinnern kann. Diese Erinnerungen können aus unserem eigenen Leben stammen oder auf Wissen basieren. Die Erinnerung an Ihren sechsten Geburtstag wird als episodisches oder autobiografisches Gedächtnis klassifiziert. Die Erinnerung daran hingegen, dass Rom die Hauptstadt von Italien ist, ist Teil des Welt- oder Faktenwissens und somit des semantischen Gedächtnisses[6].

Das prospektive Gedächtnis schaltet sich ein, wenn wir daran denken, in der Zukunft eine geplante Handlung auszuführen, wie etwa Tabletten jeden Abend um sieben Uhr einzunehmen oder das eigene Kind mittwochs um drei Uhr beim Ballett abzuholen.

Unser Gehirn verarbeitet auch visuelle und verbale Erinnerungen, ebenso wie Erinnerungen an Gerüche, Geschmäcke und Bewegungen. Das heißt, die Erinnerung an Ihren sechsten Geburtstag kann eine Kombination sein aus dem Geruch frisch gemähten Grases, auf dem Sie mit Ihren Freunden spielten, deren freudigem Gekreische, dem entfernten Brummen eines Rasenmähers und dem Gefühl von klebrigen Marmeladenhänden, von denen Sie beim Fangen-Spielen festgehalten wurden.

Erinnerungen schafft man mittels dreier Etappen eines Prozesses: des Kodierens, der Festigung und des Abrufens. Während des Kodierens (auch Erwerb genannt) wird, sobald Sie in Ihrer Umgebung etwas wahrnehmen, eine neue, noch fragile Erinnerungsspur gebildet. Diese kann leicht verloren gehen und wird deshalb nach und nach mittels Festigung stabilisiert, indem neues Wissen in Ihrem Hirn abgelegt wird, bereit zum Abrufen.

Aus persönlicher Erfahrung weiß ich, wie stark Brain Fog unser Gedächtnis beeinträchtigen kann. Ich habe vergessen, Rechnungen zu bezahlen, oder gedacht, ich hätte schon Rechnungen bezahlt, die ich noch nicht bezahlt habe. Einmal habe ich meine VISA-Rechnung sogar zweimal bezahlt!

Lernen und Erinnern sind untrennbar miteinander verbunden. Während Lernen die Aneignung von Wissen oder Fähigkeiten bezeichnet, ist die Erinnerung der Ausdruck dessen, was jemand sich angeeignet hat. Lernen kann explizit (bewusst) erfolgen, aber auch implizit (unbewusst) und kann überprüft werden: Es kann sein, dass Sie sich ohne Weiteres an eine bestimmte Information erinnern, dass Sie einen Hinweis oder einen kleinen Schubs benötigen, um die besagte Information zu »zünden«, oder dass Sie die Information überhaupt erst erkennen, wenn man sie Ihnen zeigt oder nennt.

Patsy empfindet das Erlernen neuer Dinge als sehr schwierig, seit sie unter Brain Fog leidet. Sie erklärt: »Ich fühle mich so alt. Ich bin auf meine Kinder angewiesen, wenn es um technische Dinge geht. Egal, wie oft sie mir zeigen, wie ich meine Lieblingsserie auf dem Fernseher schauen kann, ich kann mir das einfach nicht merken. Ich muss sie jedes Mal wieder fragen. Ich fühle mich dann so dumm, dass ich sie lieber gar nicht mehr frage.«

Sprache

Sprache ist die Grundlage unseres Ausdrucksvermögens, sei es mündlich oder schriftlich. Sie ist zudem entscheidend für unsere Fähigkeit, Laute und Informationen auseinanderzuhalten und zu verstehen. Olive äußert sich dazu wie folgt: »Durch Brain Fog habe ich das Gefühl, mein Gehirn und mein Mund seien nicht mehr miteinander verbunden. Mir fehlen ganz einfach die Worte, um das zu sagen, was ich sagen will.«

Unterkategorien des Sprachvermögens sind die Fähigkeiten, Gegenstände zu benennen, mithilfe der passenden Worte zu kommunizieren, flüssige Wortäußerungen zu formulieren, sowie Grammatik und Syntax (Satzbau). Sprache ist ein entscheidender Bereich, der unsere Fähigkeit, zu verstehen, zu wiederholen und auszudrücken, beinhaltet, so auch die Fähigkeit, die richtigen Worte und Namen auf Anhieb zu finden. Beeinträchtigt Brain Fog diesen Bereich unserer Kognition, dann äußert sich dies meist in Schwierigkeiten bei der Wortfindung, beim Ausdrücken von Gedanken oder beim Verstehen von Sprache.

Visuell-räumliche Orientierung

Die visuell-räumliche Orientierung bezieht sich auf unsere Fähigkeit, visuelle Informationen zu verarbeiten, um zu verstehen, wo sich Dinge, darunter auch unsere eigenen Körperteile, räumlich befinden. Dadurch können wir Entfernungen einschätzen, sowohl von uns zu Objekten als auch zwischen Objekten. Dank der visuell-räumlichen Orientierung können Sie zudem verschiedene Bilder, Formen oder Szenarien visualisieren.

Vor Kurzem führte Amanda ihre »Unbeholfenheit« auf ihren hormonell bedingten Gehirnnebel zurück. »Mir ist aufgefallen, dass ich, wenn ich meine Periode habe, immer etwas unbeholfen bin. Ich lasse Dinge fallen, stoße mich an Möbeln in meinem Haus, an denen ich sonst problemlos vorbeilaufe. Besonders problematisch ist es bei meinem Bett. Wenn ich mir da die Zehen stoße, weiß ich praktisch schon, dass ich am nächsten Tag meine Tage kriegen werde.«

Interessanterweise war solch eine Unbeholfenheit für Amanda immer eines der ersten Anzeichen einer Schwangerschaft. Das ging so weit, dass ihr Ehemann, sobald sie die Schlüssel fallen ließ oder stolperte, Witze machte, das nächste Kind sei unterwegs.

Die Fähigkeit, visuelle und räumliche Informationen zu verarbeiten, ist unabdingbar, wenn es darum geht, die eigene Umgebung zu verstehen und sich in ihr zu bewegen, ohne Schaden zu nehmen oder sich zu verlaufen. Viele Menschen würden meinen, dass jene Unbeholfenheit oder Tollpatschigkeit, wenn man gegen Objekte läuft, Dinge fallen lässt, Flüssigkeiten verschüttet oder stolpert, physische Ursachen habe, aber in Wahrheit geht es dabei um kognitive Beeinträchtigungen.

Erschöpfung

Fühlen Sie sich erschöpft, heißt das, dass Sie sich ausruhen müssen. Erschöpfung ist eine ganz normale, vorübergehende Reaktion auf körperliche oder mentale Anstrengung, Stress, Langeweile, Schlafmangel oder Krankheit. Die Müdigkeit, verminderte Funktionsfähigkeit und mangelnde Aufmerksamkeit, die Erschöpfung auszeichnen, verschwinden meistens durch

Ausruhen oder ausreichend Schlaf wieder – so wie unser Hunger verschwindet, sobald wir etwas essen. Erschöpfung kann ebenso wenig unterdrückt werden wie Hunger oder Durst.

John sollte folglich die Tatsache, dass er sich die meiste Zeit erschöpft fühlt (»Ich bin einfach zu müde zum Denken«), nicht einfach ignorieren. Erschöpfung kann zudem auch chronisch auftreten und auf eine Erkrankung oder Störung wie Blutarmut (Anämie) oder das chronische Erschöpfungssyndrom (Fatigue) hindeuten. Beide Erkrankungen werden in den Kapiteln 7 und 10 besprochen.

Im Nebel Muster erkennen

Nachdem Sie nun einen ersten Überblick über Ihre Symptome erhalten haben, ist es an der Zeit herauszufinden, ob sich Muster erkennen lassen, die Ihnen helfen, Auslöser, verstärkende Faktoren oder Ursachen der Symptome zu bestimmen. Das gelingt am ehesten, wenn Sie Ihre Symptome dokumentieren: Wann treten sie auf? Was haben Sie (kurz) davor getan? Wie haben Sie sich gefühlt (gestresst, entspannt)? Zudem ist es ratsam, Ihren Schlaf zu dokumentieren (Qualität und Quantität), das Level Ihrer körperlichen Aktivität (inaktiv, moderat, sehr hoch) sowie Ihre Essgewohnheiten (unregelmäßig, regelmäßig, ungesund, gesund, zu wenig, zu viel) in den Tagen vor dem Einsetzen oder der Verschlechterung der Symptome.

Sie können die Tabelle auf Seite 54 verwenden oder aber auf Excel oder einen digitalen Kalender oder ein Tagebuch zurückgreifen. Vielleicht halten Sie Informationen bezüglich Ihrer Ernährung, körperlichen Aktivität und Ihres Schlafes bereits mittels einer App, einer Smart Watch oder eines Fitness-Trackers fest. Ein solches Tagebuch sollten Sie mindestens eine Woche lang führen, besser noch einen Monat lang. Wenn Sie Ihren Brain Fog wirklich ernsthaft bekämpfen wollen, sollten Sie all dies durchgehend dokumentieren, um Ihre Fortschritte zu erkennen, auslösende Faktoren zu vermeiden und zu verhindern, in alte Verhaltensmuster zurückzufallen.

Erkennen Sie bestimmte Muster in Ihrem Verhalten, kann das dazu führen, dass Sie weniger ängstlich und frustriert sind und einen Teil Ihrer Kontrolle zurückerlangen. Können Sie vorhersehen, wann der Gehirnnebel bei Ihnen einsetzt, dann hilft Ihnen das dabei, Ihre Aktivitäten zu jedem Zeitpunkt auf Ihre Fähigkeiten abzustimmen. Außerdem erkennen Sie auf diese Weise Auslöser und können diese aktiv vermeiden. Zwar kann Brain Fog ohne konkrete Auslöser aus dem Nichts auftreten, doch gibt es einige Faktoren, unter anderem schlechter Schlaf und stressbehaftete Situationen, die garantiert Brain Fog hervorrufen oder verschlimmern, unabhängig von der eigentlichen Ursache.

Sobald Sie ein Muster erkennen, mit dem immer starke Brain-Fog-Symptome einhergehen, dann können Sie entsprechend mit den Auslösern umgehen. Das bloße Wissen, der Gehirnnebel wurde von einem bestimmten Ereignis hervorgerufen, kann als tröstend empfunden werden und mögliche Frustrationen beseitigen. Denn dann wissen Sie, er wird auch wieder verschwinden, sobald die stressbehaftete Situation überstanden ist. Die Dokumentation Ihrer Symptome verleiht Ihrem Leben wieder eine gewisse Vorhersehbarkeit. Denn auch wenn Sie das Symptom nicht beseitigen können, ermöglicht Ihnen das Wissen, wann es wahrscheinlich auftritt, entsprechend zu planen und einen Teil der Kontrolle zurückzuerlangen.

Brain-Fog-Tagebuch

Symptom	Zeit	Datum	Tag	Tätigkeit	Gefühl	Schlaf	Bewegung	Ernährung

Zusammenfassung

- Anhaltende Brain-Fog-Symptome deuten darauf hin, dass etwas falsch läuft.
- Brain Fog ist weder eine Diagnose noch eine Erkrankung oder Störung.
- Brain Fog ist eine allgemeine Bezeichnung für die Beschreibung verschiedener Symptome, darunter:
  - Langsames Denken
  - Konzentrationsschwierigkeiten
  - Probleme, seine Aufmerksamkeit auf eine Sache zu richten
  - Probleme, sich zu erinnern oder Neues zu lernen
  - Sprachprobleme
  - Erschöpfung

- Die Symptome von Brain Fog werden auch als »Baby Brain«, »Chemo-Hirn«, »Chemo-Nebel«, »krebsbedingte kognitive Beeinträchtigung«, »kognitive Störung« und »Bewusstseinstrübung« bezeichnet.
- Brain Fog kann relativ mild, aber auch sehr stark ausfallen, sowohl permanent als auch wiederholt auftreten, einige Tage oder auch mehrere Jahre dauern, wobei er einen oder mehrere Aspekte unserer Kognition beeinträchtigen kann.
- Kognition bezieht sich auf sämtliche Formen der Informationsverarbeitung, auf mentale Vorgänge und intellektuelle Aktivitäten wie: Wahrnehmen, Erkennen, Erinnern, Denken, Zuhören, Erfassen, Überlegen, Abwägen, Urteilen, Vorstellen, Lernen und Problemelösen.
- Kognition umfasst zudem das Konzept des eigenen »Selbst«.

- Kognition unterstützt zahlreiche unserer täglichen Aktivitäten. Ist die Kognition durch Brain Fog beeinträchtigt, dann gilt das auch für unsere Fähigkeit, diese Aktivitäten auszuführen.
- Kognition besteht aus mehreren kognitiven Bereichen, die wiederum für spezifische Verhaltensweisen und Handlungen verantwortlich sind.
- Die wichtigsten kognitiven Bereiche, die durch Brain Fog geschwächt werden, sind:
  - Exekutive Funktion
  - Aufmerksamkeit
  - Verarbeitungsgeschwindigkeit
  - Lernen und Erinnern
  - Sprache
  - Visuell-räumliche Orientierung

- Selbst kleine Beeinträchtigungen nur eines dieser Bereiche können erhebliche Auswirkungen auf unser Leben haben.
- Je nachdem, welche Bereiche betroffen sind, können verlangsamtes Denken, Erschöpfung oder Reizbarkeit auftreten.
- Symptome, die die exekutive Funktion betreffen, sind: Schwierigkeiten, Entscheidungen zu treffen, Probleme zu lösen, zu planen, organisiert vorzugehen, klar zu denken, und Probleme beim Multitasking.
- Symptome, die die Aufmerksamkeit betreffen, sind: Konzentrationsschwäche beziehungsweise -schwierigkeiten sowie eine kurze Aufmerksamkeitsspanne.
- Symptome, die die Verarbeitungsgeschwindigkeit betreffen, sind: Langsamkeit bei Informationsverarbeitung,

Denken, Lernen, Reagieren und Erledigung routinemäßiger Aktivitäten.

- Symptome, die das Lernen und Erinnern betreffen, sind: Schwierigkeiten, sich an Gespräche zu erinnern, Vergesslichkeit und Probleme beim Erlernen neuer Fertigkeiten.
- Sprachprobleme umfassen meist Schwierigkeiten, das richtige Wort zu finden, die eigenen Gedanken auszudrücken oder gesprochene oder geschriebene Wörter zu verstehen.
- Symptome, die die räumlich-visuelle Orientierung betreffen, sind »Tollpatschigkeit« oder »Unbeholfenheit« sowie Probleme beim Erkennen von Formen.
- Erschöpfung ist ein Zeichen dafür, dass wir uns ausruhen müssen.

2

Den Feind kennen: Strategie

Das übergeordnete Ziel dieses Buches ist es, Sie mit den nötigen Mitteln auszustatten, um Brain Fog zu besiegen. Das Wissen, das Ihnen dieses Buch vermittelt, wird dazu beitragen. Bis dahin helfen Ihnen die im Folgenden aufgeführten Strategien, mit Ihren aktuellen Symptomen umzugehen, bis Ihnen alle nötigen Informationen vorliegen, um die auslösenden Faktoren Ihres Gehirnnebels und die geeigneten Maßnahmen zu seiner Überwindung zu bestimmen.

Allgemeine Überlebensstrategien

Sich auf das konzentrieren, was man kann

Sie dürfen niemals vergessen, dass Brain Fog lediglich bestimmte Bereiche der Kognition beeinträchtigt. Durch die Aufgaben und Selbsteinschätzungen in Kapitel 1 erhalten Sie ein eindeutiges Bild Ihrer Symptome und der betroffenen kognitiven Bereiche. Während Ihre Symptome Sie womöglich entkräften, dient das Anlegen eines persönlichen Brain-Fog-Profils dazu, Ihre Stärken kennenzulernen und Ihre Fähigkeiten besser auf die von Ihnen zu erledigenden Aufgaben abzustimmen.

Natürlich ist es frustrierend, wenn Brain Fog uns von der Umsetzung unserer Pläne abhält. Nutzen Sie Ihr Profil dazu, Ihre Pläne so zu gestalten, dass die durch Brain Fog hervorgerufenen Verhaltensmuster berücksichtigt werden. Halten Sie stets einen Plan B bereit, sodass Sie zur Not eine Alternative haben. Nur weil der Gehirnnebel Sie davon abhält, eine Sache zu erledigen, heißt es nicht, dass Sie gar nichts mehr tun können. Ein flexibler Plan hilft erheblich, mit Frustration und dem Gefühl des Versagens umzugehen.

Wissen, wann man dranbleiben sollte

Wenn Sie Ihren Brain Fog systematisch beobachten und verstehen, dann werden Sie schnell entdecken, wann es sich anbietet, eine Aktivität weiter zu verfolgen, und wann es sich empfiehlt, aufzuhören beziehungsweise etwas anderes zu tun. Sind Ihre Symptome leicht oder moderat, dann rate ich dazu dranzubleiben, auch wenn eine Aktivität Ihnen Schwierigkeiten bereitet. Wenn Sie Ihr Gehirn nicht fordern, laufen Sie Gefahr, weitere Funktionen zu verlieren, da diese nicht aktiviert werden. Verletzen Sie Ihr Bein, rät der Arzt Ihnen ja auch, entsprechend der Schwere und Art der Verletzung, das Bein zu schonen, um die Verletzung nicht noch zu verschlimmern, oder aber das Bein weiterhin zu belasten und zu bewegen, damit es nicht steif wird. Ruhe hilft bei Entzündungen und der Heilung einer Verletzung, doch kann sie auch dazu führen, dass man Muskelkraft verliert, während das Bein nicht bewegt wird. Zu einem bestimmten Zeitpunkt muss das verletzte Bein schlichtweg wieder bewegt und belastet werden. Das kann eine echte

Herausforderung sein und Schmerzen verursachen. Gegebenenfalls müssen Sie erneut lernen, wie Sie das Bein einsetzen, doch während dieses Prozesses müssen Sie dranbleiben, um die Fähigkeit »Laufen« wiederzuerlangen.

Das Gleiche gilt für Brain Fog und die Hirnfunktionen. In gewissem Sinne müssen Sie eine Kosten-Nutzen-Analyse durchführen. Ruhe oder Nichtgebrauch führen zu Funktionsverlust, das heißt, bei milden Symptomen ist es wahrscheinlich am besten weiterzumachen, um weitere Verluste zu vermeiden. Sind Ihre Symptome allerdings schwerwiegend, empfiehlt sich Ruhe, bis Verbesserungen eintreten, was passieren wird, wenn Sie dem 30-Tage-Programm folgen. In der Zwischenzeit können Sie einige der unten aufgeführten, auf die jeweiligen Bereiche abgestimmten Strategien anwenden, die Ihnen helfen, dass Sie auch mit Brain Fog noch einigermaßen funktionieren.

Handelt es sich um schwerwiegende Brain-Fog-Symptome, dann rate ich, mit jeglicher Aktivität zu stoppen, für deren Ausführung ein ganz spezifischer, jedoch von Brain Fog betroffener Bereich der Kognition unerlässlich ist. Ist heute beispielsweise Ihre exekutive Funktion beeinträchtigt, dann ist es nicht sinnvoll, den komplizierten Interrail-Urlaub durch Europa zu planen oder ein neues Ablagesystem einzuführen. Wenn möglich, pausieren Sie mit dieser Aktivität und widmen Sie sich lieber einer anderen, die nicht jenen betroffenen kognitiven Bereich beansprucht. Klärt sich der Gehirnnebel, oder glauben Sie, besser mit den möglichen Schwierigkeiten umgehen zu können, oder haben Sie Hilfe (menschlich oder digital), können Sie jederzeit zu der ersten, eigentlichen Aufgabe zurückkehren. Lässt sich die Aufgabe nun gar nicht aufschieben, holen Sie sich jemanden zu Hilfe, dessen exekutive Funktion nicht beeinträchtigt ist.

Stimmen Sie Ihre Aktivitäten auf Ihre Fähigkeiten zu dem jeweiligen Zeitpunkt ab. Heben Sie sich immer einige nicht eilige, einfache, sich wiederholende, nicht anspruchsvolle oder manuelle Aufgaben auf. Leiden Sie an Gehirnnebel, können Sie sich diesen zuwenden. So bleiben Sie trotzdem aktiv und produktiv, und Sie haben das Gefühl, etwas geschafft zu haben, denn schließlich erledigen Sie Dinge von Ihrer To-do-Liste.

Widerstehen

Man sollte wissen, wann der Feind stärker als man selbst ist. Widerstehen Sie dem Drang, sich durch den Gehirnnebel kämpfen zu wollen. Sind Ihre Brain-Fog-Symptome schwer, mehrere kognitive Bereiche beeinträchtigt oder leiden Sie an Erschöpfung oder mentalem Fatigue, dann erkennen Sie das und akzeptieren Sie Ihre Grenzen. Brechen Sie das ab, was Sie gerade tun. Nehmen Sie sich eine Auszeit. Ruhen Sie sich aus, schlafen Sie kurz oder machen Sie einen Spaziergang.

Entspannen

Wenn Sie das Gefühl haben, in einer Sackgasse zu stecken, überfordert oder erschöpft sind, dann halten Sie inne und nehmen Sie sich Zeit, um zu entspannen. Überlegen Sie, was wirklich entspannend für Sie ist. Jeder Mensch entspannt sich anders. Während manche, auch ich, es extrem anstrengend finden, einfach still dazusitzen und nichts zu tun, können andere so perfekt abschalten. Ich persönlich empfinde Gartenarbeit,

Dekorieren oder den Frühjahrsputz als sehr entspannend, aber für andere ist das reine Schufterei. Wichtig ist, dass Sie sich eine Aktivität suchen, die durch den Gehirnnebel nicht beeinträchtigt wird und bei der Sie sich entspannen können.

Wenn Sie unter Druck arbeiten, weil Sie eine Frist einhalten müssen, dann rate ich Ihnen, dennoch keine Überstunden am Abend zu machen. Ihnen und Ihrer Arbeit wird es guttun, den freien Abend zu nutzen, um sich auf etwas anderes als die Arbeit zu konzentrieren. Machen Sie etwas, das Ihnen Spaß bereitet, und gehen Sie früh schlafen. Womöglich erscheint Ihnen dann am nächsten Morgen vieles klarer, und Sie haben die entscheidende Idee für ein wichtiges Projekt. Andernfalls versuchen Sie, Ihren Gedanken freien Lauf zu lassen. Tagträumereien können Sie auf ganz neue, unerwartete und kreative Ideen bringen!

Arbeiten Sie in Ihrem natürlichen Rhythmus

Finden Sie Ihren Tagesrhythmus. Die meisten von uns funktionieren innerhalb der täglichen Routinen, die uns zwecks Beständigkeit und sozialer Ordnung vorgeschrieben wurden, wie etwa die Tatsache, dass ein Arbeitstag um neun Uhr beginnt. Diese gewohnheitsmäßigen Zeiten entsprechen häufig nicht dem natürlichen Rhythmus unseres Körpers. Versuchen Sie, aktiv auf Ihren Körper zu hören und so Ihren natürlichen Rhythmus zu finden. Sind Sie frühmorgens aufmerksamer? Werden Sie nach dem Mittagessen müde? Kommen Ihnen die besten Einfälle eher morgens oder abends in den Sinn?

Sobald Sie all diese Informationen vorliegen haben, bringen Sie sie damit zusammen, was Sie über Ihre durch Brain

Fog hervorgerufenen Verhaltensmuster wissen, und entwickeln Sie anhand beider Aspekte einen strategisch günstigen Zeitplan. Legen Sie schwierige Aufgaben auf die Zeitspannen, an denen Sie die meiste Energie haben, aufmerksam sind und nicht Gefahr laufen, schnell müde oder abgelenkt zu werden. Seien Sie realistisch, wenn es darum geht, was Sie und andere erreichen können. Richten Sie keine zu hohen, unrealistischen Erwartungen an sich oder Ihre Kollegen, denn wenn Sie das tun, dann sind Gefühle des Versagens, Enttäuschungen und noch mehr Stress vorprogrammiert. Dies wiederum führt zu mentaler Erschöpfung und erschwert Denken und Konzentration: klassische Brain-Fog-Symptome.

Planen Sie regelmäßige Pausen ein. Wenn Sie an einem Schreibtisch arbeiten, stehen Sie öfter auf und gehen Sie ein paar Schritte. Ein Alarm auf dem Smartphone oder eine entsprechende App können Sie daran erinnern, alle ein oder zwei Stunden aufzustehen und sich zu bewegen. Ihr Gehirn arbeitet nämlich besser, wenn Sie stehen; das liegt daran, dass längeres Sitzen den Geist erschöpft und die mangelnde Bewegung den Körper in Schlafmodus versetzt. Machen Sie Pause. Gehen Sie in der Mittagspause zum Beispiel eine Runde draußen spazieren und schnappen Sie frische Luft. Kommen Sie auf andere Gedanken, verlagern Sie Ihren Fokus von Ihrer inneren Stimme auf die Welt um Sie herum, nehmen Sie den Anblick und die Geräusche Ihrer Umgebung bewusst wahr.

Sehen Sie nicht so schwarz

Leidet man unter Brain Fog, tendiert man schnell dazu, alles zu dramatisieren, vor allem, wenn mehr als ein kognitiver Bereich betroffen ist. John meinte zum Beispiel, seine Erschöpfung deute auf eine Krebserkrankung hin. Patsy war der Ansicht, bei ihr würde Demenz einsetzen. Häufig weinte sie, weil sie sich vorstellte, wie ihre Kinder sich um sie kümmern müssten, anstatt ihr eigenes Leben zu genießen. Bemühen Sie sich ganz bewusst, Ihren Gehirnnebel richtig einzuschätzen. Rufen Sie sich immer wieder in Erinnerung: Brain Fog ist ein vorübergehendes Phänomen und kann viele Ursachen haben, von denen Sie viele selbst beseitigen können. Brain Fog ist lediglich ein Zeichen, dass es an der Zeit ist zu handeln. Und mit der Lektüre dieses Buches erfahren Sie, welche einzelnen Schritte Sie ergreifen müssen.

Bewegung

Widmen Sie sich aeroben Aktivitäten, also Aktivitäten, bei denen Ihre Ausdauer gefördert und Körperfett verbrannt wird. Ein solches Training stärkt Herz und Lunge, mehr Blut mit Sauerstoff und Nährstoffen wird in Ihr Gehirn gepumpt. In Kapitel 9 werden alle Vorteile und Arten sportlicher Betätigung erläutert, und Menschen, die aufgrund chronischer Erkrankungen unter Erschöpfung und Schmerzen leiden, erhalten hier auf sie abgestimmte Ratschläge.

Wissenschaftliche Studien legen nahe, dass regelmäßige, körperliche Aktivität die kognitiven Funktionen bei Erwachsenen und Kindern schützt. Neuere Forschungsergebnisse der

Columbia University zeigen: Aerobes Training hilft, verlorene kognitive Funktionen bei Erwachsenen jeder Altersgruppe zurückzuerlangen. Zudem trägt es dazu bei, dass Sie besser schlafen, besser gelaunt sind und weniger unter Depressionen und Angstzuständen leiden – was wirklich wichtig ist, schließlich verstärken Müdigkeit, schlechte Laune, Depressionen und Angstzustände Brain Fog zusätzlich.

Auf Symptome abgestimmte Strategien

In diesem Abschnitt stelle ich Strategien zum Umgang mit Brain Fog vor, die abgestimmt sind auf die betroffenen kognitiven Bereiche. Da eben diese Bereiche untereinander verbunden sind, helfen manche Strategien bei Symptomen, die mehrere Bereiche betreffen.

Exekutive Funktion

Fällt es Ihnen schwer, Ihre Woche zu planen, vernünftige Entscheidungen zu treffen, Probleme zu lösen und Aufgaben zu erledigen, die aus mehreren Arbeitsschritten bestehen, dann helfen Ihnen die folgenden Strategien weiter.

ENTRÜMPELN SIE IHR HIRN

Entlasten Sie Ihr Gehirn, indem Sie so viele Informationen wie möglich zu Papier bringen oder auf einem elektronischen Speichermedium ablegen. Dieses »Entrümpeln« hilft Ihnen, klarer zu denken, und setzt zudem benötigte kognitive Ressourcen frei. Schreiben Sie die Dinge, die Ihnen Probleme bereiten, auf, dann schaffen Sie den nötigen Raum, um klarer zu denken, insbesondere wenn Sie Probleme mit Ihrem Arbeitsgedächtnis haben, weil Sie so viele Informationen in Ihrem Kopf ordnen müssen. Informationen lassen sich leichter verarbeiten, wenn man sie vor sich sieht und sie auf Papier oder auf dem Bildschirm neu ordnen oder anders darstellen kann.

Schreiben Sie jede einzelne Information auf ein Stück Papier, breiten Sie alles auf dem Tisch oder Boden aus und schieben Sie die Zettel herum, so als würden Sie an der Sitzordnung für eine Hochzeitsfeier arbeiten. Informationen mithilfe des Arbeitsgedächtnisses in Ihrem Kopf zu strukturieren erfordert viele Ressourcen und ist kognitiv überaus anstrengend. Wenn Sie die Information auf Papier schreiben und außerhalb Ihres Kopfes ordnen, setzen Sie kognitive Ressourcen, die begrenzt vorhanden sind, frei und erhalten dasselbe Endergebnis, schonen dabei jedoch Ihr Hirn.

Dieses »Outsourcing« kognitiver Aktivitäten gebrauchen wir häufig, wenn wir müde, gestresst oder leicht abgelenkt sind oder uns nicht ganz auf der Höhe unserer Geisteskräfte fühlen. Cathy befindet sich auf dem Weg zu einem Vorstellungsgespräch. Zwar ist sie gut vorbereitet, aber dennoch nervös, weil sie die Stelle unbedingt bekommen will. Als sie sich unterwegs einen Kaffee und ein Croissant kauft, geht sie im Kopf die Punkte durch, die sie bei dem Interview erwähnen möchte. Sie ist früh dran. Während sie im Café wartet, sieht sie draußen ihren Ex-Freund mit seiner neuen Freundin vorbeigehen. Rasch dreht sie sich um. Sie starrt auf die Preistafel und die

Münzen in ihrer Hand, aber schafft das einfache Kopfrechnen nicht. Letztendlich benutzt sie den Taschenrechner ihres Smartphones.

Nutzen Sie ruhig die Aufnahmefunktion Ihres Smartphones oder auch ein kleines Notizbuch, um Gedanken, die Sie ablenken, aufzuschreiben oder aufzunehmen. So räumen Sie Ihr Hirn auf, und Sie können sich wieder auf die aktuell anstehenden Aufgaben konzentrieren. Indem Sie diese Gedanken aufnehmen oder aufschreiben, vergessen Sie sie nicht, sondern können sich zu einem späteren, günstigeren Zeitpunkt mit ihnen auseinandersetzen. Wenn Sie Informationen nicht in Ihrem Kopf »festhalten« müssen, um sie im Arbeitsgedächtnis zu bearbeiten, schaffen Sie Raum für kognitive Ressourcen, um die entsprechenden Aufgaben effektiv und effizient auf Papier oder am Bildschirm auszuführen.

HALTEN SIE INNE UND ATMEN SIE DURCH

Sie sollten wirklich anerkennen und akzeptieren, dass Tätigkeiten, bei denen die exekutive Funktion sich einschaltet, per se sehr komplex und anspruchsvoll sind. Sie erfordern Vorbereitung, Zeit, viel Energie und reichlich kognitive Ressourcen. Nehmen Sie sich Zeit, um alle Schritte der Aufgabe oder Tätigkeit im Kopf durchzugehen, bevor Sie sie tatsächlich ausführen. Falls nötig, bitten Sie jemanden um Hilfe.

Derick, ein erfahrener Architekt, erzählt: »An schlechten Tagen starre ich die Pläne auf meinem Schreibtisch einfach nur an … Wirklich, ich starre sie an. Ich mache diesen Job seit 15 Jahren, und es kommt mir so vor, als hätte ich solche

Pläne noch nie zuvor gesehen. Ich kann nicht klar denken, sie deshalb auch nicht verstehen, und das macht mich total verrückt.«

Das Beste, was Derick in dieser Situation tun kann, ist, kurz innezuhalten und durchzuatmen. Hat man das Gefühl, eine Aufgabe überfordere einen, sie übersteige die eigenen Fähigkeiten, dann kann das eine Stressreaktion hervorrufen, welche die kognitiven Fähigkeiten noch weiter beeinträchtigt. Widmen Sie in solchen Situationen Ihre Aufmerksamkeit nicht mehr der anstehenden Aufgabe und konzentrieren Sie sich lieber auf Ihren Atem, denn nur so bleiben Sie ruhig und sehen die vor Ihnen liegende Aufgabe in einem anderen Licht. Auch Ihr Gehirn wird sich über den zusätzlichen Sauerstoff freuen. Sobald Sie sich gefasst haben, hilft es, eine Aufgabe in kleinere, gut zu bewältigende Schritte aufzuteilen, denn so erzielen Sie Fortschritte, ohne in Stress oder Panik zu verfallen.

SUCHEN SIE SICH UNTERSTÜTZUNG

Wenden Sie sich für Unterstützung an Menschen, denen Sie vertrauen. Haben Sie Ihre Symptome erst einmal bestimmt und Ihr persönliches Profil erstellt, fällt es Ihnen sicher leichter, Ihre Erfahrungen konkret zu beschreiben und sich so anderen mitzuteilen. Erklären Sie Ihrer Familie und Ihren Freunden, wie Brain Fog Ihre Fähigkeiten beeinträchtigt. Erklären Sie ihnen, dass Sie dank ihrer Hilfe und Unterstützung wieder Sie selbst sein können und in der Lage sind, Pläne zu machen und Entscheidungen zu treffen. Notieren Sie mögliche Lösungen eines Problems, das Sie derzeit beschäftigt, oder listen Sie Vor- und

Nachteile einer anstehenden Entscheidung auf. Diskutieren Sie anschließend mit einer Person Ihres Vertrauens und finden Sie so zu einer Entscheidung. Wählen Sie jemanden, der Ihnen wirklich nahesteht und zweifelsohne das Beste für Sie möchte.

Nicky fiel es aufgrund ihres Gehirnnebels sehr schwer, Entscheidungen zu treffen. Dabei ging es gar nicht um schwerwiegende, das Leben verändernde Entscheidungen, sondern um ganz banale, wie: Was esse ich zu Abend? Was ziehe ich zur Arbeit an? Für solche Entscheidungen erstellt man eigentlich keine Pro-Contra-Liste und fragt einen Freund um Rat. Doch auch wenn Nickys Symptome nicht allzu stark waren, beeinträchtigten sie ihre Lebensqualität. Sie lebt allein, und häufig stand sie morgens wie gelähmt vor ihrem Kleiderschrank. Für ihre Arbeit muss sie viel reisen, und jedes Mal wurde das Packen für sie zum Albtraum. Sie fühlte sich einfach überfordert, wenn sie die passende Kleidung je nach Wetter, Reise, Anlass und so weiter auswählen musste. Schließlich vertraute sie sich ihrer langjährigen und besten Freundin Holly an. Es flossen Tränen, und Holly gestand, dass auch sie sich ab und zu so fühlte. Heute ruft Nicky Holly an, und über Video berät Holly ihre Freundin bei der Auswahl ihrer Kleidung. Meistens macht ihnen das viel Spaß, und Nicky findet, dass diese Video-Anrufe die beiden noch stärker zusammengeschweißt haben.

SCHRITT FÜR SCHRITT

Wenn Sie Ihre Woche, Ihren Tag, eine bestimmte Aufgabe oder Aktivität planen, dann gehen Sie dabei schrittweise vor, das heißt, Sie teilen das Projekt in kleine, leicht zu bewältigende Stücke auf. Wandeln Sie den Schritt-für-Schritt-Plan in eine Checkliste um. Wenn Ihnen der Austausch mit anderen hilft oder mehr Zuversicht gibt, besprechen Sie Ihre Pläne mit Freunden oder Verwandten, damit Sie sichergehen, nichts zu vergessen.

ORGANISATION IST ALLES

Brain Fog kann unsere organisatorischen Fähigkeiten beeinträchtigen. Kelly erzählte, dass sie sich innerhalb weniger Monate von einem wahren Organisationstalent in ein kopfloses Huhn verwandelt habe. Weil sie diesem Zustand etwas entgegensetzen wollte, nutzte Kelly jegliche verfügbare Hilfe, um die einzelnen Bereiche ihres Lebens wieder organisiert zu bekommen.

Sie können ebenso vorgehen. Behalten Sie Ihre Verpflichtungen mithilfe eines Online-Kalenders, eines Tagebuchs oder eines Wandkalenders im Auge. Richten Sie ein Ablagesystem für wichtige Dokumente ein. Egal, welche Methode Sie wählen, bleiben Sie diszipliniert. Am besten führen Sie diese Methoden ein, wenn Sie keine oder nur milde Symptome haben. Andernfalls suchen Sie sich Hilfe. Sobald die ersten organisatorischen Schritte einmal geschafft sind, wird Ihr Leben mit Brain Fog weniger stressbehaftet sein, und es wird weniger Reibungen geben. Und das ist die Mühe am Anfang allemal wert.

Richten Sie sich unter Umständen ein automatisches Zahlungsprogramm für Rechnungen ein. Zudem können Sie sich auch einen Wochenplan erstellen. So können Sie zu Hause einen bestimmten Tag für die Wäsche, die Einkäufe, das Bezahlen von Rechnungen und so weiter festlegen. Unser Gehirn mag Regelmäßigkeit und wird schnell in den Modus verfallen, diese Aufgaben gewohnheitsmäßig zu verrichten. Wenn Sie für regelmäßig anstehende Aufgaben solche Gewohnheiten einführen, dann vergessen Sie diese seltener, was bedeutet, dass Sie keine Mahnungen wegen unbezahlter Rechnungen mehr erhalten und Ihre Kinder keine Wutausbrüche mehr bekommen, nur weil das Fußballtrikot nicht gewaschen ist.

Diesbezüglich können Ihnen Erinnerungs-Apps oder Geräte wie *Amazon Echo* oder *Echo Dot* helfen. Alexa verfügt über Funktionen, die dafür entwickelt wurden, Menschen mit beeinträchtigter exekutiver Funktion zu unterstützen.

SCHREIBEN SIE LISTEN

Ganz egal, ob Sie Listen lieben oder hassen, sie sind eine fantastische Möglichkeit, um Ihr Gehirn zu entlasten, Stress zu reduzieren und Ihnen dabei zu helfen, auch mit Brain Fog produktiv zu bleiben. Erstellen Sie Checklisten für Aufgaben mit mehreren Arbeitsschritten. Haken Sie jeden einzelnen Schritt ab, sobald Sie ihn erledigt haben. Speichern Sie die Listen auf Ihrem Smartphone oder Computer. Natürlich können Sie die Listen auch auf Papier schreiben oder drucken, laminieren, mit einem Marker die einzelnen Schritte abhaken und nach dem Erledigen der Aufgabe die Haken wegwischen, um sie erneut zu gebrauchen. Platzieren Sie diese Listen in Ihrem Zuhause und bei der Arbeit so, dass Sie sie bei Bedarf stets schnell zur Hand haben.

Erstellen Sie To-do-Listen mithilfe von Stift und Papier, Excel oder entsprechenden Apps. Versuchen Sie, dabei Prioritäten zu setzen. Ich trage all meine zu erledigenden Aufgaben inzwischen ganz routinemäßig in eine Excel-Tabelle ein und sortiere sie anschließend nach Frist und Priorität. So kann ich mich stressfrei einer Aufgabe widmen, ohne schon über die nächste nachzudenken. Zudem wechsle ich so nicht zwischen zwei oder mehreren Aufgaben hin und her, was äußerst ineffizient wäre.

Seien Sie realistisch, wenn es darum geht, was Sie schaffen können, und nicht zu ehrgeizig. Oft unterschätzt man, wie viel Zeit man für eine Aufgabe benötigt. Rechnen Sie einen Zeitpuffer ein, damit Sie nicht das Gefühl bekommen, zu scheitern, oder sich verzetteln. Tatsächlich kann es hilfreich sein, die für wiederkehrende Aufgaben nötige Zeit genau zu messen, um so realistischer und exakter zu planen.

Pflegen Sie Ihre Listen. Bewerten Sie die Punkte auf Ihrer Liste regelmäßig. Tragen Sie nicht erledigte Aufgaben für den nächsten Tag ein. Geschieht es häufiger, dass eine Aufgabe »weitergeschoben« wird, dann fragen Sie sich, ob Sie vielleicht eine unangenehme, gleichwohl wichtige Aufgabe aufschieben oder ob diese Aufgabe womöglich redundant ist und Sie sie von Ihrer Liste streichen können.

BEZIEHEN SIE IHRE FREUNDE MIT EIN

Durch Brain Fog verhalten wir uns nicht mehr wie wir selbst. Ist Ihre inhibitorische Kontrolle von Wortäußerungen beeinträchtigt, sagen Sie womöglich Dinge, die Sie normalerweise nie sagen würden. Setzen Sie die Menschen, die Ihnen nahestehen, darüber in Kenntnis und bitten Sie diese, Sie in die richtige Richtung zu leiten und von außen kontrollierend auf Sie einzuwirken.

Wenn Sie impulsiver als früher sind, dann kann es helfen, Freunde zu bitten, Sie darin zu unterstützen, erst einmal kurz abzuwarten, bevor Sie auf einen Kommentar oder eine Aussage reagieren, die Sie aufgeregt hat. Wenn Ihren Freunden an Ihnen liegt, dann werden sie Sie dabei unterstützen, auch so nervige Tipps zu befolgen, wie sie mir meine Mutter schon gab, als ich ein Teenager war: »Zähle bis zehn!« Denn diese zehn Sekunden - oder wie lange es auch dauert, Ihre Frontallappen zu aktivieren - können helfen, Ihre unmittelbare Impulsreaktion auszuschalten. Letztere würde womöglich dazu führen, dass Sie Freunde verlieren oder sonst wie in Schwierigkeiten geraten.

Alternativ können Sie auch einatmen und dabei bis vier zählen, den Atem anhalten für vier Zähleinheiten, anschließend vier Zähleinheiten lang ausatmen und erneut den Atem vier Zähleinheiten anhalten. Diese Technik namens Box-Atmung oder 16-Sekunden-Meditation kann helfen, impulsive Neigungen abzuschwächen.

Ist Ihre exekutive Funktion vom Brain Fog betroffen, dann empfiehlt es sich zu akzeptieren, dass Sie besonders hart arbeiten müssen, um Ihre impulsiven Reaktionen zu kontrollieren. Sich viel Zeit zu nehmen, zu zählen oder Atemübungen zu machen kann helfen, unangenehme Situationen zu vermeiden und Versuchungen zu widerstehen, sollte Ihre Selbstkontrolle gerade beeinträchtigt sein.

VERMEIDEN SIE MULTITASKING

Führt man zwei oder mehrere Aufgaben gleichzeitig aus, bezeichnet man das als Multitasking. Lesen Sie, während Sie einen Vortrag hören, Ihre E-Mails, dann müssen sich Ihre Aufmerksamkeitsressourcen auf diese beiden Aufgaben aufteilen. Folglich erledigen Sie die jeweilige Aufgabe langsamer und machen mehr Fehler. Das gilt für alle von uns, nicht nur für Menschen mit Brain Fog. Vermeiden Sie also nach Möglichkeit Multitasking generell. Handelt es sich um eine wichtige und potentiell gefährliche Aufgabe, wie etwa Autofahren, dann richten Sie all Ihre Aufmerksamkeit auf diese Tätigkeit. Das bedeutet: kein Telefonieren, kein Schreiben von Nachrichten, kein Schminken, kein Essen.

Streng genommen ist Multitasking ein Mythos. Tun wir zwei Dinge parallel, wie etwa mit jemandem sprechen und gleichzeitig einem Freund eine Nachricht schreiben, dann meinen wir zwar, es handle sich um Multitasking, aber in Wirklichkeit teilt unser Gehirn die Aufmerksamkeit nicht parallel auf zwei Aufgaben auf. Stattdessen schaltet es extrem schnell zwischen beiden Tätigkeiten hin und her, in diesem Beispiel also zwischen Schreiben und Sprechen. Da ist es kein Wunder, dass wir nicht alles »hören«, was unser Gegenüber sagt, wenn wir uns eigentlich auf die Textnachricht konzentrieren.

Konzentrieren Sie sich auf nur eine Sache. Aufmerksamkeit ist eine begrenzte Ressource. Vermeiden Sie es, wo möglich, diese Ressource auf mehrere Aufgaben aufzusplitten. Immer nur eine Sache zu erledigen bedeutet weniger Stress, wodurch Sie weniger Fehler machen und sich nicht so schnell gestresst oder überfordert fühlen.

Aufmerksamkeit

Ist Ihre Aufmerksamkeitsspanne kurz, oder haben Sie Konzentrationsschwierigkeiten, dann fassen Sie sich ein Herz und trainieren Sie Ihre Aufmerksamkeit mithilfe der folgenden Tipps und Strategien.

SCHALTEN SIE DEN AUTOPILOTEN AUS

Sie gehen zum Bus und fragen sich, ob Sie Ihr Glätteisen und den Herd ausgeschaltet haben. Solche Situationen kennen wir alle. Wir geben unserem Gedächtnis die Schuld, dabei geht es in Wahrheit um etwas ganz anderes. Denn es kann sein, dass Sie Ihre Aufmerksamkeit nie wirklich »angeschaltet« haben, als Sie das Glätteisen oder den Herd ausgeschaltet haben. Konzentrieren wir uns nämlich nicht aktiv auf unsere Handlungen, prägen sich diese auch nicht als Erinnerungen in unserem Gehirn ein. Dann bleibt uns nichts anderes übrig, als zurückzugehen und diese Dinge bewusst zu überprüfen.

Schalten Sie Ihre Konzentration ein und entwickeln Sie eine gewisse Routine, wenn Sie bestimmte Dinge tun. Schließen Sie Fenster und Türen des Hauses immer in einer bestimmten Reihenfolge. Gleiches gilt für das Ausschalten von Geräten oder Licht. Legen Sie die Medikamente, die Sie abends einnehmen müssen, neben Ihre Zahnbürste oder Ihren Schlafanzug oder auf Ihren Nachttisch, sodass Sie visuell an die Einnahme erinnert werden, wenn Sie sich bettfertig machen.

Bekämpfen Sie Geistesabwesenheit. Diese wirkt sich negativ auf Ihr Erinnerungsvermögen aus und verstärkt Langeweile sowie schlechte Laune. Eine Möglichkeit zur Bekämpfung von Geistesabwesenheit ist es zu lernen, sich auf die aktuelle Aufgabe zu kontrieren. Schalten Sie Ihre Aufmerksamkeit bewusst »an«. So widmen Sie sich konzentriert ausschließlich der Sache, die Sie gerade machen.

Praktizieren Sie Achtsamkeit. In der buddhistischen Philosophie beschreibt Achtsamkeit die Konzentration auf den Augenblick, indem man all seine Aufmerksamkeit der Atmung, dem Körpergefühl oder etwas anderem im Hier und Jetzt schenkt. Verweilen Sie im jetzigen Augenblick und holen Sie Ihre Gedanken aus der Zukunft oder Vergangenheit zurück in die Gegenwart. Konzentrieren Sie sich aktiv auf das, was Sie gerade tun, während Sie es tun. Ich stelle fest, dass mein Hirn sich häufig mit etwas anderem befasst, wie etwa, was ich meinen nächsten Gast in meinem Podcast fragen könnte oder worüber es in dem nächsten Kapitel meines neuen Buches gehen soll, während ich eigentlich körperlich etwas ganz anders tue wie kochen, im Garten arbeiten oder essen. Während ich meine, mehrere Aufgaben gleichzeitig zu erledigen, nehme ich mir die Möglichkeit, mich an der Gegenwart zu erfreuen, an dem, was ich tue, wenn ich es tue. Ich werde mich wahrscheinlich nie komplett ändern und bin mir nicht mal sicher, ob ich das überhaupt möchte, aber ich habe mir vorgenommen, mich nach Kräften mehr auf das, was ich tue, zu konzentrieren. Wenn Sie sich bewusst bemühen, achtsamer zu sein und sich auf eine Aufgabe voll und ganz zu konzentrieren, dann fördert das Ihre Hirnfunktionen, und Sie nehmen die Erfahrung deutlicher und intensiver wahr. Wenn Sie Ihre Gehirnressourcen darauf ausrichten, zu einem bestimmten Zeitpunkt nur eine Aufgabe zu verrichten, dann verbessern sich nicht nur Ihre Gehirnfunktionen, sondern auch Ihre Laune. Sie werden weniger gereizt und defensiv, dafür glücklicher und treten stärker in Kontakt mit Ihren Mitmenschen. Achtsamkeit kann ebenfalls chronische Schmerzen lindern.

Absolvieren Sie, wenn nötig, eine Aufgabe, indem Sie laut sprechen, was zu tun ist. Piloten machen das genauso. Sie nutzen Selbstgespräche und Checklisten und besprechen die einzelnen Schritte mit ihrem Co-Piloten, um konzentriert im Hier und Jetzt zu bleiben. Das hält sie davon ab, unaufmerksam zu sein, was in mehreren Tausend Meter Höhe auch keine gute Idee wäre.

TRAINIEREN SIE IHRE KONZENTRATION

Anhaltende Konzentration, das heißt, sich eine längere Zeit auf *eine* Sache zu konzentrieren, kann man trainieren. Sie müssen sich bewusst bemühen und – genau wie beim Trainieren Ihrer körperlichen Fitness – Ihre Konzentrationsfähigkeit regelmäßig trainieren, um in Form zu bleiben. Sind Sie längere Zeit nicht gelaufen, erwarten Sie ja auch nicht, dass Sie sofort zehn Kilometer schaffen. Erst gilt es, wieder fit zu werden und graduell sowohl Geschwindigkeit als auch Ausdauer aufzubauen. Genauso verhält es sich bei Ihrer Konzentrationsfähigkeit: Anfangs mag es schwierig erscheinen, doch je mehr Sie üben, desto länger werden Sie Ihre Konzentration auf eine Sache richten können.

Indem Sie so trainieren, erhalten Sie Kontrolle über Ihre Aufmerksamkeit. Wenn Sie zum Beispiel eine Radiosendung hören, versuchen Sie einmal, eine Minute zuzuhören und eine

Minute nicht. Hören Sie bewusst zu, erlauben Sie sich anschließend, die Gedanken schweifen zu lassen, und konzentrieren Sie sich dann wieder auf das, was im Radio gesagt wird. Fahren Sie derart fünf bis zehn Minuten lang fort. Wenn Sie diese Übung täglich machen, stellen Sie schnell fest, wie stark Ihre Konzentration variieren kann. Nach und nach lernen Sie so, den Unterschied zu erkennen, und erlangen mehr und mehr Kontrolle über Ihre Aufmerksamkeit.

BESEITIGEN SIE ABLENKUNGEN

Es ist uns schlichtweg nicht möglich, all die Informationen zu verarbeiten, die wir über unsere Sinne aufnehmen. Pro Auge erreichen uns innerhalb einer Sekunde etwa 100 Megabits Informationen. Das entspricht der schnellsten Breitbandverbindung. Damit unser Gehirn von unserer Umgebung nicht komplett überwältigt wird, muss es die Informationen als relevant oder irrelevant kategorisieren. Es filtert Irrelevantes heraus, sodass wir imstande sind, die aktuell wichtigen Informationen, die wir zum Beispiel zum Ausführen einer Aufgabe benötigen, zu verarbeiten.

Helfen Sie Ihrem Gehirn, diese Kategorisierung vorzunehmen, indem Sie Ihre Umgebung entrümpeln. Durch Brain Fog schaffen wir es meist nicht mehr, irrelevante oder unwichtige Information zu ignorieren. Daher fällt es uns schwer, uns zu konzentrieren, wir lassen uns leicht von unserer Umgebung ablenken. Beseitigen Sie also all diese Ablenkungen an Ihrem Arbeitsplatz und zu Hause, so verbessern Sie damit Ihre Konzentrationsfähigkeit. Reduzieren Sie Geräusche, schalten Sie Radio und Fernseher aus. Gehen Sie dorthin, wo es still ist und Sie die Gespräche der Kinder oder Kollegen nicht hören können. Falls das nicht möglich ist, schaffen Sie sich schallisolierende Kopfhörer an oder hören Sie leise, ruhige Musik über Kopfhörer – auch das kann Ablenkungen entgegenwirken.

Beseitigen Sie visuelle Ablenkungen. Passiert draußen immer etwas, dann setzen Sie sich nicht nah ans Fenster. Selbst übermäßige Deko im eigenen Heim kann die bereits geschwächte Konzentration zusätzlich beeinträchtigen. Wenn Sie zum Beispiel gerade dabei sind, Rechnungen zu bezahlen, dann achten Sie darauf, dass Ihr Blick nicht auf andere Dinge fällt, wie die Wäsche oder mehr Papierkram, die es ebenfalls zu erledigen gilt. Auch Gerüche können ablenken. Riechen Sie Kaffee oder Toast, dann denken Sie sofort an eine Kaffeepause oder das Mittagessen! Wenn möglich, arbeiten Sie weit entfernt von sowohl angenehmen als auch unangenehmen Gerüchen.

ZUERST AUFMERKSAMKEIT, DANN BEDEUTUNG

Aufmerksamkeit ist der erste Schritt des Erinnerns. Sie müssen bewusst wahrnehmen, wo Sie Ihre Schlüssel hinlegen, um sich später daran erinnern zu können. Der Trick beim Erinnern besteht darin, Dinge oder Ereignisse mit Bedeutung zu versehen. Doch dafür müssen Sie erst einmal die Aufmerksamkeitshürde überwinden.

Auf einer Party werden Ihnen drei Menschen vorgestellt, die Sie bis dahin noch nie gesehen haben. Sie sagen kurz Hallo, hören nur halb zu, als sie ihre Namen nennen, und versuchen, dem Gespräch zu folgen, während Sie gleichzeitig überlegen, was Sie sagen wollen, und hoffen, dass keine Essensreste zwischen Ihren Zähnen hängen. Nach ein paar Minuten stehen Sie mit einem der Gäste allein da und wissen weder seinen Namen noch sonst irgendetwas über diese Person.

Diese Situation erfordert das bewusste Aktivieren unserer Aufmerksamkeit. Möchten Sie sich beispielsweise an den Namen einer neuen Bekanntschaft erinnern, ist das aktive Zuhören bei der Vorstellung ein guter Anfang! Blenden Sie ablenkende Faktoren wie Geräusche oder die eigenen, abschweifenden Gedanken bewusst aus. Sehen Sie sich das Gesicht der Person genau an, nehmen Sie sich einen Moment Zeit, es zu beobachten und sich vielleicht einen markanten Zug einzuprägen. Anschließend verbinden Sie den Namen und das Gesicht mit einer weiteren Information (Beruf, Kleidungsstil, Charakterzug): Denis, der Zahnarzt mit dem schiefen Zahn; Betty mit den braunen Augen und dem schlechten Atem. Alliterationen wie diese helfen Ihrem Gedächtnis zusätzlich.

Fügen Sie im nächsten Schritt Bedeutung hinzu. Zeigen Sie Interesse für den Namen der Person, stellen Sie Fragen oder kommentieren Sie ihn: »Oh, was für ein ungewöhnlicher Name! Ist das Französisch?« oder »Was für ein Zufall! Meine Mutter hieß auch Colette!«. Außerdem können Sie Namen mit reimenden Zusätzen versehen; auch so erhalten Sie mehr Bedeutung, und Sie können sich besser an sie erinnern. Etwa: Großmaul Paul, gemeiner Rainer und so weiter. Ganz egal, ob diese Beinamen freundlich oder gemein sind – Hauptsache, Sie erinnern sich! Sprechen Sie diese Spitznamen jedoch nicht laut in Gegenwart der betroffenen Person aus. Das passierte einer Freundin von mir gegenüber einer gemeinsamen Bekannten von uns, woraufhin Letztere ihr – verständlicherweise – die Freundschaft kündigte.

Sprechen Sie den Namen laut aus, nachdem Sie ihn zum ersten Mal gehört haben, dann hilft das ebenfalls: »Hallo, Sarah, wie geht's?« Sie können die Person auch bitten, den Namen für Sie zu buchstabieren, falls es ein eher ungewöhnlicher Name ist. Erinnern Sie sich nach ein paar Minuten bewusst an den Namen und setzen Sie ihn weiter im Gespräch als Anrede ein, denn diese Wiederholungen stärken die Erinnerung an den Namen.

Verarbeitungsgeschwindigkeit

Brain Fog kann unser Denken verlangsamen, so wie ein verstauchter Knöchel oder ein schmerzendes Kniegelenk unser Gehen erschwert. Bei physischen Verletzungen akzeptieren wir, dass wir länger brauchen, um von A nach B zu gelangen. Zudem erwarten wir von unseren Mitmenschen anzuerkennen, dass wir zwar ankommen, aber eben langsamer als normal sind. Diese Prinzipien sollten genauso auch für Brain Fog gelten.

NEHMEN SIE SICH SO VIEL ZEIT, WIE SIE BRAUCHEN

Geben Sie sich mehr Zeit als in der Vergangenheit, um eine Aufgabe zu erledigen. Versichern Sie sich: Sie werden es schaffen, es dauert nur eben etwas länger. Sprechen Sie unter Umständen mit Ihrem Arbeitgeber oder Vorgesetzten, um Aufgaben besser auf Sie abzustimmen oder andere, angemessene Veränderungen vorzunehmen.[7] Bei einem gebrochenen Handgelenk würden Sie das schließlich auch ohne Weiteres tun. Lassen Sie sich Zeit, wenn es um das Aufnehmen und Verarbeiten von Informationen geht. Seien Sie geduldig mit sich selbst und bitten Sie andere ebenfalls um Geduld. Bitten Sie andere, langsamer zu sprechen, Dinge zu wiederholen oder es Ihnen zu ermöglichen, sich Notizen zu machen. Fragen Sie Ihre Kollegen, ob Sie Besprechungen aufnehmen dürfen. Akzeptieren Sie, dass Sie mehr Zeit benötigen, aber rufen Sie sich auch immer wieder in Erinnerung, dass Sie nicht dumm sind und Ihr Gehirn einfach nur etwas mehr Zeit benötigt als früher, um Informationen zu verarbeiten.

SCHALTEN SIE ABLENKUNGEN AUS

Schaltet man Ablenkungen wie Radio, Fernsehen und andere Quellen für Hintergrundgeräusche aus, hilft das, wenn unser Denken bereits langsamer ist. Womöglich ist es auch ratsam, Ihr Smartphone ganz auszuschalten, wenn Sie sich wirklich auf eine Sache konzentrieren müssen. So werden Sie nicht durch Ihre Umgebung überreizt.

Lernen und Erinnern

Erinnern spielt eine entscheidende Rolle bei fast allem, was wir tun. Versagt unsere Erinnerung aufgrund von Brain Fog, kann das wirklich zermürbend sein, wie Elizabeth berichtet: »Mitten in einem Gespräch stoppte ich nach einem halben Satz, weil ich den totalen Blackout hatte und nicht mehr wusste, was ich sagen wollte. Mein Kopf war auf einmal leer. Das war nicht nur peinlich, sondern erschreckend.«

Zum Glück gibt es vieles, was Sie tun können, um Ihr Gedächtnis zu stärken und zu unterstützen. Sie werden überrascht sein, was diese Strategien bewirken, wenn Sie mehr Platz in Ihrem Hirn schaffen, unnötigen Stress vermeiden und die Auswirkungen von Brain Fog reduzieren.

Gedächtnisstützen

In der technisierten Welt, in der wir leben, haben Sie sicher schon Alarme, Wecker oder Kalender auf Ihrem Smartphone oder Computer als Gedächtnisstützen genutzt. Wir alle tun das, um den Anforderungen des modernen Lebens gerecht zu werden. Ist Ihr Erinnerungsvermögen beeinträchtigt, kann der systematische Gebrauch von Apps und anderen Gedächtnisstützen wirklich hilfreich für ein geschwächtes Gedächtnis sein.

Finden Sie einen Termin, an dem Sie sich Zeit für sich nehmen, um Ihr Leben zu organisieren. Am besten funktioniert das, wenn Sie einen klaren Kopf haben oder zumindest nur milde Brain-Fog-Symptome haben. Ist dies nicht der Fall, spannen Sie Freunde, Familienmitglieder oder Kollegen ein. Tragen Sie sämtliche Vorhaben, Termine und Fristen sorgfältig in Ihren digitalen Kalender ein. Synchronisieren Sie diesen mit Ihrem Smartphone. Sobald Sie einen neuen Termin ausmachen, tragen Sie ihn sofort ein – ganz egal, ob es um eine Verabredung zum Kaffee mit einer Freundin geht, die Verlängerung der Hausratversicherung, einen Arzttermin oder um eine Besprechung mit Kollegen. Denn das Eintragen selbst dient nicht nur als Gedächtnisstütze, sondern dokumentiert auch einen Ausschnitt Ihres Lebens. Je nachdem, was dieser Ausschnitt zutage bringt, können Sie Ihren Zeitplan besser den Phasen mit Brain-Fog-Symptomen anpassen.

Tragen Sie bei Terminen so viel Zusatzinformationen wie möglich ein (Adresse, Kontaktangaben, Wegbeschreibungen). Wenn ich zu spät dran bin, absagen muss oder mich verlaufen habe, helfen mir diese Informationen sehr. Zwar sind das viele Informationen für einen Kalendereintrag, aber dank Copy and Paste lassen sich diese Angaben schnell aus der entsprechenden E-Mail in den Kalender übertragen. Vereinbaren Sie einen Termin persönlich, dann tragen Sie die Daten unmittelbar darauf direkt auf Ihrem Smartphone ein. Geht es um Meetings, trage ich das Thema und die Beteiligten mit ein und lese mir diese Angaben noch einmal kurz vor der Besprechung durch, um meiner Erinnerung auf die Sprünge zu helfen.

Aktivieren Sie die Erinnerungsfunktion auf Ihrem Smartphone und stellen Sie vernünftige Zeitabstände ein. Warum richten Sie sich nicht eine regelmäßige Erinnerung für etwas »Zeit für mich« ein? Tun Sie die Dinge, die Ihnen Freude bereiten, ziehen Sie bewusst Bilanz, entspannen Sie sich oder tun Sie sich einfach nur etwas Gutes. Aktualisieren Sie Ihr Adressbuch mit allen Details, sodass keine Angaben bei Ihren wichtigsten Kontakten fehlen. Zusätzlich können Sie die Namen der Kinder Ihrer Kontakte oder deren Lieblings-Sportmannschaft hinzufügen. Warum nicht ein Foto mit den wichtigsten Stichworten, sodass Sie dieses sehen und mit dem Namen verknüpfen können, sobald die betreffende Person Sie anruft? Das müssen Sie natürlich nicht bei allen Kontakten auf einmal machen, sondern einfach einzeln nach dem nächsten Anruf.

Machen Sie sich Notizen. Nutzen Sie dazu eine Notiz-App oder die Tonaufnahmefunktion Ihres Smartphones, wenn Sie spontane Einfälle sofort festhalten wollen. Auch altmodischere Hilfen wie Klebezettel, Notizblöcke, To-do-Listen oder Whiteboards eignen sich genauso gut.

Behalten Sie den Überblick. Ein großer Wandkalender kann hilfreich sein, um alle Termine einer Familie im Blick zu behalten. Weisen Sie Ihren Partner und Ihre Kinder darauf hin, dass Sie nicht all ihre Termine auf dem Schirm haben können und sie deshalb selbst Termine in den Wandkalender eintragen sollen. Möglicherweise hilft es, wenn Ihre Kinder oder Ihr Partner Ihnen unter der Woche Erinnerungen schicken, wo sie wann sind, damit Sie diese Termine in Ihren persönlichen Kalender oder in den Wandkalender eintragen. So vermeiden Sie Streitigkeiten und Missverständnisse aufgrund von Terminen innerhalb der Familie.

Auch WhatsApp-Gruppen können helfen, den Überblick zu behalten, und als Gedächtnisstütze fungieren. Sie ersetzen keineswegs echte Gespräche, aber helfen uns, auf dem Laufenden zu bleiben, und erinnern uns an Termine oder Absprachen.

Schaffen Sie sich zu Hause einen festen Ort (eine Dose oder Schublade) für all die wichtigen Dinge, die Sie regelmäßig brauchen (und verlegen), wie Schlüssel, Portemonnaie, Brillen, Führerschein, Kreditkarten, Personalausweis, Terminerinnerungen usw. Achten Sie darauf, diese Dinge wirklich nur dort und nirgendwo anders aufzubewahren, sobald Sie nach Hause kommen. Nach zwei oder drei Wochen sollte dieser Schritt zur Gewohnheit werden, und Sie wissen dann nicht nur, wo Sie diese wichtigen Dinge vorfinden, sondern Sie können auch all die positiven Nebenwirkungen dieser neuen Gewohnheit genießen: weniger Stress und mehr Zeit, denn Sie müssen nicht länger im ganzen Haus nach dem verlegten Autoschlüssel suchen.

Informationen zu kategorisieren oder aufzusplitten ist eine unverzichtbare Strategie, wenn es darum geht, Ihr Erinnerungsvermögen zu stärken. Anstatt sich eine willkürlich aufgebaute Einkaufsliste einzuprägen (Butter, Orangen, Karotten, Käse, Äpfel, Kohl, Trauben und Milch), erstellen Sie Kategorien (Obst, Gemüse, Milchprodukte). Sie können sich drei Obstsorten, zwei Gemüsesorten und drei Milchprodukte leichter merken als acht zusammengewürfelte Artikel auf einmal. Das Aufsplitten von Informationen empfiehlt sich insbesondere beim Merken von Zahlenkombinationen. Das Einprägen einer achtstelligen Zahl (32145262) fällt den meisten von uns sehr schwer, spaltet man sie jedoch in drei Zahlen auf (321 und 452 und 62), geht es deutlich leichter. Zwar haben Smartphones das Auswendiglernen von Telefonnummern unnötig gemacht, doch es gibt noch immer viele Zahlen, bei denen sich das Aufsplitten als Gedächtnisstütze anbietet, wie etwa Kreditkartennummern oder Passwörter.

Möchten Sie sich umfassende Informationen aus einem Bericht oder Buch merken, bietet sich Kategorisieren ebenfalls als Strategie an. Ignorieren Sie unwichtige Informationen und fassen Sie die essentiellen Angaben in Stichworten zusammen. Dieses aktive Herausfiltern der Informationen kann deutlich effektiver sein, als einen Textabsatz wieder und wieder zu lesen. Ebenso effektiv ist es, die Informationen, die Sie behalten wollen, so zu organisieren, dass sie für Sie Sinn ergeben. Inhalte, die auf diese Weise einen persönlichen Touch erhalten, verankern sich klarer und länger in Ihrem Gedächtnis.

VERBINDUNGEN SCHAFFEN

Ihr Gehirn ist eine hochkomplexe Organisationsstruktur, die mithilfe eines breiten Netzwerkes interagierender Verbindungen funktioniert. Sie können Ihr Erinnerungsvermögen stärken, indem Sie so viele Hirnbereiche wie möglich in den Prozess des Erinnerns einbeziehen. Häufig gebrauchen wir das verbale Wiederholen als Erinnerungshilfe. Dieses laute Aussprechen oder Aufsagen hilft, die entsprechende Information in unserem Gedächtnis zu verankern. Teils gebrauchen wir diese Methode, weil wir es so in der Schule gelernt haben.

Auch wenn es nicht verkehrt ist, sich auf das verbale Gedächtnis zu verlassen, können wir das Abrufen von Erinnerungen verbessern, wenn wir beim Erinnerungsprozess so viele Hirnbereiche wie möglich beanspruchen. Das geschieht, indem wir unsere Sinne einsetzen, denn jeder Sinn kann eine entscheidende Rolle beim Verankern von Erinnerungen spielen. Unser Gehirn kann Informationen mithilfe jedes unserer fünf Sinne speichern. Je mehr Sinne beim Erinnern aktiviert werden, desto mehr Wege führen zur Aktivierung der spezifischen Erinnerung. Sollte Ihre verbale Erinnerung also beeinträchtigt sein, können Sie eine Information immer noch über andere Sinne und die entsprechenden Wege abrufen. Wenn Sie bewusst Ihre Sinne aktivieren, so stärken Sie die von Ihnen abgespeicherten Erinnerungen. Hat ein längst vergessener Duft Sie nicht schon einmal an einen romantischen Augenblick erinnert?

Versuchen Sie tagsüber, Ihre Sinne bewusst einzusetzen. Nehmen Sie Ihre Umgebung wahr, all die Farben, Laute und Gerüche. Machen Sie daraus eine Gewohnheit. Hören Sie genau hin. Zwitschern die Vögel? Brummt die Geschirrspülmaschine? Was riechen Sie? Berühren Sie Dinge, nehmen Sie wahr, wie das Sofa unter Ihrem Gewicht nachgibt oder wie sich der Teppich unter Ihren Füßen anfühlt. Bei der nächsten Bus- oder Straßenbahnfahrt aktivieren Sie Ihre Sinne bei jeder Haltestelle. Versuchen Sie, sensuelle Informationen bewusst mit dem Namen des jeweiligen Orts zu verbinden. Vollziehen Sie später am Tag in Ihrer Erinnerung dieselbe Fahrt nach und gebrauchen Sie Ihre Sinneseindrücke als Orientierungshilfen.

Die Erinnerungen an die verschiedenen Sinneseindrücke aktivieren unterschiedliche Bereiche in unserem Hirn. Trägt jemand ein Parfüm oder Aftershave, verbinden Sie diesen Duft mit dem Namen der Person. Fahren Sie zum ersten Mal einen neuen Weg und hören dabei ein Lied? Dann erinnern Sie sich beim nächsten Mal, wenn Sie diese Strecke fahren, bewusst an dieses Lied und finden so leichter Ihren Weg. Aktiveren Sie mehrere Hirnbereiche, wenn Sie etwas Neues lernen, dann erhöhen Sie so Ihre Chancen, sich an das Erlernte zu erinnern.

Auch Visualisierungen können helfen. Wenn Sie sich das nächste Mal eine Einkaufsliste einprägen wollen, stellen Sie sich die Dinge bildlich vor. Visualisierung kann sehr nützlich sein. Sollten Sie, was bildliche Vorstellungen angeht, etwas aus der Übung sein, dauert es womöglich, bis Ihnen diese sehr wirkungsvolle Methode einfach von der Hand geht.

WANN SOLLTE ICH MIR UM MEIN GEDÄCHTNIS SORGEN MACHEN?

Wenn wir älter werden, können Gedächtnisprobleme schnell zu der alarmierenden Frage führen: »Werde ich dement?« Deshalb möchte ich an dieser Stelle klarstellen, dass die mit Demenz assoziierten Erinnerungsschwierigkeiten sich deutlich von jenen, die durch Brain Fog hervorgerufen werden, unterscheiden. Sollten Sie regelmäßig unter folgenden Symptomen leiden, empfiehlt es sich, mit Ihrem Arzt zu sprechen:

- Orientierungslosigkeit in Bezug auf Ort und Zeit.
- Sich an einem Ort verlaufen, an dem man sich jahrelang gut auskannte.
- Immer wieder dasselbe erzählen, ohne es zu bemerken.

Macht Ihnen Ihr Gedächtnis Sorgen, ist es besser, diese Sorgen ernst zu nehmen und einen Arzttermin zu vereinbaren. Stress kann das Erinnerungsvermögen beeinträchtigen, was bedeutet, dass diese Sorgen Ihr Gedächtnis weiter verschlechtern können.

Sprache

Fällt einem das richtige Wort nicht ein, ist das eine frustrierende Erfahrung. Colette vergleicht ihr Leben mit Brain Fog als ein lang andauerndes Scharadespiel. Lachend erinnert sie sich an Situationen, in denen sie ihren Kindern und ihrem Mann Hinweise und Umschreibungen lieferte, damit diese erraten konnten, was sie eigentlich sagen wollte. Josie hingehen machen ihre Sprachprobleme wirklich Angst: »Insbesondere wenn ich ein Wort sage, das dem Wort, das ich eigentlich benutzen wollte, sehr ähnlich ist – das Wort hat dann zwar nicht dieselbe Bedeutung, hängt aber irgendwie damit zusammen, beginnt mit demselben Buchstaben oder lässt sich mit dem anderen Wort assoziieren. Es ist aber kein Synonym. Zum Beispiel frage ich meinen Sohn, ob er mir das Telefon gibt, wenn ich eigentlich die Fernbedienung des Fernsehers haben möchte. Oder ich bitte meinem Mann, Zwiebeln zu kaufen, meine aber Äpfel.«

PLAUDERN UND ENTSPANNEN

Genehmigen Sie sich so viel Zeit, wie Sie eben brauchen, und scheuen Sie sich nicht, andere um mehr Zeit zu bitten, bis Sie Ihre Gedanken geordnet haben. Es muss nicht immer alles in Windeseile geschehen. Bleiben Sie sozial eingebunden, insbesondere wenn Sie emotional fragil sind, sich niedergeschlagen oder panisch fühlen. Suchen Sie Hilfe bei den Menschen, die Ihnen nahestehen. Manchmal fallen uns Lösungen ein oder wir erhalten eine neue Sicht auf die Dinge, wenn wir unsere Ängste oder Gedanken einfach nur laut aussprechen.

In Phasen, in denen Sie emotional angeschlagen sind oder unter Angstzuständen leiden, sollten Sie Stress vermeiden. Wenn Sie spüren, dass Stress aufkommt, so versuchen Sie, ruhig zu bleiben. Entspannen Sie sich, atmen Sie tief durch und geben Sie Ihrem Gehirn die Zeit und den Raum, das zu tun, was Sie von ihm in dem Moment verlangen.

Visuell-räumliche Orientierung

Menschen mit Brain Fog berichten häufig von »tollpatschigem« oder »unbeholfenem« Verhalten. Wenn Sie sich bereits angeschlagen fühlen, fehlt es gerade noch, dass Sie Dinge kaputt machen oder sich verletzen. Zum Glück können einige der bereits beschriebenen Strategien Ihnen helfen, dieses Symptom zu bekämpfen.

MACHEN SIE LANGSAMER, SEIEN SIE AUFMERKSAM

Seien Sie präsent. Konzentrieren Sie sich auf das, was Sie gerade tun, denn so achten Sie verstärkt auf Ihre Umgebung und stoßen sich nicht an Möbeln. Aktivieren Sie Ihre Aufmerksamkeit und schauen Sie genau hin, wo Sie langgehen. Vermeiden Sie Multitasking. Dieser Punkt wurde weiter oben ausführlicher besprochen; kurz gesagt: Multitasking erhöht die Chancen für einen Unfall.

Lassen Sie sich Zeit. Wenn Sie langsamer machen, hat Ihr Gehirn ausreichend Zeit, die Umgebung wahrzunehmen und zu beurteilen, sodass Sie Abstände und Entfernungen nicht mehr so oft falsch einschätzen. Ist Ihre Reaktionszeit langsamer, dann empfiehlt es sich, etwas langsamer zu gehen.

Gehen Sie richtig mit Stress um. Stress kann Ihre Verarbeitungsgeschwindigkeit und Reaktionszeit sowie Ihr peripheres Sehen beeinträchtigen. Vielleicht passiert es Ihnen, dass Sie sich eher auf Stressoren als auf Ihre Umgebung konzentrieren, sodass Sie Hindernisse übersehen oder nicht mehr in der Lage sind, sich sicher durch einen Raum zu bewegen.

Erschöpfung

Längere Phasen kognitiver Aktivität können geistige Erschöpfung auslösen. Leidet man unter Brain Fog, fühlt man sich durch den zusätzlichen Aufwand an Kraft und Zeit beim Ausführen von komplexen oder gar banalen kognitiven Aufgaben schnell ausgelaugt. Entscheidungen zu treffen fällt Menschen mit Brain Fog noch schwerer als allen anderen. Die in diesem Kapitel genannten Strategien sowie die folgenden Tipps helfen Ihnen, mentale Erschöpfung möglichst einzudämmen.

ENTRÜMPELN

Es gibt wirklich viele ganz einfache Wege, Ihre Umgebung zu entrümpeln und zu ordnen. Schmeißen Sie die Dinge an Ihrem Arbeitsplatz weg, die Sie nicht unbedingt benötigen. Teilen Sie jeder Sache einen bestimmten Platz oder Ort zu – so bleibt Ihr Arbeitsplatz organisiert, ohne Sie zu überfordern. Bevor Sie Feierabend machen, sollten Sie Ihren Platz aufräumen. Räumen Sie direkt nach dem Kochen und Essen auf. Machen Sie morgens Ihr Bett. Haben Sie eine Tätigkeit oder Aufgabe abgeschlossen, räumen Sie direkt im Anschluss daran auf. Legen Sie Dinge immer an ihren Platz zurück. Hängen Sie Ihren Mantel für gewöhnlich an die Garderobe, sobald Sie nach Hause kommen, dann verfahren Sie jedes Mal so und widerstehen Sie dem Drang, ihn einfach über einen Stuhl oder auf die Couch zu legen.

ÜBERDENKEN SIE, WIE SIE DINGE TUN

Wie bereits erwähnt sind wir alle Gewohnheitstiere. Manchmal machen wir bestimmte Dinge auf eine Art und Weise, weil wir es so gelernt haben oder es schon immer so gemacht haben, und denken nicht weiter darüber nach. Tatsächlich stellen wir häufig nicht einmal infrage, warum wir bestimme Dinge tun. Fragen Sie sich also, ob alles, was Sie tun, wirklich notwendig ist, und ob es effizientere und effektivere Formen gibt, bestimmte Aufgaben zu erledigen. Dabei werden Sie einige Überraschungen erleben, die Ihnen mehr Zeit schenken und Stress reduzieren. Sehen Sie sich genau an, womit Sie täglich Ihre Zeit verbringen, und fragen Sie sich, ob diese Tätigkeiten wirklich unverzichtbar sind und ob sie Ihnen Freude oder Stress bereiten.

Überlegen Sie, wie Sie Aufgaben delegieren, einfacher gestalten und Dopplungen vermeiden können – so wird Ihre To-do-Liste kürzer. Können Sie etwas unternehmen, um effizienter zu werden? Um Stress zu reduzieren? In Kapitel 8 erhalten Sie zahlreiche praktische Ideen, wie Ihnen das gelingt.

LERNEN SIE SICH UND IHRE GRENZEN KENNEN

Seien Sie realistisch, was Ihre Ziele angeht, und berücksichtigen Sie, wenn Sie etwas planen oder versprechen, Ihren Gehirnnebel. Muten Sie sich nicht zu viel zu. Lernen Sie, nein zu sagen. Lernen Sie sich und Ihre Grenzen kennen.

3

Sich selbst kennen: Ihr Gehirn

Schauen Sie unter die Motorhaube

Bleibt mein Auto liegen, muss ich einen Mechaniker rufen. Ich kann Auto fahren und weiß, es benötigt Treibstoff, damit es fährt. Ich weiß auch, dass ich regelmäßig Öl und Kühlwasser nachfüllen muss, mache das aber nur, wenn mein Ehemann mich fragt: »Sabina, wann hast du das letzte Mal Öl und Wasser nachgefüllt?« Wenn ich ehrlich bin, übernimmt er das für mich, weil ich keinen blassen Schimmer habe, wo genau man Öl und Wasser nachfüllen muss. Ich brauche die Motorhaube also gar nicht aufzumachen, denn ich könnte genauso gut in ein Schwarzes Loch starren. Da ich nie irgendwo liegen bleiben will, zahle ich eine Zusatzprämie für den Pannendienst meiner Autoversicherung. Würde ich mir die Grundlagen, wie ein Motor funktioniert, aneignen, würde ich Zeit sparen und mich nicht länger so bloßgestellt fühlen, nur weil ich die einfachsten Reparaturen nicht selbst beherrsche. Wahrscheinlich würde ich sogar selbst unter die Motorhaube schauen, um Wasser und Öl nachzufüllen.

Jetzt, da das gesagt ist, fühle ich mich schlecht, dass ich mich nie darum bemüht habe, mehr über Autos zu lernen, wo ich meines doch tagtäglich benutze. Worauf will ich hinaus? Ist es nicht vollkommen verrückt, dass viele Menschen nur wenig oder gar nichts über die Funktionsweisen des Gehirns wissen, wie man es gesund erhält oder was man tun muss, wenn es nicht mehr einwandfrei funktioniert? Wir verlassen uns tagein, tagaus bei allem, was wir tun, auf unser Gehirn. Für unser Gehirn gibt es keinen Pannendienst, keinen TÜV, keine regelmäßige Wartung, und wir können es auch nicht gegen ein neues Modell eintauschen. Nein, wir müssen dafür sorgen, dass unser Gehirn ein Leben lang funktioniert. Leidet man unter Brain Fog, gerät dieser Aspekt in den Fokus.

Dieses Buch steckt voller Tipps und Ratschläge, wie Sie dafür sorgen können, dass Ihr Gehirn wieder einwandfrei funktioniert. Doch zunächst müssen Sie unter die Motorhaube schauen, die Einzelteile und grundlegenden Funktionsweisen kennenlernen. Wissen wir nämlich, wie etwas funktioniert, lässt sich ein Problem viel einfacher benennen und auch beseitigen. Keine Panik, Sie müssen nicht alles verstehen oder Experte für Hirnanatomie werden. Ich beschränke mich auf ein Minimum neurowissenschaftlicher Begriffe und nenne nur die allernotwendigsten Informationen, die Sie zum Bekämpfen von Gehirnnebel benötigen. Ein angenehmer Nebeneffekt, wenn Sie lernen, wie Ihr Gehirn funktioniert, ist, dass Sie auch sich selbst besser kennen und verstehen lernen.

Wenn Sie glauben, dass Ihr Gehirn ein starres, beiges, blasses Organ sei, weil wir es nun einmal so aus Film und Fernsehen kennen, dann sei Ihnen hiermit verziehen. Ein Gehirn sieht jedoch nur so aus, wenn es eingefroren oder mittels Formaldehyd konserviert wurde. Ein lebendes Gehirn ist in Wirklichkeit eine hoch komplexe, empfindliche, flexible, geleeartige und eher rosafarbene Masse – weicher als das Steak, das Sie vielleicht beim Metzger kaufen –, die von Flüssigkeit umgeben in Ihrem Schädel schwimmt. Im Prinzip haben Sie einen schwammigen Informations-Superhighway in Ihrem Schädel.

Unser Gehirn besteht aus Milliarden von miteinander verknüpften Zellen, den Neuronen, die mittels elektrischer und chemischer Signale über Billionen Verbindungen miteinander kommunizieren. Somit ist unser Gehirn ein starkes, sehr aktives und dynamisches Verarbeitungssystem, das unser Handeln, Verhalten und Wesen beeinflusst und bestimmt. Genau deshalb hat Brain Fog einen so einschneidenden Effekt auf unser Leben.

Unser Verhalten und unser Gehirn sind folglich untrennbar miteinander verbunden, interagieren miteinander und beeinflussen einander ohne Unterlass. Das Gehirn ist weder statisch noch in seiner Entwicklung jemals abgeschlossen. Vielmehr befindet es sich in einem endlosen Prozess der Weiterentwicklung, wird durch Erfahrungen, Entscheidungen und Verhalten geformt. Moderne Technologien und neue wissenschaftliche Verfahren können lediglich einen Eindruck von den im Inneren eines Gehirns stattfindenden Vorgängen geben und werden somit der Genialität dieses einzigartigen Organs nicht gerecht. Es gibt noch so vieles zu entdecken, doch für den Moment begnügen wir uns mit folgender Erkenntnis: Unser Gehirn beeinflusst unser Verhalten, doch unser Verhalten beeinflusst genauso unser Gehirn. Deshalb hilft es im Kampf gegen Brain Fog, wenn Sie Ihre Lebensart, bestimmte Entscheidungen und Verhaltensweisen ändern.

Ihre kognitiven Fähigkeiten bestimmen Ihr Verhalten und helfen Ihnen so, die Welt zu verstehen und in ihr zu bestehen. Dank Kognition können Sie neue Dinge lernen, etwa wie man eine Zündkerze austauscht, sich an Ihren ersten Kuss erinnern, Ihre Aufmerksamkeit auf etwas Bestimmtes richten, Probleme lösen (etwa wie man aus 15 Stücken Holz ein TV-Möbel von

Ikea zusammenbaut) oder auch kommunizieren – ob nun mit einem wütenden Kleinkind oder mit Ihrem Chef über eine Gehaltserhöhung. Und zu alledem verarbeitet Ihr Gehirn Unmengen von einströmenden Informationen aus Ihrer Umgebung. Lesen Sie weiter und erfahren Sie, wie dieses bemerkenswerte, anderthalb Kilo schwere Organ in Ihrem Schädel mit seinen Billionen von Verbindungen mit dem Rest Ihres Körpers zusammenarbeitet und kommuniziert.

Wie funktioniert unser Gehirn?

Was Sie da in Ihrem Schädel mit sich herumtragen, ist die komplexeste biologische Struktur unseres Universums. Sie wandelt und entwickelt sich permanent. Verschiedene Bereiche des Gehirns verarbeiten verschiedene Informationen; unzählige Typen von Hirnzellen arbeiten zusammen und formen so das Wesen jedes Einzelnen. Die rosafarbene, wabbelige Konsistenz des Gehirns scheint dem Umstand zu widersprechen, dass es sämtliche Körperfunktionen und Verhaltensweisen steuert wie beispielsweise: Atmen, Berühren, Denken, Erinnern, Erschaffen, Fühlen, Fürchten, Gehen, Glauben, Hören, Lernen, Lesen, Lieben, Planen, Riechen, Schmecken, Sehen, Spielen, Sprechen, Vorstellen, Wahrnehmen. Sie merken: Das Gehirn ist an allem, was wir tun, beteiligt und verfügt über die unglaubliche Eigenschaft, sich der ständig sich wandelnden Umgebung um uns herum anzupassen. Zudem kontrolliert es unsere Reaktionen auf Herausforderungen wie Krankheit, Stress, Verletzungen, Altern oder auch auf das herausfordernde nächste Level unseres Lieblingsvideospiels.

Die Entwicklung des menschlichen Gehirns

Über Millionen von Jahren hat sich das menschliche Gehirn zu dem komplexen Organ entwickelt, das es heute ist. Ein Organ, das nicht nur in der Lage ist, Videospiele zu spielen, sondern sie auch zu entwerfen, zu gestalten, zu programmieren und Geld mit ihnen zu verdienen. Abbildung 1 zeigt die drei miteinander verbundenen Komponenten, aus denen dieses beeindruckende Organ besteht: das Reptilienhirn (Hirnstamm), das emotionale Gehirn (limbisches System) und das denkende Gehirn (Neokortex).

Der Hirnkern, evolutionär der älteste Teil des Gehirns, beinhaltet den Hirnstamm, auch Reptilienhirn genannt. Er umfasst die Strukturen, die unser Überleben ermöglichen. Sie steuern jene wichtigen Funktionen wie Atmung, Herzschlag, Blutdruck und Verdauung, ohne dass wir bewusst darüber nachdenken müssen. Durch Film und Fernsehen (man denke an Serien wie *Emergency Room*) wissen wir: Ist das Stammhirn defekt, sind wir hirntot und können lediglich durch Maschinen körperlich am Leben erhalten werden.

Der Hirnstamm produziert chemische Botenstoffe, die Neurotransmitter, die unsere Stimmung und Laune beeinflussen und somit bei Angstzuständen und Depressionen eine Rolle spielen – beide Leiden stehen häufig in Verbindung mit Brain Fog. Auch das Kleinhirn (Zerebellum), eine einem Tennisball ähnelnde Hirnstruktur im Nacken, gehört zu diesem »alten« Teil unseres Gehirns und steuert Bewegung, Gleichgewicht und Koordination.

Das emotionale Gehirn, auch limbisches System genannt, tauchte erstmalig bei kleinen Säugetieren vor rund 150 Millionen Jahren auf, wo es für die »Kampf oder Flucht«-Reaktion verantwortlich war. Strukturen innerhalb dieses Hirnteils sind häufig durch Brain Fog betroffen; dazu zählen: Lernen, Gedächtnis, Emotionen, räumliche Orientierung und unbewusste Beurteilungen, die unser Verhalten massiv beeinflussen können. Im Falle von Patsy, die Probleme mit der Programmierung ihres Fernsehers und dem Kontrollieren ihrer eigenen Gefühle hat, wenn sie total schwarzsieht, ist das limbische System für diese Schwierigkeiten verantwortlich.

Der Neokortex, das denkende Gehirn, ist evolutionär gesprochen ein Newcomer, denn es entwickelte sich erst vor zwei oder drei Millionen Jahren in Primaten. Wie der Name sagt (lat. *neo* – neu, lat. *cortex* – Rinde), gehört der Neokortex zum zerfurchten, äußeren Teil unseres Gehirns. Er ist verantwortlich für all die komplexen Funktionen, die wir mit Menschen assoziieren: Denken und Sprechen – also genau jene Funktionen, die von Brain Fog beeinträchtigt werden.

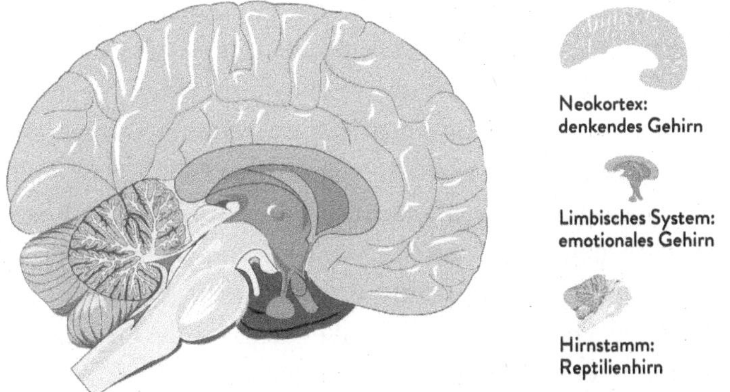

Neokortex:
denkendes Gehirn

Limbisches System:
emotionales Gehirn

Hirnstamm:
Reptilienhirn

Abbildung 1: Die drei Bestandteile des Gehirns, die sich mit der Zeit entwickelt haben

Die zerfurchte, faltige und verschlungene Oberflächenstruktur Ihres Gehirns ist eine geniale Erfindung der optimalen Raumnutzung, denn so passt, einfach gesprochen, mehr Hirn in Ihren Schädel. Die Falten vergrößern die Oberfläche des Gehirns, sodass Raum für mehr Gehirnzellen geschaffen wird – und somit auch mehr Raum für komplexe Fähigkeiten, wie für Prüfungen zu lernen, die Steuererklärung zu verstehen oder im Kopf auszurechnen, wie viel Wechselgeld man im Supermarkt zurückbekommt.

Das denkende Gehirn besteht aus zwei relativ symmetrischen Teilen, den Gehirnhälften (oder Hemisphären). Jede Hemisphäre ist für eine Hälfte Ihres Körpers zuständig, allerdings jeweils für die andere. Das heißt, die rechte Hemisphäre kontrolliert Ihre linke Körperhälfte und umgekehrt.

Wie ist unser Gehirn aufgebaut?

Jede Gehirnhälfte umfasst vier sogenannte Lappen (Frontallappen, Parietallappen, Temporallappen und Okzipitallappen), die jeweils für bestimmte Prozesse und kognitive Bereiche zuständig sind. Sie sind auf Informationen aus unserer Umwelt angewiesen, um uns zu dem Menschen zu machen, der wir sind. Die Lappen interagieren zudem untereinander und auch mit den restlichen Teilen unseres Gehirns. Die Okzipitallappen sind beispielsweise wichtig für unser Sehvermögen. Allerdings geht es dabei nicht nur um das bloße »Sehen« eines Gegenstandes in unserer Umgebung, sondern auch um das Verstehen des Gesehenen. Das übernehmen die Temporallappen; sie ordnen der eingehenden visuellen Information die entsprechende Bedeutung zu. Erkennen Sie das Gesicht Ihrer Mutter auf einem alten Foto, oder entdecken Sie das Gesicht Ihres Kindes in den Massen von Schulkindern, die aus dem Schulgebäude kommen, dann verdanken Sie das der Zusammenarbeit Ihres Okzipital- und Ihres Temporallappens. Wegen dieser Korrelationen ist es unmöglich, ein konkretes Brain-Fog-Symptom einem der Lappen unseres Großhirns zuzuordnen.

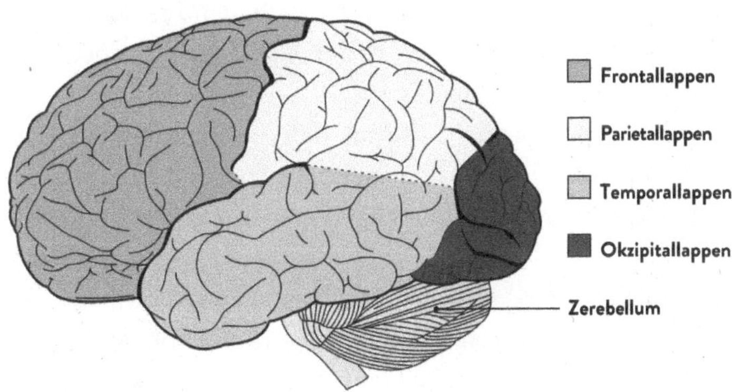

Abbildung 2: Hirnlappen

Ihre Frontallappen steuern die exekutive Funktion, ergo all die komplexen kognitiven Fähigkeiten, auf die wir angewiesen sind, um Probleme zu lösen, Entscheidungen zu treffen, zielgerichtet zu organisieren, zu planen und zu arbeiten. Viele der in den Frontallappen stattfindenden Vorgänge bestimmen, wer wir sind oder für wen wir uns halten. Gemma erklärte ja bereits, dass sie frustriert und gestresst ist, weil sie es nicht mehr schafft, Aufgaben abzuschließen, und diese Unfähigkeit widerspricht dem Selbstbild, das sie von sich hat. Deshalb fühlt sie sich schlecht und schuldig, wenn sie eine Aufgabe nicht zu Ende bringen kann.

Betrifft Ihr Brain Fog ebenfalls Ihre exekutive Funktion, dann können Sie nachempfinden, wie schwer Ihnen die unzureichende Leistungsfähigkeit der Frontallappen das Leben macht. Dabei geht es nicht nur um große Entscheidungen oder Pläne, sondern um viele nichtig erscheinende Tätigkeiten unseres Alltagslebens, die mit der exekutiven Funktion verbunden sind. So kann Amanda beispielsweise, ohne ihre exekutive Funktion, keine Bolognese mehr für ihre Familie kochen. Nickys Frontallappen lassen sie im Stich, denn sie kann nicht mehr selbst entscheiden, was sie zur Arbeit anzieht und was sie für Geschäftsreisen einpackt.

Die Temporallappen, die an den Außenseiten des Gehirns auf Höhe der Schläfen entlanglaufen, sind zuständig für das Verarbeiten von Lauten, das Verstehen und Formulieren sprachlicher Äußerungen. Die Parietallappen liegen hinter den auf Stirnhöhe liegenden Frontallappen und verarbeiten die durch unsere Sinne wahrgenommenen Informationen, verbinden diese mit bereits vorhandenen Erinnerungen und Wissen und verleihen ihnen so Bedeutung.

Fällt Ihnen das passende Wort nicht ein oder suchen Sie Ihr Auto auf dem Parkplatz oder Ihre Schlüssel in der Wohnung, dann kann es sein, dass sowohl Ihre Temporal-, Parietal- und Frontallappen als auch die für Lernen und Gedächtnis zuständigen Bereiche Ihres limbischen Systems für dieses Problem mitverantwortlich sind.

Die Okzipitallappen müssen Sie sich als Augen an Ihrem Hinterkopf vorstellen, denn sie verarbeiten visuelle Informationen. Gemeinsam mit den Parietallappen verarbeiten sie die Informationen, die benötigt werden, damit wir uns in einem Raum bewegen und mit Gegenständen um uns herum interagieren können. Sie sorgen also dafür, dass wir durch unser Schlafzimmer laufen können, ohne uns am Bett zu stoßen, und auch dafür, dass wir die richtige Menge Milch auf unsere Cornflakes schütten.

Emotionales Gehirn

Das emotionale Gehirn befindet sich unter den vier Lappen; um es zu sehen, müsste man das Gehirn also umdrehen. Das limbische Gehirn besteht aus drei Elementen, denen Sie in diesem Buch häufiger begegnen werden, denn sie sind maßgeblich an Hirnfunktionen beteiligt, die mit Brain Fog in Verbindung stehen, wie etwa Lernen, Gedächtnis, Schlaf und Stress.

- Der Hippocampus ist wichtig für die Funktionen Lernen und Erinnerungen schaffen. Zwar haben wir zwei Hippocampi – einen pro Gehirnhälfte –, doch meistens gebraucht man diesen Begriff im Singular und spricht einfach von Hippocampus.
- Die Amygdala ist an Stressreaktionen und der Verarbeitung emotionaler Erinnerungen beteiligt. Auch hiervon befinden sich zwei in unserem Gehirn, jeweils eine pro Seite. Dennoch gebraucht man meist wie beim Hippocampus einfach die Singularbezeichnung Amygdala.
- Der Hypothalamus steuert die Produktion zahlreicher wichtiger Hormone, wie diejenigen, die für Stress und Schlaf verantwortlich sind.

Wie kommuniziert unser Gehirn?

Das Nervensystem

Unser Nervensystem (NS) ist derart komplex, dass es ganze Bücher zu diesem Thema gibt. Abbildung 3 ist ein Schema, das Ihnen als Überblick dienen soll, wie alles miteinander zusammenhängt. Ich werde mich allerdings auf die eingekreisten Aspekte dieses Schemas beschränken, denn ein wenig über diese zu wissen hilft Ihnen, Brain Fog zu verstehen und zu überwinden. Sehen Sie sich die Abbildung in Ruhe an, bevor Sie weiterlesen.

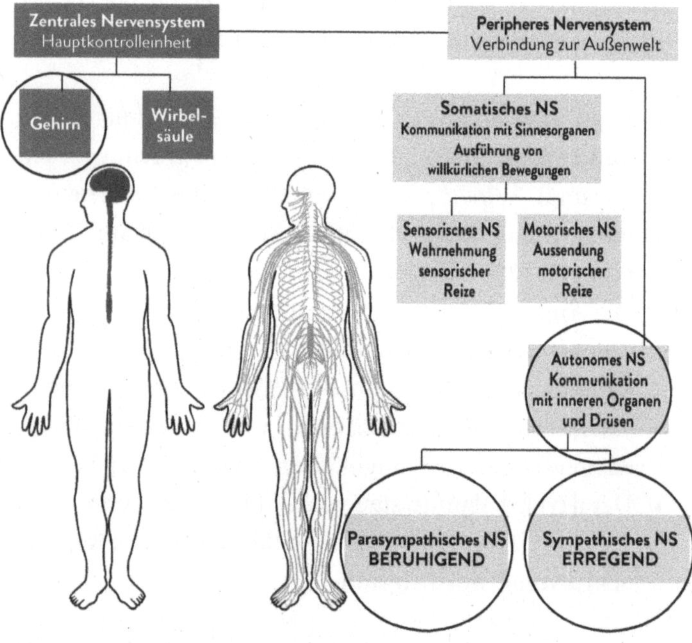

Abbildung 3: Das Nervensystem

Unser autonomes Nervensystem (siehe Abbildung 3) ist maßgeblich an der Regulation unserer inneren, körpereigenen Systeme beteiligt, wie etwa der Stressreaktion, die für Brain Fog besonders relevant ist. Stressoren aktivieren das für Erregung zuständige Subsystem (den Sympathikus), das ebenfalls für die »Kampf oder Flucht«-Reaktion zuständig ist. Das beruhigende Subsystem, der Parasympathikus, wird häufig als »Ruhenerv« bezeichnet, da es für Entspannung und Regeneration verantwortlich ist.

Das enterische Nervensystem, in Abbildung 3 nicht dargestellt, ist ein Teil des autonomen Nervensystems und befindet sich im Magen-Darm-Trakt. Zwar ist es mit dem Gesamtorganismus des Nervensystems verbunden, bildet allerdings ein eigenständiges, autonomes Nervensystem mit eigenen Regeln, weshalb es mitunter auch als zweites Gehirn bezeichnet wird. Das enterische Nervensystem kommuniziert auf verschiedenen Wegen mit unserem Gehirn: mithilfe von Neurotransmittern über das Nervensystem, mittels Hormonen über das endokrine System (siehe Kapitel 4) und mittels Zytokinen[8] über das Immunsystem (siehe Kapitel 5). Sowohl Neurotransmitter als auch Hormone und Zytokine sind chemische Botenstoffe unserer körpereigenen Systeme.

Doch was hat unser Verdauungstrakt mit Brain Fog zu tun? Nun, Bakterien im enterischen Nervensystem produzieren chemische Botenstoffe und kommunizieren über diese. Tatsächlich schütten die Bakterien in unserem Darm viele der Neurotransmitter aus (und reagieren auf sie), die auch im Gehirn freigesetzt werden. Dazu zählen unter anderem Dopamin und Serotonin. Da diese Neurotransmitter unsere Stimmung beeinträchtigen können, können Darmbakterien auch Angstzustände oder Depressionen verstärken, welche wiederum zu

Brain Fog beitragen können. Allerdings ist bis heute noch nicht ausreichend erforscht, wie im Detail das abläuft.

»Sprechende« Zellen

Wie jeder andere Teil unseres Körpers besteht auch das Gehirn aus Zellen – rund 86 Milliarden laut der brasilianischen Neurowissenschaftlerin Suzana Herculano-Houzel, die eine clevere Methode benutzte, um sie zu zählen: das Kochen einer »Hirn-Suppe«. Jede einzelne dieser Hirnzellen, genannt Neuronen, stellt im Schnitt sieben- bis zehntausend Verbindungen zu anderen Neuronen her, was bedeutet, dass es in unserem Gehirn so viele neuronale Verbindungen wie Sterne in der Milchstraße gibt. Jeder Gedanke, den wir haben, jede Handlung, die wir vollziehen, erfordert die präzise Kommunikation zwischen den Neuronen in unserem Gehirn.

Neuronen sind die grundlegenden Arbeitseinheiten des Gehirns, und ihre Hauptaufgabe besteht darin, Informationen weiterzugeben. Jedes Mal, wenn wir von einem Stuhl aufstehen, beschließen, ein Eis zu essen, Radio hören oder uns an eine lustige Geschichte erinnern, wird diese Information mittels eines elektrochemischen Prozesses über die Nervenzellen weitergeleitet. Neuronen (siehe Abbildung 4) verfügen über charakteristische Zellfortsätze: Dendriten und Axone. Dendriten sind Empfänger (wie Antennen), die Informationen zum Zellkörper weiterleiten. Axone hingegen sind kabelartige Fortsätze, die Informationen von der Zentrale zu anderen Neuronen im Gehirn und zu anderen Zelltypen im Körper, wie Muskel- und Drüsenzellen, weiterleiten.

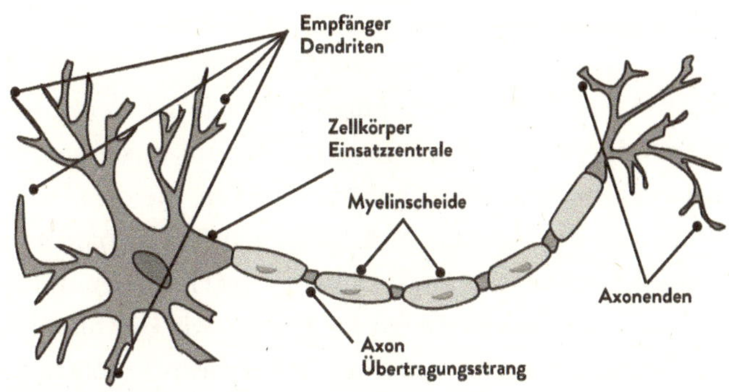

Abbildung 4: Ein Neuron

Neuronen, die für dieselbe Funktion zuständig sind, müssen koordiniert miteinander kommunizieren. Zu diesem Zweck bilden sie Netzwerke. Mithilfe von Neurotransmittern (chemischen Botenstoffen) gelangen Informationen über einen schmalen Spalt, Synapse genannt, von einer Hirnzelle zur anderen. Das Neuron, das den Neurotransmitter aufnimmt, kann ihn wiederum an andere Neuronen innerhalb des Netzwerks weitergeben. Jede Art Neurotransmitter hat eine besondere Form, dank der er an einem Rezeptor des nächsten Neurons andocken kann, um seine Wirkung zu entfalten. Das funktioniert wie bei Schlüssel und Schloss: Hat ein Neurotransmitter die richtige Form, kann er beim nächsten Neuron die entsprechende Reaktion hervorrufen.

Gewohnheiten einführen

Um Brain Fog zu besiegen, muss man sich die Gewohnheiten abgewöhnen, die diesen hervorrufen oder verstärken, und gleichzeitig solche Gewohnheiten einführen, die die Gesundheit des Gehirns stärken und fördern. Wissenschaftler des Massachusetts Institute of Technology (MIT) haben anhand der Gehirnaktivität von Ratten untersucht, wie Gewohnheiten funktionieren: In dem entsprechenden Experiment sollten Ratten eine Belohnung (ein Stück Schokolade) im linken Teil eines T-förmigen Käfigs finden. Zu Beginn des Experiments wurden die Ratten vor eine Wand gesetzt, die sich öffnet, wenn ein lautes Klicken (der Trigger) ertönt. Die Ratten liefen stets suchend den geraden Gang der T-Form entlang, wobei sie immer wieder am Boden kratzten und rochen. Am Ende des Gangs schnupperten sie manchmal links, manchmal rechts, bis sie schließlich links die Schokolade fanden. Während die Ratten den Verschlag anscheinend vollkommen willkürlich erkundeten, passierte in ihrem Hirn extrem viel, insbesondere innerhalb eines Clusters aus Neuronen namens Basalganglien. Diese Kerngebiete des Endhirns liegen unterhalb der Großhirnrinde (zerebraler Kortex) und somit tief im Hirn.

Als die Ratten allerdings mehrere Hundert Male denselben Weg entlangliefen, schnupperten und erkundeten sie immer weniger. Die Wissenschaftler bemerkten, dass sich ihre Gehirnaktivität veränderte, während sich ihr Verhalten im Laufe der Wiederholungen des Experiments ebenfalls veränderte. Die Ratten lernten, wie sie schneller durch das Labyrinth gelangen und wo sie die Schokolade finden würden, ohne dabei falsch abzubiegen. Ihr Verhalten automatisierte sich. Gleichzeitig nahm die Gehirnaktivität ab, da die Bereiche im Gehirn der Ratten für Kratzen, Suchen und Entscheidungsfindung (ob links oder rechts) nicht mehr beansprucht wurden. Selbst die Aktivität des Rattenhirns für die Fähigkeit des Erinnerns schwächte sich irgendwann ab. Sobald das Klicken ertönte, liefen die Ratten recht zielstrebig den Gang entlang, bogen, ohne zu zögern, links ab und fanden die Schokolade. Sie hatten eine neue Routine gelernt. Während sie diese Routine ausführten, blieben die Basalganglien aktiv – sie riefen Verhaltensmuster ab, reagierten entsprechend, speicherten Gewohnheiten ab –, wohingegen die restlichen Hirnaktivitäten, auch die des denkenden Gehirns, schwächer wurden oder ganz aufhörten. Im Grunde hatte das Rattenhirn eine Sequenz mehrerer Handlungen zu einer automatisierten Routine zusammengefasst und – Simsalabim! – eine neue Gewohnheit geschaffen.

Um Energie und Kraft zu sparen, wählt auch das menschliche Hirn diesen Ansatz: Es sucht permanent nach Mustern und Routinen in unserem Verhalten, um diese in feste Gewohnheiten zu verwandeln. Diese Fähigkeit spielte eine zentrale Rolle in der Evolution des Menschen: Die Herausbildung habitueller Verhaltensweisen – also das Erledigen vieler Aufgaben mittels Autopilot – schuf Raum im menschlichen Gehirn für Innovationen und Erfindungen: Der Mensch erkannte, dass er Feuer zum Kochen nutzen konnte, entwickelte Werkzeuge und Waffen, Wassersysteme, das Internet, Impfungen und so weiter.

Jeder Einzelne von uns hat Hunderte routinemäßige Gewohnheiten. Wie in Kapitel 1 bereits erwähnt, verfügt unser Gehirn zum Glück über einen Mechanismus, diese Gewohnheiten zu unterbrechen, wodurch wir in der Lage sind, wenn nötig die entsprechenden Tätigkeiten bewusst und hoch konzentriert auszuführen, etwa wenn Tim ausnahmsweise am Morgen fasten musste, statt gewohnheitsmäßig eine Portion Cornflakes zu sich zu nehmen. Das Gehirn scheint habituelles Verhalten mittels Aktivität zu festigen. Mit anderen Worten: Es treibt anfangs einen gewissen Aufwand, indem es nach einem Hinweis dafür sucht (zum Beispiel das Klicken), um welche Routine es sich handelt (zum Beispiel geradeaus und dann links laufen), aber auch indem es sich bemüht, am Ende einer Routine, wenn die Belohnung (Schokolade) gefunden wurde, sicherzustellen, dass alles nach Plan verlief.

Ohne derartige Gewohnheiten wäre das menschliche Gehirn schlichtweg von all den Entscheidungen – wie man sich verhalten und was man tun könnte –, die in jeder Minute eines Tages getroffen werden müssten, überfordert. Und in der Tat sind Menschen, deren Basalganglien geschädigt oder beeinträchtigt sind, angesichts grundlegender, teils banaler Handlungen paralysiert. So kann das Umlegen eines Lichtschalters, das Öffnen einer Tür oder das Auswählen eines Outfits sie im wahrsten Sinne des Wortes zum Stillstand bringen.

Geschwindigkeit und Flexibilität

Elektrische Leitfähigkeit verleiht unserem Gehirn Geschwindigkeit. Neuronen müssen extrem schnell Impulse aussenden. Ein weiterer Typ Hirnzellen, die Gliazellen, unterstützen die Neuronen dabei, indem sie sich um die leitenden »Kabel« wickeln und so eine isolierende Hülle bilden, genauso wie die Plastikschicht bei gewöhnlichen Stromkabeln. Diese weiße Hülle oder Scheide wird Myelin genannt und beschleunigt die Weiterleitung neuronaler Signale. Bei Menschen mit Multipler Sklerose (MS) ist diese weiße Umhüllung beschädigt, was verheerende Auswirkungen hat, zu denen auch Brain Fog, Bewegungs- und Sehstörungen zählen. Jene Bereiche des Gehirns, die diese mit Myelin umhüllten Stränge beinhalten, werden allgemein als weiße Substanz bezeichnet, da Myelin eine weiße Färbung aufweist, während die Zellkörper im Gehirn eine graue Substanz bilden.

Elektrische Leitfähigkeit verleiht unserem Gehirn seine Schnelligkeit, während die chemische Weiterleitung mittels Synapsen ihm Flexibilität gibt. Leider werden beide Eigenschaften durch Brain Fog in Mitleidenschaft gezogen.

Blut-Hirn-Schranke

Blutgefäße sind unerlässlich, wenn es darum geht, unser Gewebe und unsere Organe, auch das Gehirn, mit Sauerstoff und Nährstoffen zu versorgen. Das menschliche Gehirn reagiert höchst empfindlich auf Toxine. Die Blut-Hirn-Schranke fungiert deshalb wie eine Art Grenzkontrolle. Sie lässt nur Moleküle, Zellen und andere Stoffe (zum Beispiel Nährstoffe, Wasser und Glukose) mit den entsprechenden Berechtigungen durch, um optimale Bedingungen für unser Gehirn zu gewährleisten. Toxine und Pathogene[9], wie Bakterien oder Viren, die uns extrem schaden oder sogar töten könnten, werden von dieser Schranke nicht durchgelassen. Forschungsergebnisse legen nahe, dass bei Menschen mit MS eben diese Schranke nicht korrekt funktioniert und deshalb zu viele weiße Blutzellen ins Gehirn gelangen, wo sie die schützenden Myelinhüllen angreifen und sowohl körperliche als auch kognitive Beeinträchtigungen hervorrufen.

Hormone

Unser Nerven- und Hormonsystem kümmert sich um Veränderungen inner- und außerhalb unseres Körpers und reagiert entsprechend. Wird es beispielsweise draußen kälter, senden diese Systeme Signale aus, die dazu führen, dass wir zittern, um Wärme zu produzieren. Neurotransmitter sind die chemischen Botenstoffe unseres Nervensystems, Hormone die unseres Drüsensystems.

Innerhalb des Nervensystems werden Informationen über die Synapsen schnell weitergeleitet, sodass sofort eine Reaktion hervorgerufen wird – etwa wenn wir die Hand von einer heißen Flamme wegziehen. Im Gegensatz dazu hängen unsere allgemeinen Stimmungen und Gemütszustände, wie Freude oder Depression, von Neurohormonen ab, deren Kommunikationsstränge viel weiter gestreut sind und die erst nach einer gewissen Zeit Wirkungen zeigen, die dafür länger anhalten als die von Neurotransmittern hervorgerufenen Effekte. Unser Nervensystem arbeitet mit unserem Hormonsystem zusammen, um mit den übrigen Systemen innerhalb unseres Körpers zu kommunizieren.

Neurohormone finden sich vorwiegend im Hirnstamm (Reptilienhirn) und im limbischen System (emotionales Gehirn). Da Neurohormone mit großen Bereichen des Hirns kommunizieren können, haben sie weiterreichenden Einfluss. Ein einziges Neurohormon kann über 100 000 andere beeinflussen. Das liegt daran, dass sie in Bereichen außerhalb der Hirnzellen ausgeschüttet werden und nicht in dem schmalen Spalt zwischen Neuronen, der im Übrigen 20 bis 40 Nanometer breit ist. Zum Vergleich: Ein normales Blatt Papier ist etwa 100 000 Nanometer dick.

Gleichgewicht

Um gesund zu bleiben und Brain Fog zu vermeiden, ist es wichtig, dass in Körper und Gehirn optimale Bedingungen herrschen. Alle Vorgänge, dank derer unser Körper sein inneres Gleichgewicht erhält, bezeichnet man als Homöostase. Die Homöostase ist lebenswichtig; sie sorgt dafür, dass Körpertemperatur, Blutdruck, Blutzuckerspiegel, Sauerstoffsättigung und vieles mehr innerhalb eines bestimmten Bereichs liegen oder einen bestimmten Sollwert einhalten. Die wichtigsten biologischen Systeme im Körper (Atmungssystem, Herz-Kreislauf-System, Nervensystem, Hormon- oder endokrines System) arbeiten zusammen, um die Homöostase aufrechtzuerhalten. Das Hormonsystem ist dafür besonders wichtig, denn Hormone steuern die Aktivität der Zellen in unserem Körper.

Interne und externe Faktoren wie Hitze, Krankheit, Essen oder Angst können dieses wichtige innere Gleichgewicht stören. Essen wir Kuchen, schnellt unser Blutzucker in die Höhe, gehen wir bei Hitze spazieren, liegt unsere Körpertemperatur nicht mehr beim Sollwert. Unser Körper kann diese Abweichungen erkennen und negative Feedback-Mechanismen veranlassen, um diese Veränderungen rückgängig zu machen und die Homöostase wiederherzustellen. Steigt die Körpertemperatur beim Hitzespaziergang an, sorgt ein solcher Mechanismus dafür, dass sie wieder bei 37 Grad Celsius liegt. Sensoren in Haut und Gehirn informieren den Hypothalamus, dass die Körpertemperatur über dem Sollwert liegt, und entsprechende Mechanismen im Körper werden daraufhin in Gang gesetzt, um die optimalen Bedingungen wiederherzustellen. Dazu weiten sich die Blutgefäße, sodass mehr Blut zur Haut fließen kann, wodurch mehr Hitze vom Körper abgegeben wird. Wir beginnen zu schwitzen und kühlen so unseren Körper durch den verdunstenden Schweiß – die Abgabe von Wärme an die Umgebung sorgt dann wieder für eine normale Körpertemperatur.

Die Mikroben[10] im Magen-Darm-Trakt sorgen ebenfalls für eine Wahrung des Gleichgewichtzustandes, indem sie eine Kerngruppe von Darmmikroben erhalten. Essen wir eine Mahlzeit, können so neue Arten von Mikroben hinzukommen, doch zwischen den Mahlzeiten wird die Kern-Mikrobiota[11] stets wiederhergestellt.

Gerät das Gleichgewicht außer Kontrolle, ist also die Homöostase nicht mehr gegeben, so kann dies zu Brain Fog führen. Leider gibt es in diesem Fall kein automatisches Sicherungssystem, um die Homöostase wiederherzustellen. Diabetes steht ebenfalls im Zusammenhang mit Brain Fog und ist das Resultat eines defekten Feedback-Mechanismus, an dem das Hormon Insulin beteiligt ist. Im Verlauf der Lektüre dieses Buches werden Sie merken, dass ein inneres Ungleichgewicht oder Kettenreaktionen aufgrund defekter Feedback-Mechanismen sowohl direkt als auch indirekt Brain Fog auslösen können.

Jetzt wissen Sie, wie Ihr Gehirn intern und mit dem Rest Ihres Körpers kommuniziert: Informationen gelangen von Empfängern zum Zellkörper (der Kontrollzentrale) und entlang leitender »Kabel« von einem Neuron zum nächsten. So bilden Milliarden von Neuronen in unserem Körper Billionen von interneuronalen Verbindungen, und die Signale innerhalb dieser Netzwerke im Gehirn, die wiederum von Hormonen, unseren Handlungen und unserer Ernährung beeinflusst werden, helfen uns bei allem, was wir tun, und bestimmen, wer wir sind.

4

Sich selbst kennen: Ihre Hormone

Demut auslösende Hormone

In *Wie uns die Pille verändert* von Dr. Sarah E. Hill (Original: *How the Pill Changes Everything: Your Brain on Birth Control*) berichtet die Autorin von einem Mann, der aufgrund einer unerkannten Erkrankung vier Monate lang ohne das männliche Hormon Testosteron lebte. Er erzählte: »Alles, was ich ganz typisch für mich finde – meinen Ehrgeiz, mein Interesse an den Dingen, meinen Humor, die Tonlage meiner Stimme, sogar meine Art zu sprechen –, hat sich in der Zeit dieses Hormonmangels verändert.« Sobald seinem Körper nach der Diagnose Testosteron wieder zugeführt wurde, reflektierte er darüber, wie das Fehlen und die erneute Zufuhr kleiner Mengen einer chemischen Substanz (Testosteron) »alles, was mich als Mensch ausmachte«, veränderte. Er gab an, dass diese Erfahrung seine »Auffassung, der Mensch, der man selbst ist, existiere unabhängig von irgendwelchen anderen Kräften im Universum«, erschüttert und diese Erkenntnis ihn gedemütigt habe.

In der Tat ist diese Geschichte nicht nur demütigend, sondern führt uns auch vor Augen, dass unser Gehirn uns erschafft und wir uns ändern können, wenn sich unsere Hormone ändern. Das Leben lebt sich deutlich leichter, wenn wir akzeptieren, dass unsere Hormone grundlegend mitbestimmen, wer wir als Mensch sind. Zudem sind sie überaus wichtig für die Gesundheit von Körper und Gehirn. Selbst minimale hormonelle Veränderungen können negative Auswirkungen, wie etwa Brain Fog, haben. Wie Joanne in Kapitel 1 es ausdrückt: Brain Fog fühlt sich so an, als verliere man sich selbst.

Hormonelles Ungleichgewicht kann zudem chronische Gesundheitsprobleme auslösen, die wiederum mit Brain Fog in Zusammenhang stehen. Wenn Sie wissen, wie Ihre Hormone funktionieren und wirken, dann können Sie besser bestimmen, wann und wie sie Ihren Brain Fog und Ihre Gehirnfunktionen beeinflussen. Und dank dieses Wissens werden Sie in der Lage sein, die richtigen Entscheidungen zu treffen, um zu Ihrem alten Selbst zurückzufinden. Die gute Nachricht lautet: Wenn Sie Ihren Lebensstil verändern, geraten Ihre Hormone wieder ins Gleichgewicht, und dadurch werden auch die Brain-Fog-Symptome beseitigt. Hormone entscheiden darüber, wer wir sind. Jeder, dessen Gefühlszustände oder emotionale Krisen schon einmal auf »Hormone« geschoben wurden, sträubt sich vielleicht dagegen, aber wenn Sie erst einmal verstehen, wie Hormone wirken, bekommen Sie mehr Kontrolle über Ihr Leben, nichts weniger.

Wenn Sie, zusätzlich zu Brain Fog, unter Symptomen leiden, die durch ein hormonelles Ungleichgewicht ausgelöst werden, dann ist es sicher ratsam, mit Ihrem Arzt zu sprechen. Viele Hormonstörungen können mit einer einfachen Blutuntersuchung festgestellt werden. Während der Lektüre dieses Kapitels sollten Sie hormonbedingte Symptome und andere Beobachtungen auf der entsprechenden Seite am Ende des Buches notieren, um sie später mit Ihrem behandelnden Arzt zu besprechen. Hier geht es nicht um Selbstdiagnose, sondern um ein genaues Bild, damit Sie und Ihr Arzt gemeinsam entscheiden können, welche Schritte beziehungsweise Behandlungsoptionen die besten sind.

Ihre Hormone und Sie

Stress- und Sexualhormone sind besonders mächtig. Es ist ganz einfach eine biologische Tatsache, dass Sexualhormone einen enormen Einfluss auf jeden Aspekt unseres Selbst und unseres Seins haben – auf unser Gehirn, auf unseren Körper und auf unser Verhalten. Manchmal äußert sich dies in subtilen, manchmal in sehr dramatischen Veränderungen, wie Sally und ihre Familie zu berichten wissen.

Sallys Ehemann Dean beschreibt den Wandel, den seine Frau monatlich durchläuft. »Sie war dann kaum wiederzuerkennen, wie bei Jekyll and Hyde. Für ein paar Tage verloren wir unsere lustige, geduldige, vernünftige Sally an diese nicht sehr freundliche, manchmal sogar angsteinflößende Person. Man konnte nicht mehr mit ihr reden. Die Kinder und ich gingen ihr möglichst aus dem Weg. Wenn sie einkaufen ging, dann endete das stets damit, dass sie auf dem Parkplatz vor dem Supermarkt Streit mit jemanden anfing. Man konnte einfach nicht mehr mit ihr reden, sie verhielt sich vollkommen irrational.«

Sally selbst beschreibt diese Tage wie folgt: »Es fühlte sich so an, als müsste es erst ein Blutvergießen geben, bevor ich mich wieder normal fühlen konnte. Das ist jetzt vielleicht eine unpassende Wortwahl, aber damit meine ich, dass ich einen Streit brauchte, um Spannung abzubauen. Ich meine damit keinen körperlichen Kampf oder so etwas, aber ich musste eben laut werden, schimpfen und wirklich schreien, ja manchmal sogar mit Dingen werfen. Ich begreife die Redewendung »rotsehen« – denn ich fühlte mich wirklich wie in einem roten Nebel gefangen. Ein kleiner Teil von mir, der sich noch wie ich selbst anfühlte, sah mir dabei zu und sagte: *Was machst du da? Tu dir das nicht an, hör auf.* Aber ich konnte einfach nicht, es war grausam.«

Hormonprobleme betreffen nicht nur Frauen, vielmehr sind gesunde Hormonspiegel unerlässlich für die kognitiven Fähigkeiten bei Frauen und Männern. Während es weiterer Forschung bedarf, um die genauen Pfade und Verbindungen komplett zu verstehen, wissen wir bereits heute, dass hormonelle Veränderungen direkt unsere Fähigkeit, Probleme zu lösen, sowie unsere räumliche Orientierung beeinträchtigen können. Da fällt einem sofort Colettes sogenannte Tollpatschigkeit zu Beginn ihrer Menstruation ein.

Auch wenn wir dazu neigen, abfällig über Hormone zu sprechen, sie für »unvernünftiges« oder »untypisches« Verhalten verantwortlich zu machen, sind Hormone überlebenswichtig und entscheidend, wenn es darum geht, wie unser Gehirn funktioniert. Sie sorgen dafür, dass die verschiedenen Systeme in unserem Körper zusammenarbeiten, sodass unser Körper das tut, was er zu einem bestimmten Zeitpunkt tun soll. Unsere Hormone koordinieren im Grunde alles, was unser Gehirn und unser Körper tun, wie etwa Verdauen und Umwandeln von Nahrung, Atmen, Schlafen, In-Stress-Geraten, Wahrnehmen, Wachsen und Weiterentwickeln. Sie sind ebenfalls zuständig für Aspekte, die wir eher mit Hormonen in Verbindung bringen wie: Stimmung, Eisprung, Kinder bekommen und Sex. Das bedeutet, unsere Hormone steuern unser Verhalten, wie wir denken, wie wir Dinge wahrnehmen, was wir von Menschen und Dingen halten, wie wir aussehen, wie wir riechen, wie viel wir essen, wie gut unser Immunsystem funktioniert und sogar, wen wir attraktiv finden.

Haben Sie diese Tatsache einmal akzeptiert, dann verstehen Sie leichter, wie hormonelle Schwankungen und hormonelles Ungleichgewicht Sie verändern und das Funktionieren Ihres Gehirns beeinträchtigen können. So ein Ungleichgewicht entsteht durch Krankheit und bestimmte Störungen. Schlechte Gewohnheiten, wie Rauchen oder ein stressiges, sesshaftes Leben mit zu wenig Schlaf, bringt unsere Hormonspiegel durcheinander, trägt zu Gehirnnebel bei und kann unsere Persönlichkeit verändern. Hormone leisten so viel Gutes, und doch neigen wir dazu, sie nur wahrzunehmen, wenn ihr Gleichgewicht gestört ist.

Wie wirken Hormone?

Hormone sind chemische Botenstoffe. Unser Hormonsystem besteht aus mehreren Drüsen, die Hormone produzieren und ausschütten. Diese Botenstoffe gelangen über die Blutbahnen zu Geweben in der Nähe der entsprechenden Drüse, aber auch zu anderen, weiter entfernten Körperteilen, wo sie zusammen mit einem Zielrezeptor eine bestimmte Reaktion hervorrufen. Bei Angst spüren wir ein gewisses Ziehen oder beklemmendes Gefühl in der Bauchgegend. Dieses wird ausgelöst, wenn das Hormon Adrenalin von der Nebenniere ausgeschüttet wird und über die Blutbahnen zu verschiedenen lebenswichtigen Organen, inklusive Herz, Lunge und Leber, gelangt. Erreicht Adrenalin das Zielorgan, bindet es an dessen Rezeptoren, um eine konkrete Reaktion hervorzurufen: Unser Herz schlägt schneller, unsere Leberzellen spalten große Zuckermoleküle in Glukose auf, um unsere Muskeln mit einem Energieschub zu versorgen, falls wir flüchten oder kämpfen müssen. Sobald das Adrenalin diese Funktionen erfüllt hat, wird es durch die Leber zersetzt.

Hormone sind besonders effektiv, wenn es darum geht, mit unterschiedlichen Systemen zur gleichen Zeit zu kommunizieren. Genau wie Neurotransmitter verfügen sie über einen Schlüssel-Schloss-Mechanismus, was bedeutet, dass nur das richtige Hormon auf den Zielrezeptor passt und die gewünschte Reaktion auslösen kann. Überall in unserem Körper und Gehirn befinden sich Hormonrezeptoren; der genannte Mechanismus sorgt dafür, dass nur die Teile des Körpers (mit dem passenden Rezeptor), die darauf reagieren sollen, von dem ausgeschütteten Hormon die Anweisung erhalten, die gewünschte Reaktion auszulösen.

Während das Hormonsystem selbst aus Drüsen besteht, benutzt es diverse Organe, die auf Hormone reagieren, sie verändern oder umwandeln. Je nachdem, welches Hormon ausgeschüttet wird, kann die Reaktion darin bestehen, dass ein anderes Hormon ausgeschüttet wird, dass sich etwas in unserem Metabolismus oder in unserem Verhalten verändert. Unser Metabolismus (Stoffwechsel) beeinflusst, wie unser Körper Energie aus Nahrung speichert und einsetzt, wie er Muskeln aufbaut und erhält, wie er gespeichertes Fett abbaut und wie schnell er Kalorien verbrennt. Unsere Hormone steuern all diese Stoffwechselfunktionen und müssen im Gleichgewicht sein, damit wir ein gesundes Körpergewicht haben – was wiederum eine Voraussetzung für ein gesundes Gehirn ist. Übergewicht erhöht das Risiko, an Typ-2-Diabetes zu erkranken, was Brain Fog hervorrufen kann. Zwischen Hormonen und Verhalten bestehen wechselseitige Wirkungen. Die Ausschüttung von Hormonen kann ein bestimmtes Verhalten unsererseits begünstigen, aber genauso kann unser Verhalten die Hormonspiegel unseres Körpers beeinflussen.

Die wichtigsten hormonproduzierenden und -ausschüttenden Drüsen im menschlichen Körper sind: der Hypothalamus, die Hypophyse, die Schilddrüse, die Nebenschilddrüse, die Zirbeldrüse, die Nebenniere, die Bauchspeicheldrüse, die Eierstöcke und die Hoden. Im Folgenden möchte ich Ihnen keine umfassende Beschreibung hormoneller Funktionen bieten, sondern einen kurzen, ausgewählten Überblick über die Drüsen und Hormone, die bei Brain Fog eine Rolle spielen. Zunächst geht es um drei Drüsen der oben stehenden Aufzählung, die gemeinsam die sogenannte Stressachse (Hypothalamus-Hypophysen-Nebennierenrinden-Achse) bilden und bei Versagen Gehirnnebel hervorrufen können.

Stressachse

Die Stressachse bestimmt, wie unser Körper mit Stress umgeht. Wird sie aktiviert, schütten die entsprechenden Drüsen Kortisol aus. Chronischer Stress (siehe dazu Kapitel 8) kann die Arbeit der Stressachse stören und Brain-Fog-Symptome wie Probleme beim Lernen und Erinnern hervorrufen. Auch bei Schlaflosigkeit (siehe Kapitel 7), beim chronischen Erschöpfungssyndrom und bei Fibromyalgie (siehe Kapitel 5) – allesamt auslösende Faktoren von Brain Fog – kann eine beeinträchtigte Stressachse eine Rolle spielen. Wahrscheinlich assoziieren Sie Kortisol zunächst mit Stress, aber dieses Hormon ist für uns lebenswichtig. Es steuert und ermöglicht diverse metabolische, immunologische, kardiovaskuläre und homöostatische Funktionen in unserem Körper. Es ist das wichtigste Glukokortikoid (Glukokortikoide sind eine Klasse der Steroidhormone).

Der Hippocampus, entscheidend für Lernen und Erinnern, reagiert sehr sensibel auf Veränderungen innerhalb dieser Klasse Steroidhormone. Eine Störung der Stressachse führt zu einem erhöhten Kortisolspiegel. Sowohl Atrophie (Schwund) des Hippocampus als auch Alzheimer werden mit schwankenden Glukokortikoidspiegeln in Verbindung gebracht.

Hypothalamus

Erkrankungen oder Störungen des Hypothalamus können Bluthochdruck, Schlafprobleme und Dehydration hervorrufen und somit die Gesundheit und Funktionsfähigkeit unseres Gehirns beeinträchtigen.

Der Hypothalamus liegt im limbischen Gehirn, und die dort ausgeschütteten Hormone steuern wiederum die Produktion anderer, für unseren Körper wichtiger Hormone. Dazu zählen solche, die Schlaf, Stresslevels, Stimmung, Durst und Hunger, Körpertemperatur und auch den Sexualtrieb steuern. Diese Hormone betreffen auch Verdauung, Stressreaktionen, Immunreaktionen, Fortpflanzung, Wachstum und Laktation. Der Hypothalamus kontrolliert ebenfalls die Ausschüttung von Hormonen anderer Drüsen, etwa in der nebenan befindlichen Hypophyse. Nuckelt ein Baby beispielsweise an der Brust seiner Mutter, dann werden von der Brust Nervensignale an den

Hypothalamus gesendet, der wiederum an den Vorderlappen der Hypophyse den Befehl gibt, Prolaktin, ein die Milchproduktion anregendes Hormon, auszuschütten.

Hypophyse (Hirnanhangdrüse)

Außer dass sie die Milchproduktion anregt, schüttet diese Drüse Hormone aus, die Auswirkungen auf Blutdruck, Stoffwechsel, Stress- und Immunreaktionen haben – allesamt Faktoren, die bei Brain Fog eine Rolle spielen.

Die Hypophyse ist mit dem Hypothalamus verbunden, der direkt über ihr im Hirninneren liegt. Die Hypophyse wird oft auch als Hauptdrüse des menschlichen Körpers bezeichnet. Sie kann eine Klasse von Hormonen namens trope Hormone ausschütten, die wiederum die Ausschüttung von Hormonen anderer Drüsen beeinflussen. Statt direkt auf die Organe unseres Körpers zu wirken, beeinflussen einige der vom Hypophysenvorderlappen ausgeschütteten Hormone andere hormonbildende Drüsen, die dann direkt auf Organe wirken.

Nebennieren

Die meisten von den Nebennieren ausgeschütteten Hormone beeinflussen Stresslevel und Immunreaktion (etwa Kortisol und Adrenalin), Blutdruck und Stoffwechsel. Häufig werden diese Nebennierenhormone aktiviert, wenn wir uns in körperlich oder emotional stressbelasteten Situationen befinden, was bedeutet, dass diese Hormone unser Denken trüben können.

Die Nebennieren, die sich direkt oberhalb der Nieren befinden, bestehen aus zwei unterschiedliche Hormone produzierenden Teilen. Kortisol wird von dem äußeren Teil der Nebennieren produziert, während Adrenalin und Noradrenalin im Inneren ausgeschüttet werden. Neben der Stressreaktion steuert Kortisol auch, wie unser Körper Fette, Proteine und Kohlenhydrate verarbeitet, es bekämpft Entzündungen, reguliert den Blutdruck und erhöht den Blutzucker. Die wichtigste Funktion von Adrenalin und Noradrenalin besteht darin, unseren Körper auf Kampf oder Flucht vorzubereiten.

Zirbeldrüse

Funktioniert die Zirbeldrüse nicht einwandfrei, dann äußert sich dies in gestörten Schlafmustern bis hin zu Schlaflosigkeit – beides Aspekte, die Brain Fog hervorrufen können. Das liegt daran, dass diese mitten im Gehirn liegende Drüse das Hormon Melatonin ausschüttet, das unseren biologischen 24-Stunden-Rhythmus, bestehend aus Schlaf (siehe Kapitel 7), wachen und aktiven Phasen, steuert.

Schilddrüse

Produziert die Schilddrüse zu viel oder zu wenig Schilddrüsenhormone, so kann diese Über- oder Unterfunktion ebenfalls zu Brain Fog führen, aber auch zu Angstzuständen oder Depressionen. Manche Menschen mit einer Schilddrüsenüberfunktion leiden unter Brain-Fog-Symptomen wie Erschöpfung und mangelnder Konzentrationsfähigkeit, während solche mit einer Unterfunktion zwar ebenfalls diese Symptome aufweisen, aber eher Schwierigkeiten haben, sich an Gelesenes oder Gehörtes zu erinnern, wie etwa an den Inhalt eines Gesprächs, Radiointerviews oder Zeitungartikels. Die Schilddrüse weist die Form eines Schmetterlings auf und befindet sich im unteren Bereich des Halses. Die dort gebildeten Hormone wirken auf Kalorienverbrennung, Herzschlag und Metabolismus.

Nebenschilddrüsen

Hinter der Schilddrüse liegt eine Gruppe kleiner Drüsen: die Nebenschilddrüsen. Die Hormone dieser Drüsen überwachen und regulieren die Calciumspiegel in unserem Körper.

Bauchspeicheldrüse

Unser Hirn ist auf die Produktion von Glukose angewiesen, um einwandfrei zu funktionieren. Gerät unser Blutzuckerwert aus dem Gleichgewicht, bedeutet das Brain Fog. Die Bauchspeicheldrüse liegt im oberen linken Bauchraum hinter dem Magen und produziert Hormone, unter anderem Insulin, welche die Blutzuckerspiegel im Körper regulieren. Arbeitet die Bauchspeicheldrüse nicht korrekt, dann lautet die Diagnose häufig »Typ-2-Diabetes« – eine Erkrankung, die oft mit Brain Fog in Zusammenhang steht.

TYP-2-DIABETES

Leiden Sie an diesem Typ Diabetes, ist diese Erkrankung womöglich schuld an Ihrem Brain Fog. Entscheidungen zugunsten einer Ihrem Gehirn förderlichen Lebensweise werden nicht nur den Brain Fog vertreiben, sondern auch Ihr Leben retten. Denn Typ-2-Diabetes-Patienten haben ein höheres Risiko, nicht nur an kognitiven Beeinträchtigungen, inklusive Brain Fog und Demenz, zu leiden, sondern auch früher zu sterben. Weltweit sterben jährlich 3,4 Millionen Menschen an dieser vermeidbaren Erkrankung.

Typ-2-Diabetes ist das Ergebnis eines defekten Feedback-Mechanismus, wodurch die Kontrolle des Blutzuckerspiegels im Körper erschwert ist, da nicht ausreichend Insulin mehr produziert werden kann oder das produzierte Insulin nicht wie vorgesehen wirkt. Im Gegensatz zu Typ-1-Diabetes ist Typ-2-Diabetes abhängig von unseren Lebensgewohnheiten und Faktoren wie Alter, Ethnie und familiärem Hintergrund. Übergewicht erhöht das Risiko, an dieser Form von Diabetes zu erkranken. In Europa leben rund 60 Millionen Menschen mit Diabetes, darunter etwas mehr Männer als Frauen. Aufgrund von ungesunder Ernährung und Bewegungsmangel – allesamt Faktoren, die wir in der Hand haben – steigt die Zahl von Menschen mit Übergewicht und Fettleibigkeit immer weiter an.

Eierstöcke und Hoden

Die Spiegel unserer Sexualhormone können aus vielen verschiedenen Gründen schwanken und die dadurch ausgelösten Veränderungen sich in Form von Brain-Fog-Symptomen äußern. Die Eierstöcke im Becken produzieren die weiblichen Sexualhormone Östrogen und Progesteron, die Hoden im Hodensack das männliche Sexualhormon Testosteron. Während Östrogen als weibliches und Testosteron als männliches Hormon gilt, kommen doch beide Hormone bei beiden Geschlechtern vor. Tatsächlich sind, betrachtet man das gesamte Leben einer Frau, die Testosteronspiegel deutlich höher als die Östrogenspiegel.

Sexualhormone und Hirnfunktionen

Sexualhormone unterscheiden Männer von Frauen auch die Kognition betreffend. Bevor ich diesen Aspekt weiter ausführe, sei betont, dass Frauen und Männer, weil sie gleichermaßen Menschen sind, sich einander mehr ähneln, als dass sie sich voneinander unterscheiden.

Dennoch hat die durch natürliche Selektion vorangetriebene Evolution zu Unterschieden zwischen Männern und Frauen geführt. Das menschliche Gehirn weist Rezeptoren für Sexualhormone auf. Deshalb sind Gehirn und Nervensystem so programmiert, dass sie unterschiedliche Dinge tun, je nachdem, welches Sexualhormon ausgeschüttet wird. Bei der Ausschüttung von Sexualhormonen werden diese von allen Zellen mit den entsprechenden Rezeptoren aufgenommen. Das heißt, unsere Sexualhormone wirken gleichzeitig auf Milliarden von

Zellen in Körper und Gehirn und beeinflussen so, was wir tun, was uns ausmacht, wer wir sind. Hormonelle Veränderungen können folglich unser Denken, Handeln und Fühlen erheblich beeinflussen.

Während es keinen grundlegenden Unterschied in Bezug auf die Intelligenz der Geschlechter gibt, so legen wissenschaftliche Untersuchungen nahe, dass jedes Geschlecht spezifische kognitive Aufgaben besser beherrscht. Hierbei ist wichtig, dass wir »im Durchschnitt« nicht mit »alle« verwechseln: Wenn wir sagen, Frauen sind im Durchschnitt kleiner als Männer, dann heißt das nicht, dass alle Frauen kleiner als Männer sind. Frauen sind im Schnitt stärker in folgenden Bereichen: Redegewandtheit, Wortschatz, verbales Gedächtnis, verbales Lernen, verbale Kognitionsaufgaben, Wahrnehmungsgeschwindigkeit und Feinmotorik. Im Grunde heißt das, Frauen sind im Schnitt die besseren Redner, haben eine schnellere Auffassungsgabe und können besser filigrane Arbeiten mit den Händen ausführen als Männer. Dahingegen wurde festgestellt, dass Männer im Schnitt ein besseres visuelles Gedächtnis haben und stärker in Mathematik sind. Zudem sind sie begabter, was die visuell-räumliche Orientierung anbelangt, was sich auf die eigene Bewegung oder das Bewegen von Objekten in einem Raum bezieht. Das bedeutet, Männer sind im Schnitt besser darin, ein Auto zu parken, die Fahrbahn zu wechseln, sich an die Farbe von Nachbars Auto zu erinnern, und in Aufgaben, die mathematische Fähigkeiten erfordern.

Kurz gefasst: Während es durchschnittliche Unterschiede in Bezug auf diese spezifischen kognitiven Fähigkeiten zwischen dem männlichen und dem weiblichen Geschlecht gibt, kommt es im Hinblick auf konkrete Individuen durchaus vor, dass

Männer und Frauen ähnliche oder gleiche Stärken aufweisen. Sie können möglicherweise das Auto genauso gut wie Ihr Ehemann einparken und sind zudem noch sehr sozial, während Ihr Vater im Einparken vielleicht eine Niete ist, aber hervorragend im Kommunizieren, während Ihre Mutter ein wahres Mathe-Genie ist, aber im alltäglichen Small Talk Probleme hat.

Die meisten Erkenntnisse, die uns in Bezug auf den Einfluss von Sexualhormonen auf unsere Kognition vorliegen, stammen von Experimenten mit Ratten. Studien mit menschlichen Probanden beschäftigen sich hauptsächlich mit hormonellen Anomalien (ergo Abweichungen vom Erwarteten). Dadurch sind verlässliche Aussagen über hormonelle Auswirkungen auf unsere kognitiven Fähigkeiten äußerst schwierig beziehungsweise deutlich beschränkt.

Hormonelle Veränderungen

Beeinträchtigungen der kognitiven Funktion aufgrund von Hormonen werden meistens mit Frauen assoziiert, da die weiblichen Sexualhormone während des Ovulationszyklus, der Schwangerschaft und der Perimenopause (der Übergangszeit, die in die Menopause führt und mehrere Jahre umfassen kann) stark schwanken. Die kognitive Leistungsfähigkeit variiert während der Ovulation, aber auch während des 24 Stunden umfassenden Tag-Nacht-Rhythmus. Neue Forschungen zeigen: Sowohl Männer als auch Frauen reagieren auf hormonelle Veränderungen. Dennoch wurden die Auswirkungen hormoneller Veränderungen auf kognitive Funktionen bei Männern kaum untersucht. Deshalb können wir es nicht definitiv sagen, halten es aber für durchaus möglich, dass sich Hormonveränderungen je nach Geschlecht unterschiedlich auf die kognitiven Funktionen auswirken.

Im Gehirn finden sich zahlreiche Östrogenrezeptoren. Hippocampus, Amygdala und Großhirnrinde verfügen alle über Östrogenrezeptoren, die Sexualhormone, sobald diese ausgeschüttet werden, aufnehmen und bestimmen, wie die Hormone wirken und was das mit uns macht. Insbesondere beeinflussen sie so unser Denken, unser Gedächtnis, unsere Gefühle und andere kognitive Prozesse.

Dass ich schwanger war, ist lange her, aber ich erinnere mich noch gut an das, was man gemeinhin »Schwangerschaftshirn« oder »Schwangerschaftsdemenz« nennt, insbesondere an einen Vorfall. Erst rückblickend erkenne ich, wie gefährlich die damalige Situation eigentlich war. Ich befand mich auf dem Weg von der Arbeit nach Hause und fuhr auf eine Kreuzung mit Ampel zu. An jenem Tag war ich – aus welchen Gründen auch immer – der Meinung, eine rote Ampel und ein »Durchfahrt verboten«-Schild bedeuteten, ich hätte Vorfahrt, und so verhielt ich mich auch. Ich überfuhr nicht nur das Rotlicht, sondern wendete auch noch verbotenerweise. Zum Glück reagierten die anderen Autofahrer, die eigentlich fahren durften, lediglich mit Gehupe. Und dennoch war mein erster Gedanke: »Was haben die für ein Problem?« Ich brauchte erstaunlich lange, bis ich merkte, dass ich im Unrecht war.

Mein damaliges Verhalten lässt sich wahrscheinlich mit hormonellen Schwankungen (Östrogen und Progesteron) erklären, die während einer Schwangerschaft auftreten. Natürlich bin ich nicht die Einzige mit »Schwangerschaftsdemenz«; diese anekdotische Erfahrung wird gestützt durch zahlreiche

Studien mit schwangeren Frauen, die einen deutlichen Zusammenhang zwischen hormonellen Schwankungen und Beeinträchtigungen der Aufmerksamkeit, des Gedächtnisses und der exekutiven Funktion sehen, die wir mit Brain Fog assoziieren.

Weibliche Sexualhormone sind nicht nur für Sex und Reproduktion entscheidend, sondern beeinflussen auch Immunsystem, Appetit, Stressreaktionen und vieles mehr wie das Interesse an neuen Dingen. Die wichtigsten weiblichen Sexualhormone sind Östrogen und Progesteron. Östrogen verbinden wir am meisten mit dem Frau-Sein, denn dieses Hormon beeinflusst die Körpersilhouette, das Wachstum der Brüste, die Fortpflanzungsfähigkeit, das sexuelle Begehren und die Fruchtbarkeit. Progesteron hingegen fördert und koordiniert das sogenannte Nestverhalten, es bereitet den Körper auf die Einnistung vor und schließt den Gebärmutterhals nach der Befruchtung für Keime und Spermien ab. Allgemein gesagt dominiert Östrogen die erste Hälfte des weiblichen Zyklus und koordiniert die Befruchtung, während Progesteron in der zweiten Hälfte vorherrschend ist, um die Einnistung zu steuern.

Östrogen

Brain Fog, Erinnerungsprobleme, Erschöpfung und Schlafstörungen sind typische Symptome von zu hohen oder zu niedrigen Östrogenspiegeln. Befinden sich die Östrogenspiegel im Gleichgewicht, dann funktioniert die Produktion von Neurotransmittern und somit auch unser Gehirn optimal. Ist dies nicht der Fall, kann Brain Fog auftreten.

Östrogene sind Mehrzweckbotenstoffe, von denen es drei

Arten gibt: Östradiol, der wichtigste und wirksamste Hormontyp, Östriol, das Hauptöstrogen während der Schwangerschaft, und Östron, ein schwaches Östrogen, das vor allem nach der Menopause bedeutsam ist. Außer in Bezug auf Sex und Reproduktion wirken diese Geschlechtshormone in vielen Hirnregionen, die nichts mit der Reproduktion zu tun haben, einschließlich Kognition, Stimmung, Bewegungs- und Schmerzkoordination. Schwankende Östrogenspiegel und Östrogenmangel nach der natürlichen oder chirurgischen Menopause können Hirnfunktionen und Verhaltensweise beeinträchtigen.

Das Empfinden von Sally, sie würde für einige Tage im Monat ein komplett anderer Mensch sein, könnte auf eine prämenstruelle dysphorische Störung (PMDS) hinweisen, die sich durch ähnliche, nur stärker ausgeprägte Symptome im Vergleich zu PMS (prämenstruelles Syndrom) auszeichnet. Die Ursachen sind noch nicht gänzlich erforscht, aber PMS ist möglicherweise auf zyklische Veränderungen der Hormonspiegel (zum Beispiel niedrigere Östrogenspiegel vor der Periode), Schwankungen der Serotoninspiegel oder nicht erkannte Depressionen zurückzuführen, PMDS auf eine abnormale Reaktion auf die üblichen hormonellen Schwankungen.

Sallys Freundin Maggi leidet an prämenstruellen Depressionen aufgrund von Östrogenmangel. Auch Maggis Tendenz, kurz vor dem Einsetzen ihrer Periode fragwürdige Entscheidungen zu treffen, liegt wahrscheinlich, zumindest teilweise, an zu niedrigen Östrogenspiegeln, die kritisches Denken stören können.

Maggis Mutter, die derzeit in der Menopause ist, hat selbst erlebt, wie sich diese kognitiven Symptome im Alter verschlechtern, und befürchtet, dass sie sich nun in einer Art Abwärtsspirale auf dem Weg zur Demenz befindet. Da ist sie bei Weitem nicht die Einzige. Brain Fog tritt häufig bei Frauen in der Menopause auf, was auch nicht verwunderlich ist, wenn man nur an die Schlafprobleme und die schwankenden Gemütszustände in Kombination mit dem graduellen Verlust von Östrogen denkt. Da dieser Gehirnnebel sehr einschränkend und schwächend sein kann, ist die Angst vor Demenz verständlich. Das Problem ist, dass Angstgefühle und Sorgen oder gar Stress Brain Fog noch verstärken. Wichtig ist, sich zu vergegenwärtigen, dass hormonell bedingter Brain Fog nur vorübergehender Natur ist und es keinerlei Beweise dafür gibt, dass Brain Fog in der Menopause ein Vorzeichen von Demenz darstellt.

Wie bereits erwähnt ist eines von Amandas Brain-Fog-Symptomen Unbeholfenheit; für sie deutet dieses Symptom zudem schon früh auf eine Schwangerschaft hin. Natürlich verschiebt sich mit einem wachsenden Bauch in der Schwangerschaft der Körperschwerpunkt der Frau, und sie kann im dritten Trimester durchaus tollpatschiger als im nichtschwangeren Zustand sein. Auch nach der Geburt kann es eine Weile dauern, bis der Gleichgewichtssinn wieder einwandfrei funktioniert, denn die entsprechenden Hirnsignale für Haltung, Gleichgewicht und Orientierung müssen sich erst wieder umstellen.

Doch das alles erklärt nicht Amandas Unbeholfenheit im ersten Trimester. Was ist da also los? Nun, diese Unbeholfenheit kann auf den schnellen Anstieg des Hormons Relaxin in den ersten Wochen einer Schwangerschaft zurückgeführt werden. Wie der Name nahelegt, entspannt dieses Hormon Muskeln, Gelenke und Bänder in der Schwangerschaft, insbesondere im Beckenbereich, als Vorbereitung auf die Geburt. Wissenschaftler erklären den Umstand, dass sich schwangere

Frauen im Vergleich zum normalen Zustand unbeholfener fühlen oder besonders gern Dinge fallen lassen, mit dieser »Lockerung« von Händen, Hand- und Fingergelenken – dadurch ist ihr Griff nicht mehr so fest wie zuvor.

Progesteron

Schwankt Ihre Stimmung in den Tagen vor Ihrer Periode, dann können Sie sich darauf verlassen, dass Hormonschwankungen die Ursache dafür sind. Bei hohen Progesteronspiegeln wirkt der chemische Botenstoff GABA im Gehirn stärker. GABA fördert das Empfinden von Ruhe, guter Laune und Schlaf. Seine Hauptaufgabe besteht darin, die Aktivität der Neuronen, an die es sich bindet, zu reduzieren, höchstwahrscheinlich um Angst und Panik zu kontrollieren, die wir empfinden, wenn Neuronen überreizt sind. Unterliegt der Progesteronspiegel Schwankungen, wie es bei Ovulation und Periode der Fall ist, dann können diese mit Stimmungsschwankungen einhergehen, da GABA ebenfalls betroffen ist. Sehr wahrscheinlich sind die instabilen Gemütszustände von vielen Frauen, mich eingeschlossen, kurz vor dem Einsetzen ihrer Periode auf die sinkenden Progesteron- und Östrogenspiegel zurückzuführen. In der Menopause sinken die Progesteronspiegel und beeinträchtigen möglicherweise die Wirkung von GABA; eine erhöhte Aktivität der anregenden Neurotransmitter ist die Folge und sorgt für Schlafstörungen, Angstzustände und Depression.

Sind Progesteron und Östrogen in Balance, dann fördert dieses Gleichgewicht unsere Schlafqualität und innere Ausgeglichenheit. Ist das Gegenteil der Fall oder sinkt die Progesteronkonzentration abrupt ab, dann sind Reizbarkeit, Depressionen, Angstzustände, Schlafprobleme und Brain Fog mögliche Konsequenzen.

Progesteron kann helfen, Gehirnzellen zu schützen, indem es die chemischen Stoffe erhöht, die für die Reparatur von Nervenzellen und die Bildung von Schutzschichten um Nervenfasern zuständig sind, und ebenfalls dafür sorgen, dass weniger Zellen sterben. Östrogen trägt auch zum Schutz der Neuronen im Hippocampus bei, indem es diese gegen die Auswirkungen kognitiven Alterns schützt.

Testosteron

Testosteron ist entscheidend sowohl für unsere mentale und körperliche Gesundheit als auch für die kognitive Funktion. Das gilt für Männer und Frauen. Im Alter variieren die entsprechenden Hormonspiegel bei beiden Geschlechtern. Durch Testosteronmangel ausgelöste Symptome – welche die Kognition und unsere Erinnerungsfähigkeit beeinträchtigen, zu Angstzuständen, Depressionen und erhöhter Reizbarkeit führen – können bei alternden Frauen und Männern kurz vor, während und nach der Menopause auftreten. Eine entsprechende Hormonbehandlung mindert Angstzustände und Reizbarkeit. Während alle Frauen durch die Menopause gehen, erleben nur einige Männer die männliche Menopause, die sogenannte Andropause; manche zweifeln Letztere sogar an. Die Wechseljahre des Mannes wurden 1946 erstmalig in einem wissenschaftlichen Aufsatz als das männliche Klimakterium beschrieben, das sich durch Angstzustände, Reizbarkeit, Erschöpfung, Depressionen, Gedächtnisprobleme, Schlafstörungen, Hitzewallungen, geschwächte Libido und Erektionsstörungen auszeichnet. Sie setzt rund zehn Jahre später als die Menopause bei Frauen ein und geht einher mit niedrigeren Hormonspiegeln, unter anderem niedrigerem Testosteron. Die »echte« Andropause durchleben lediglich Männer, die chirurgisch oder aufgrund medizinischer Notwendigkeit kastriert wurden (etwa aufgrund von Prostatakrebs), oder bei Männern, deren Hodenfunktion durch Unfall oder Krankheit verloren ging.

Testosteron wirkt wie ein Antidepressivum und kann auch Angstzustände lindern. Bei älteren Männern wurden niedrige Testosteronspiegel mit einer eingeschränkten kognitiven Funktion assoziiert. Allerdings sind die wissenschaftlichen Forschungsergebnisse in Bezug auf niedrige Testosteronkonzentration und die Auswirkungen auf unsere Kognition nicht eindeutig. Einige Studien sehen einen Zusammenhang zwischen niedrigen Testosteronwerten und einer Verschlechterung des verbalen und visuellen Gedächtnisses sowie der visuellräumlichen Orientierung, allerdings handelt es sich bei diesen lediglich um kleine, eine kurze Zeitspanne betreffende Untersuchungen. Für aussagestärkere Schlussfolgerungen bedarf es ausführlicherer Studien. Nichtsdestoweniger zählen neben Depressionen, Angstzuständen, Stimmungsschwankungen und Lust- beziehungsweise Erektionsstörungen auch Konzentrationsschwierigkeiten, Erschöpfung und Schlafprobleme zu den typischen Symptomen von zu niedrigen Testosteronspiegeln. In Kapitel 6 erfahren Sie, dass bereits Schlafmangel ein Auslöser von Brain Fog sein kann.

Die Pille, Hormonersatztherapie (HRT) und antihormonelle Wirkstoffe

Bei Frauen, die mit der Pille verhüten, sind die Hippocampi laut neueren Forschungen kleiner als bei denen, die nicht die Pille nehmen. Ein schrumpfender Hippocampus steht in Zusammenhang mit Gefühlsschwankungen und Erinnerungsschwierigkeiten sowie dem Einsetzen von Alzheimer im späteren Leben. Ganz egal, wie alt Sie sind, ein schrumpfender Hippocampus ist kein gutes Zeichen, sondern könnte die Ursache von Brain Fog oder Depressionen sein, an denen einige die Pille nehmende Frauen leiden. Zwar belegt die Forschung wie erwähnt, dass die Pille den Hippocampus verkleinert, allerdings liegen uns noch keine Beweise für einen direkten Zusammengang mit Brain-Fog-Symptomen vor. Da der Hippocampus jedoch unerlässlich für unser Lernen und Erinnern ist, erscheint es nur plausibel, dass sich ein Schwund dieses Bereiches im Gehirn auf diese zwei Fähigkeiten auswirkt. Progestine, synthetische Gestagene, die vom natürlichen Hormon Testosteron abgeleitet und in Pillenform verabreicht werden, können bei Frauen unerwünschte, »maskulinisierende« Nebenwirkungen wie verstärktes Haarwachstum und Gewichtszunahme haben. Studien legen nahe, dass Frauen, die Progestine einnehmen, zwar ihre Redegewandtheit einbüßen, dafür aber besser einparken können.

Zahlreiche wissenschaftliche Studien zeigen, dass Frauen, die bei einer Hormonersatztherapie Östrogen einnehmen, besser gegen den Abbau ihrer kognitiven Fähigkeiten und gegen Demenz geschützt sind. Am wirksamsten ist dieser Schutzeffekt, wenn man zehn Jahre vor der Menopause mit HRT beginnt. Junge Frauen, bei denen die Menopause verfrüht einsetzt oder die an POI (prämature Ovarialinsuffizienz) leiden, haben über längere Zeit niedrige Östrogenspiegel und erfahren durch HRT extreme Vorteile. Unter anderem sinkt laut Studien das Risiko, später an Alzheimer oder Demenz zu erkranken. Frauen jeden Alters, die zehn Jahre vor der Menopause mit HRT beginnen, reduzieren ihr Risiko für Typ-2-Diabetes, Herzerkrankungen, Osteoporose und klinische Depressionen. Somit überwiegen für die meisten Frauen die Vorteile einer solchen Hormontherapie. Wichtig ist eine individuelle Beratung und Behandlung durch einen Facharzt entsprechend der Perimenopause und Menopause jeder Frau.

Forschungen legen nahe, dass antihormonelle Wirkstoffe, die vor allem bei Brustkrebsbehandlungen eingesetzt werden, zu kognitiven Störungen und anderen Veränderungen im Gehirn sowie im zentralen Nervensystem führen können. Wenn Sie vermuten, dass Ihr Brain Fog auf derartige Medikamente zurückgeführt werden kann, dann besprechen Sie dies mit dem zuständigen Arzt. Setzen Sie keinesfalls eigenständig ohne Rücksprache mit dem behandelnden Arzt verschreibungspflichtige Arzneimittel ab.

Sich verändernde Hormone

Außer durch Veränderungen aufgrund von Schwangerschaft, Pubertät, Menstruation und Menopause kann unser Hormonsystem auch durch andere, natürlich hervorgerufene Veränderungen im Körper beeinträchtigt werden, so etwa durch unsere Gene[12] und ganz einfach durch Altern. Auch Erkrankungen und verschreibungspflichtige Medikamente wie Opioide und Steroide können unser Hormonsystem beeinflussen. Viele Menschen glauben zudem, dass pflanzliche Präparate und Naturheilmittel harmlos sind, dabei können sie bestimmte Auswirkungen auf das endokrine System haben.

Johanniskraut

Womöglich haben Sie schon einmal von Johanniskraut als Mittel gegen Depressionen gehört. Es wird auch zur Behandlung von Symptomen der Menopause und des PMS eingesetzt. Allerdings gibt es keine eindeutigen Forschungsergebnisse zur Wirksamkeit von Johanniskraut in Bezug auf Depressionen, Hormonstörungen oder andere Erkrankungen wie Reizdarmsyndrom oder ADHS. Was Untersuchungen allerdings klar zeigen, ist, dass Johanniskraut Wechselwirkungen mit zahlreichen frei verfügbaren und verschreibungspflichtigen Medikamenten hat, so auch mit der Pille, Antidepressiva, Herzmedikamenten, mit bestimmten Krebsmedikamenten und Blutverdünnern – was mitunter sehr gefährliche und tödliche Folgen haben kann. Bevor Sie also Johanniskraut, andere pflanzliche oder alternative Heilmittel einnehmen, besprechen Sie diese Wechselwirkungen mit Ihrem behandelnden Arzt!

Genetik

Unsere Gene können unser Hormonsystem auf unterschiedliche Weisen beeinflussen. Fehlende, zusätzliche oder defekte Chromosomen wirken sich auf die Hormonproduktion und -funktion aus. Zudem können bestimmte Erkrankungen oder Störungen, die mit Brain Fog in Verbindung gebracht werden, genetisch vererbbar sein. So weisen Frauen, die das BRCA1-Gen oder das BRCA2-Gen geerbt haben, ein höheres Risiko auf, an Brustkrebs zu erkranken – eine Erkrankung, die mit Brain Fog in Zusammenhang gebracht wird.

Älter werden

In den meisten Fällen funktioniert das Hormonsystem auch im Alter noch gut. Allerdings leiden viele von uns, je älter sie werden, an bestimmten Erkrankungen oder Störungen, unsere Zellen verändern sich und nehmen mitunter Schaden. Diese Veränderungen können zusammengenommen Auswirkungen auf das Hormonsystem und die durch Hormone ausgelösten Reaktionen in unserem Körper haben. Auch die durch Menstruation und Eisprung vorgegebenen Körperrhythmen ändern sich im Alter. Aufgrund von altersbedingtem Schrumpfen funktioniert die Hypophyse, wenn wir älter werden, nicht mehr so gut, was sich wiederum auf das Herz auswirken kann. Doch was hat das alles mit Brain Fog zu tun? Sehr viel sogar, denn unser Gehirn ist auf unser Herz angewiesen, um ausreichend Sauerstoff und Nährstoffe zu erhalten. Ist diese Zufuhr über die Blutbahn in irgendeiner Form beeinträchtigt, kann das

Hirn nicht mehr einwandfrei funktionieren, unsere Kognition wird womöglich beeinträchtigt.

Erkrankungen und Störungen

Geraten unsere Hormone aus dem Gleichgewicht, kann das Brain Fog auslösen. Produzieren die Hormondrüsen in unserem Körper aufgrund einer Erkrankung oder Störung zu wenige oder zu viele Hormone, tritt ein solches Ungleichgewicht ein. Leiden Sie an einer chronischen Herz-, Nieren- oder Lebererkrankung, dann kann Ihr Körper womöglich bestimmte Hormone nur schwer abbauen, was ebenfalls zu einem unausgeglichenen Hormonhaushalt führt. Viele dieser Erkrankungen und damit zusammenhängende Faktoren (wie Infektionen, Autoimmunerkrankungen, Medikation, Krebs und Krebstherapie), die zu Hormonstörungen führen, werden ausführlich in Kapitel 5 besprochen.

Umweltfaktoren

Ein ausgeglichener Hormonhaushalt ist elementar, um den Gehirnnebel in unserem Kopf zu lichten. Mehr als tausend Umweltchemikalien, die unser Hormonsystem beeinflussen können, wurden bisher identifiziert. Diese Schadstoffe, genannt endokrine Disruptoren (EDC), verändern die Funktionsweise unseres Hormonsystems und können unserer Gesundheit erheblich schaden.

EDCs können ganz unterschiedlich auf unsere körpereigenen Systeme einwirken: Manche von ihnen erhöhen oder reduzieren bestimmte Hormonspiegel, da sie direkt Produktion, Ausschüttung, Speicherung, Transport und Ausscheidung von Hormonen aus dem Körper beeinflussen. Andere können die Wirkungen natürlicher Hormone aufheben oder beeinflussen, wie sensibel unser Körper auf bestimmte Hormone reagiert. Einige dieser Schadstoffe aus der Umwelt können sogar körpereigene Hormone nachahmen und sich an Rezeptoren koppeln.

Während weitere Studien benötigt werden, um Ursache und Wirkung gänzlich zu verstehen, steht fest, dass EDCs mit unterschiedlichen Hormonen unseres Körpers interferieren und somit diverse gesundheitsschädliche Auswirkungen haben, die wiederum mit Brain Fog assoziiert werden oder sich auf die Gehirngesundheit auswirken, wie Beeinträchtigung der Funktion des Nervensystems, der Immunfunktion, der Schilddrüsenfunktion, außerdem Brust- und Prostatakrebs, Typ-2-Diabetes, Fettleibigkeit, kardiovaskuläre und neurologische Probleme sowie Lernschwierigkeiten.

Endokrine Disruptoren finden sich in der Luft, die wir atmen, im Boden, in dem unsere Nahrung wächst, im Wasser, das wir zum Waschen, Kochen und Trinken nutzen, in den Lebensmitteln und Getränken, die wir zu uns nehmen. Auch Industrieerzeugnisse und Haushaltsartikel enthalten EDCs (endokrine Disruptoren). Die geläufigsten EDCs[13] finden sich in Plastikartikeln, Lebensmittelverpackungen, Drogerieartikeln, Zahnpasta, in antibakterieller Seife, in Kinderprodukten, Textilien, Kleidung, altem Teflon-Kochgeschirr, in haftfreien Lebensmittelverpackungen, in Elektronikartikeln und Baumaterialien, in Lösungsmitteln und deren Nebenprodukten sowie in Pestiziden.

Menschen nehmen EDCs auf, wenn sie kontaminierte Lebensmittel essen oder kontaminiertes Wasser trinken. Womöglich tragen Sie diese Schadstoffe eigenhändig auf die Haut auf, denn bestimmte Kosmetika wie Sonnencreme oder auch antibakterielle Produkte enthalten EDCs. Berühren Sie Holzmöbel, die mit Flammschutzmittel, oder Früchte, die mit Pestiziden behandelt wurden, haben Sie ebenso direkten Kontakt mit EDCs. Selbst im Krankenhaus können intravenöse, medizinische Schläuche damit versehen sein.

EDCs umgeben uns überall. Eine Mutter kann sie über die Plazenta und die Brustmilch an ihr Baby weitergeben. Es gibt Beweise dafür, dass EDCs die Zellen verändern können, die für die Produktion von Eizellen und Spermien zuständig sind. Das bedeutet: Die Auswirkungen von EDCs können über die Gene von Eltern an ihre Kinder weitergegeben werden, sodass die folgenden Generationen die negativen Konsequenzen dieser Schadstoffbelastung ihrer Vorfahren erben können. Somit haben EDCs noch lange, nachdem sie abgebaut oder beseitigt wurden, einen nachhaltigen Effekt auf uns Menschen.

Industriechemikalien und Pestizide gelangen über Grundwasser und Boden in unsere Nahrungskette und lagern sich in Fischen und Lebensmitteln ab. Spuren von EDCs in verarbeiteten Nahrungsmitteln stammen aus Materialien, die bei der industriellen Herstellung und Verarbeitung, beim Transport oder bei der Lagerung eingesetzt werden. Selbst Hausstaub kann EDCs aufweisen. Natürlich vorkommende Pflanzenstoffe in Soja und in Produkten, die Soja enthalten, gelten ebenfalls als EDCs.

EDCs können unsere Fähigkeit, mit Stress umzugehen, beeinträchtigen – eine wichtige Fähigkeit, denn schließlich kann schlecht bewältigter chronischer Stress zu Brain Fog führen. In letzter Zeit hat sich die Wissenschaft verstärkt mit den Auswirkungen von EDCS in Bezug auf das Immunsystem und Entzündungen beschäftigt (Entzündungen und ihre Rolle bei Brain Fog werden ausführlich in Kapitel 5 besprochen).

Das Hormon- und das Immunsystem bekämpfen Krankheiten häufig gemeinsam. Nicht jeder Mensch wird gleichermaßen von EDCs beeinflusst. Unsere genetische Prädisposition in Bezug auf gewisse Erkrankungen und weitere Umweltfaktoren spielen ebenfalls eine Rolle. Allgemein lässt sich feststellen, dass eine chronische, hohe Belastung das höchste Risiko für Erwachsene darstellt, während für Kinder und sich entwickelnde Föten bereits eine niedrige Belastung schädlich sein kann.

HORMONGESUNDHEIT

Wenn Sie vermuten, an hormonellem Ungleichgewicht zu leiden, ausgelöst durch eine zugrunde liegende Erkrankung, die Ihr Hormonsystem oder Ihre Hormondrüsen beeinträchtigt, dann sollten Sie unbedingt mit Ihrem Arzt sprechen. Das gilt insbesondere, wenn Ihre Symptome Ihre Fähigkeit, alltägliche Aufgaben zu erledigen, stören oder Schmerzen oder Unwohlsein hervorrufen. Zwar kann ein hormonelles Ungleichgewicht auf genetische Faktoren oder den Alterungsprozess zurückgeführt werden, häufig wird es jedoch durch externe Faktoren oder unseren Lebensstil ausgelöst, was wiederum bedeutet: Wir können vieles unternehmen, um unseren Hormonhaushalt wieder auszugleichen und Brain Fog zu bekämpfen.

Sämtliche in Kapitel 7 bis 10 aufgeführten Veränderungen

des Lebensstils – gesunde Schlafgewohnheiten, Stressmanagement, ein gesundes Körpergewicht, eine gesunde Ernährung, ausreichend Bewegung – können dazu beitragen, das hormonelle Gleichgewicht wiederherzustellen und den Gehirnnebel zu lichten. Auch wenn die negativen Auswirkungen von EDCs noch nicht vollständig nachgewiesen und erforscht sind, kann es nicht schaden, vorsichtig zu sein und die tägliche Belastung auf ein Minimum zu beschränken. Vermeiden Sie Fertigessen für die Mikrowelle in Plastikverpackungen, gebrauchen Sie lieber Glasgeschirr, Silikon oder Edelstahl, um Lebensmittel und Getränke zu Hause aufzubewahren, ersetzen Sie alte Antihaft-Pfannen durch solche mit Keramikbeschichtung, kaufen Sie duftfreie Kosmetika und Haushaltsprodukte.

Auf Einweg-Plastikerzeugnisse zu verzichten ist nicht nur gut für die Umwelt, sondern auch für Ihr Hormonsystem. Auf der Unterseite von Plastikflaschen sind Recyclingcodes vermerkt, die angeben, aus welcher Art von Kunststoff das Produkt hergestellt wurde. Kunststoff mit den Recyclingcodes 1, 2 und 4 gelten als sicherer, weil sie BPA-frei (Bisphenol A)[14] sind. Dennoch darf man nicht vergessen, dass BPA nicht der einzige endokrine Disruptor in Plastik ist. In der Tat wird BHPF (Fluoren-9-Diphenol, Bisphenol FL)[15], eine Substanz in BPA-freien Kunststoffprodukten, mit ähnlich schädlichen Wirkungen in Verbindung gebracht wie BPA. Am besten verzichten Sie, sofern möglich, komplett auf Plastikflaschen.

5

Sich selbst kennen: Ihre Abwehrkräfte

Selbstverteidigung und Selbstverletzung

Aoife lebt mit Brain Fog. Im Gegensatz zu meiner Freundin Joanne hat sie nicht das Gefühl, sich durch Brain Fog selbst zu verlieren. Sie weiß, ihr Gehirnnebel ist die Folge einer Autoimmunerkrankung. Ein korrekt funktionierendes Immunsystem kann unterscheiden, was zu uns gehört, also Teil unseres Körpers ist, und was womöglich schädliche Fremdkörper sind.

Doch Aoifes Immunsystem funktioniert nun einmal nicht einwandfrei: Es hält körpereigene Zellen und Gewebe für schädliche Feinde, die es zu bekämpfen gilt. Das klingt zunächst einmal nach Horrorfilm oder Science-Fiction. Als bei Ed Cohen, heute Professor für Gender Studies an der Rutgers University, Morbus Crohn diagnostiziert wurde, sagte ein Arzt zu ihm: »Das ist so, als würden Sie sich selbst bei lebendigem Leibe aufessen.« Eine ziemlich grausame Art, einem dreizehnjährigen Jungen zu erklären, dass er an einer Krankheit leidet, bei der die Innenwand seines Dünndarms von seinem eigenen Immunsystem, das ihn eigentlich schützen sollte, angegriffen wird.

Das menschliche Immunsystem entwickelte sich im Laufe

der Evolution immer weiter, um uns vor Dingen in der Umwelt, wie Viren und Bakterien, die uns schaden oder töten können, zu schützen. Meistens funktioniert dieser Schutz sehr gut, doch hin und wieder läuft etwas falsch, und das Immunsystem greift körpereigene Zellen an. Dieses Fehlverhalten kann sich in Autoimmunkrankheiten äußern, von denen viele mit Brain Fog einhergehen.

Die erste Abwehrlinie des menschlichen Körpers ist eine Art Schrankensystem (bestehend aus Haut, Lunge, Verdauungstrakt, Tränen und Speichel), das darauf ausgelegt ist, Infektionen abzuwehren. Wird diese erste Schranke überwunden, greift unsere zweite Abwehrlinie ein: das Immunsystem. Dieses hoch komplizierte Abwehrsystem leistet beeindruckende Arbeit. Nicht nur bekämpft es die unterschiedlichsten schädlichen Eindringlinge, sondern merkt sich auch noch jeden besiegten Eindringling, sodass er ihn bei einem erneuten Angriff ganz leicht identifizieren und eliminieren kann, und unterbindet so jegliche künftige Invasion durch den Angreifer. Leider merkt sich das Immunsystem auch, wenn es aus Versehen gesunde Zellen angreift, und sieht diese weiterhin als Feinde an, greift sie folglich immer wieder neu an, ohne das gesunde Gewebe gänzlich zu zerstören.

Bakterien und andere Mikroben im Darm können, in gewissem Sinne kontraintuitiv, unser Immunsystem stärken und helfen, uns gegen Infektionen zu schützen. Zudem stehen uns unzählige Arzneimittel zur Verfügung, um Infektionen zu bekämpfen, Erkrankungen und Störungen zu behandeln und mit ihnen zu leben. Allerdings haben einige dieser Medikamente Nebenwirkungen, die Hirnfunktionen beeinträchtigen und Brain Fog auslösen beziehungsweise verstärken.

Wenn Sie vermuten, dass eine nicht diagnostizierte (Vor-) Erkrankung oder Nebenwirkungen von Arzneimitteln die Ursache Ihres Gehirnnebels sind, dann vereinbaren Sie einen Termin bei Ihrem Arzt, um dies möglichst schnell zu besprechen. Während Sie dieses Kapitel lesen, empfiehlt es sich, alle Symptome, die nichts mit Brain Fog zu tun haben, und andere wichtige Kommentare, die sich auf Ihren Verdacht beziehen, auf der entsprechenden Symptom-Seite hinten im Buch zu vermerken. Ich wiederhole noch einmal: Bei diesen Notizen geht es keineswegs um Selbstdiagnosen, sondern darum, ein genaues Bild zu schaffen, um Ihrem Arzt zu helfen, die passende Behandlung für Sie und mit Ihnen zu finden.

Wie beeinflusst unsere Immunreaktion Brain Fog?

Wir alle kennen das: Sind wir erkältet, haben einen grippalen Infekt oder leiden an einem anderen Infekt, dann sind wir mental nicht ganz auf der Höhe. Diese Beobachtung deutet auf einen Zusammenhang zwischen unserer Kognition und der Reaktion unseres Immunsystems auf Infekte hin.

Was ist ein Infekt?

Ein Infekt entsteht, wenn eine Erkrankung hervorrufende Keime (auch Pathogene genannt, wie etwa Bakterien oder Viren) in den Körper gelangen und dort Schaden anrichten. Je nach Infektionserreger kann die Erkrankung symptomlos verlaufen, mit milden, moderaten, starken oder tödlichen Symptomen.

Wahrscheinlich kennen Sie das von der klassischen »Grippe« im Herbst oder Winter. In manchen Jahren merken Sie womöglich gar nicht, dass Sie einen grippalen Infekt haben, da es sich nur wie ein einfacher Schnupfen anfühlt. In anderen Jahren liegen Sie mit Fieber und einer furchtbaren Atemwegserkrankung tagelang flach. Vielleicht kennen Sie ältere Menschen oder empfindlichere Verwandte, bei denen ein grippaler Infekt eine tödliche Lungenentzündung oder Sepsis ausgelöst hat. Arbeitet die Abwehr unseres Immunsystems erfolgreich, so treten keinerlei Symptome auf, und wir merken schlichtweg nichts. Arbeitet unsere Abwehr nur bedingt, treten sehr wohl Symptome auf, von denen wir uns allerdings wieder erholen und letztendlich genesen. Versagt das Immunsystem vollständig, dann kann ein solcher Infekt den Körper überfordern und zum Tod führen.

VIREN

Dringt ein Virus in den Körper ein, heftet es sich an eine Wirtszelle. Viren enthalten kleine Sequenzen eines genetischen Codes[16], welche die besagte Zelle reproduzieren, sodass sich auch das genetische Material verdoppelt. Viren sind extrem schwer zu behandeln, weil sie in die Wirtszelle eindringen und sich anschließend vermehren.

Viele Viren töten ihre Wirtszelle. Damit werden neue Viruszellen freigesetzt, die wiederum neue Wirtszellen befallen. Erholt man sich von einer Viruserkrankung, heißt das nicht automatisch, dass das Virus vollständig aus dem Körper verschwunden ist. Es kann »schlafen« und Jahre später erneut ausbrechen. Der Bläschenausschlag des Herpes-simplex-Virus ist ein typisches Beispiel für ein schlafendes Virus, das etwa durch Sonnenlicht, Erschöpfung oder auch durch die Periode am allerunpassendsten Tag wieder aktiv werden kann, wie etwa während des ersten gemeinsamen Urlaubs mit dem Partner oder am Tag der Abschlussfeier an der Uni.

Viruserkrankungen werden meistens so behandelt, dass man versucht, die Symptome zu lindern, während das Immunsystem die Infektion bekämpft. In Einzelfällen werden antivirale Medikamente verschrieben, was allerdings sehr früh geschehen muss, bevor das Virus sich reproduzieren kann. Antibiotika wirken nicht. Impfungen reduzieren die Wahrscheinlichkeit der Erkrankung, indem sie die natürliche Abwehr des Körpers stärken und so Immunität erzeugen. Im Grunde zeigt eine Impfung unserem Körper, wie er Pathogene (Viren oder Bakterien) erkennt. Moleküle dieser Pathogene gelangen durch die Impfung in unseren Körper, sodass Letzterer auf sichere Art lernen kann, jene Moleküle zu erkennen und einen Vorrat an Immunzellen und Antikörpern aufzubauen, die sich später daran erinnern, wie sie einen Infektionserreger bekämpfen müssen.

Bestimmte Viren verändern die Funktionsweisen der Zelle, an die sie sich anheften. Sie können Krebs hervorrufen, indem die Zellteilung außer Kontrolle gerät. Krebs ist somit eine Erkrankung, die sich durch unkontrolliertes Zellwachstum auszeichnet. Menschen mit Krebs, die an Brain Fog leiden, bezeichnen diesen häufig als Chemo-Brain, während Experten vielmehr von durch Krebs hervorgerufenen kognitiven Beeinträchtigungen sprechen. Die Beziehung zwischen Krebs und Brain Fog ist noch nicht gut erforscht. Während die Brain-Fog-

Symptome nach der Krebsbehandlung meistens nachlassen, gibt es Fälle, in denen sie auch nach Abschluss der Krebstherapie andauern. Jeder Mensch erlebt dieses Phänomen anders, und Brain Fog im Zusammenhang mit Krebs kann durch zahlreiche Faktoren ausgelöst oder verstärkt werden, etwa durch Stress, Depressionen, Angstzustände, Erschöpfung, zu wenig oder schlechten Schlaf, Infekte, Schmerz, Blutarmut, Menopause und auch durch mangelnde beziehungsweise falsche Ernährung. Die gute Nachricht ist: Die meisten, wenn nicht sogar alle Faktoren, die Brain Fog im Zusammenhang mit einer Krebserkrankung verschlimmern, können mithilfe von Veränderungen des Lebensstils beeinflusst werden.

BAKTERIEN

Auf unserem Planeten leben derzeit fast 8 Milliarden Menschen und die unvorstellbare Zahl von 1 Quintillion (= 10^{30}) Bakterien. Bakterien gibt es einfach überall, denn sie sind erstaunlich widerstandsfähige Organismen. Sie überleben unter Extremtemperaturen, manche sogar in radioaktivem Abfall. Während manche von ihnen Erkrankungen hervorrufen, darunter auch tödliche, sind die meisten Bakterienstämme für den Menschen ungefährlich. Manche leben in unserem Körper, während andere schädliche Bakterien angreifen und uns so vor Krankheiten schützen. Schädliche Bakterien können mit Antibiotika behandelt werden. Allerdings hat der übermäßige Gebrauch von Antibiotika in den vergangenen Jahren dazu geführt, dass einige Bakterienstämme resistent geworden sind. Diese »Superbugs« sind nur schwer zu kontrollieren und zu behandeln.

Lyme-Borreliose

Verschiedene Viruserkrankungen, darunter das Epstein-Barr-Virus (EBV), Hepatitis C, Humane Papillomviren, das Zytomegalie-Virus und die bakteriellen Infektionen Borreliose sowie Helicobacter pylori (was ich hatte) stehen im Zusammenhang mit Brain Fog.

Sehen wir uns Lyme-Borreliose, auch Lyme-Krankheit genannt, einmal genauer an. Es handelt sich dabei um eine bakterielle Infektion, die von Zecken auf den Menschen übertragen wird. Entdeckt man die Infektion früh genug, kann sie einfach mit einer zwei- bis vierwöchigen Antibiotika-Kur behandelt und geheilt werden. Patienten, die nach der Behandlung noch an Symptomen wie Brain Fog leiden, haben PTLDS (engl. *Post Treatment Lyme Disease Syndrome*).

Anita, die an PTLDS leidet, berichtet von ihrem Brain Fog: »Ich machte all die typischen Dinge, über die man normalerweise Witze macht, wie Orangensaft auf meine Cornflakes zu kippen oder meinen Mann zu bitten, die Butter aus dem Kamin zu holen, obwohl ich Kühlschrank meinte. Zwar konnte ich über diese Aussetzer lachen, aber die meiste Zeit fühlte ich mich so, als bestünde mein Hirn aus einer zähen Masse, die sich bis unter die Schädeldecke ausbreitete und verhärtete. Manchmal hatte ich das Gefühl, mein Schädel müsste platzen, damit dieser Druck endlich nachließe und mein Hirn wieder normal funktionieren könnte.«

Brain Fog tritt auf, wenn das Borreliose-Bakterium aus der Familie der Spirochäten (lange, wendelförmige Bakterien) die Blut-Hirn-Schranke überwindet und im zentralen Nervensystem Entzündungen hervorruft. Symptome sind Gedächtnislücken, langsamere Verarbeitungsgeschwindigkeit, Wortfindungsprobleme und Beeinträchtigungen der Geschicklichkeit.

Anita berichtete weiter: »Mit der Zeit wirkten die Antibiotika, und die schlimmsten Symptome ließen nach; ich konnte wieder Dinge tun, ohne mich gleich erschöpft oder überfordert zu fühlen. Noch immer treten die Symptome heute auf, wenn ich beispielsweise zu viel mache, zu lange arbeite, in Stress gerate, es beim Sport übertreibe. Ich erkenne diese Warnung meines Körpers, passe mein Verhalten entsprechend an, wodurch die Brain-Fog-Symptome zum Glück abnehmen.«

Jede schwere systemische Erkrankung schwächt unseren Körper und unser Gehirn. Deshalb kann es nach einer schweren bakteriellen oder viralen Infektion häufig einige Monate dauern, bis man sowohl körperlich als auch psychisch wieder auf der Höhe ist. Menschen, die eine Sepsis überwunden haben, können noch ein Jahr nach der Erkrankung an psychischen, physischen und kognitiven Symptomen leiden. Schätzungsweise treten bei einem von zehn Covid-19-Überlebenden auch Monate nach der Infektion noch Symptome, darunter Brain Fog, auf.

Wenn Sie vermuten, dass Ihre Symptome mit einer Infektion zusammenhängen, die Sie haben oder in der Vergangenheit hatten, dann sollten Sie dies mit Ihrem Hausarzt besprechen. Wissenschaftler haben in den Gehirnen von Menschen mit PLTDS, wie Anita, Entzündungsmarker gefunden.

Lyme-Borreliose gilt als Entzündungserkrankung. Auch wenn Entzündungen und Infektionen häufig gemeinsam besprochen werden, sind sie nicht dasselbe. Eine Infektion liegt vor, sobald ein Fremdkörper (bei Lyme-Borreliose ein Bakterium) in den Körper eindringt und ihm schadet. Entzündung hingegen bezeichnet den Schutzmechanismus des Körpers gegenüber einer Infektion oder Krebserkrankung.

Was ist Entzündung?

Man unterscheidet allgemein zwei Entzündungsarten: akut und chronisch. Akute Entzündungen sind eine kurzzeitige »gesunde« Immunreaktion auf eine Erkrankung oder Verletzung. Sie treten in dem betroffenen Bereich auf und klingen ab, sobald die Verletzung oder Infektion geheilt ist. Bei einem verstauchten Knöchel schwillt das Gelenk an, schmerzt und wird rot und warm – hier handelt es sich um eine akute Entzündung infolge einer Verletzung.

AKUTE ENTZÜNDUNG

Eine akute Entzündung beschreibt die Immunantwort des Körpers auf Verletzungen, Pathogene (beispielsweise Bakterien, Viren), Reizstoffe und oxidativen Stress[17]. Sie dient dazu, die Verletzungsursache in den Zellen zu bekämpfen, abgestorbene Zellen und beschädigtes Gewebe zu beseitigen und zu reparieren.

Schwellungen, Schmerzen, Rötungen, Wärme und Funktionsverlust sind die typischen Kennzeichen einer akuten Entzündung. Liegt eine solche nämlich vor, dann senden Immunzellen Botenstoffe aus, die dafür sorgen, dass sich die Blutgefäße im Gewebe weiten, sodass mehr Blut und mehr Immunzellen zu dem verletzten Gewebe gelangen und den Heilungsprozess einleiten können. Durch den erhöhten Blutfluss wird die betroffene Gegend rot und warm. Die Botenstoffe reizen zudem die Nervenzellen, die wiederum Schmerzsignale an das Hirn senden. Schmerz dient als Schutzmechanismus, denn sobald wir Schmerz empfinden, schonen wir den betroffenen Körperteil, um die Schmerzen zu lindern, das heißt, wir belasten zum Beispiel den verstauchten Fuß nicht.

Ein weiteres Kennzeichen akuter Entzündungen ist der Verlust der jeweiligen Funktion. Kennen Sie dieses ätzende Gefühl, wenn Sie eine dicke Erkältung haben und weder schmecken noch riechen können? Das liegt am Funktionsverlust. Handelt es sich um eine schwere Entzündung mit Fieber, dann können die Symptome auch Erschöpfung, Appetitlosigkeit, Desinteresse und kognitive Störungen umfassen, denn unser Körper möchte uns so zum Innehalten und Ausruhen bewegen, damit er die Infektion besser bekämpfen kann.

CHRONISCHE ENTZÜNDUNG

Manchmal liegen anhaltende, schwache chronische Entzündungen vor, was bedeutet, dass die Entzündung über einen längeren Zeitraum besteht, ohne abzuheilen. Das Immunsystem kann die körpereigenen Zellen genauso angreifen wie einen eindringenden Organismus. Das ist gefährlich und kann zu Entzündungserkrankungen und Autoimmunerkrankungen sowie Krankheiten führen, die häufig in Zusammenhang mit Brain Fog gebracht werden.

Bei chronischen Entzündungen vollzieht sich in den Zelltypen am Entzündungsherd eine Veränderung. Die Zellen werden nicht nur geheilt, sondern Gewebe wird zerstört. Eine solche chronische Entzündung kann überall im Körper vorliegen. Chronische Entzündungserkrankungen wie Typ-2-Diabetes stellen die häufigste Todesursache weltweit dar.

Entzündung wird allgemein mit Schmerz assoziiert. Menschen, die an der Autoimmunkrankheit rheumatoide Arthritis leiden, haben Gelenkschmerzen, weil das Immunsystem die Gelenkhaut angreift. Im Gegensatz dazu verursacht eine Gehirnentzündung keine Schmerzen, da es im Hirn keine Schmerzrezeptoren gibt. Aber schmerzlos heißt nicht harmlos, weil solche Entzündungen Ihr wichtigstes Organ schädigen können. Chronische Gehirnentzündung wurde in Verbindung gebracht mit Depressionen, Angstzuständen, Alzheimer und Parkinson und wird von Hirnschwund begleitet. Chronische Gehirnentzündung beeinträchtigt die Energieproduktion in den Hirnzellen, was wiederum zu Brain Fog, Erschöpfung und Gedächtnisverlust führt. Neueste Forschungen haben ergeben, dass Entzündungen insbesondere jene Hirnaktivitäten beeinträchtigen, die für unsere Aufmerksamkeit zuständig sind, was wiederum zu dem nebligen Gefühl im Kopf führen könnte.

AUTOIMMUNITÄT

Während Brain Fog zu den typischen Beschwerden von Menschen mit Autoimmunerkrankungen zählt, fällt es mitunter schwer, die genaue Ursache dieser Art von Brain Fog zu bestimmen. Das liegt daran, dass die Erkrankten häufig an Depressionen, Angstzuständen und/oder Erschöpfung leiden – allesamt Symptome, die Gehirnnebel auslösen oder verstärken können. Die bei einer Behandlung von Autoimmunerkrankungen eingesetzten Medikamente können die Bestimmung der Ursache zusätzlich erschweren, da auch sie den Brain Fog verschlimmern können.

Die am häufigsten mit Brain Fog assoziierten Autoimmunerkrankungen sind Zöliakie, Hashimoto-Thyreoiditis (autoimmune Schilddrüsenentzündung), Multiple Sklerose, rheumatoide Arthritis, Sjögren-Syndrom, systemischer Lupus erythematodes (SLE) und Typ-1-Diabetes.

Zöliakie

Angie, die heute mit Brain Fog lebt, beschreibt, wie ihr Leben aussah, bevor bei ihr vor zwei Jahren, im Alter von 31 Jahren, Zöliakie diagnostiziert wurde: »Ich fühlte mich einfach fertig. Ich war immer so müde und konnte mich bei der Arbeit nur schwer konzentrieren. Ich war träge, mein Denken wirklich langsam, und ich hatte Probleme, Entscheidungen zu treffen. Ich fühlte mich aufgeblasen und litt unter Bauchkrämpfen. Mein Stuhl war weich und roch stark. In einem kleinen Unternehmen mit nur einer Toilette war mir das extrem unangenehm. Ich hatte starke Flatulenzen, und – vielleicht ist das jetzt zu viel des Guten – ich war mir nie wirklich sicher, ob nur Darmwinde oder Durchfall herauskamen. Um das zu überprüfen, lief ich ständig zur Toilette. Es war mir wirklich peinlich, wie viel Zeit ich dort verbrachte.

Um ehrlich zu sein, schob ich die Symptome auf Stress und auf die Tatsache, dass ich vor Kurzem eine Fehlgeburt hatte und daher niedergeschlagen war. Als nach einigen Monaten die Symptome jedoch schlimmer anstatt besser wurden und meine Arbeit darunter litt, vereinbarte ich einen Termin bei meinem Hausarzt.

Ich dachte, dass ich unter Anämie litt und vielleicht ein Eisenpräparat brauchte. Nach ein paar Untersuchungen lautete die Diagnose Zöliakie. Ich hatte davon schon gehört, dachte aber, die Krankheit würde nur den Verdauungstrakt betreffen und nicht auch die Ursache für Erschöpfung und Brain Fog sein.«

Die häufigsten Symptome von Zöliakie betreffen in der Tat die Verdauung – Bauchschmerzen, Verdauungsstörungen, Verstopfung und stark riechender Durchfall, wie Angie ihn beschreibt. Zöliakie kann aber auch weitere Symptome wie Erschöpfung, Gewichtsverlust und Juckreiz auslösen. In Europa leidet weniger als ein Prozent der Bevölkerung unter dieser Erkrankung, dabei erkranken zwei- bis dreimal so viele Frauen wie Männer. Ein Bruchteil der Erkrankten leidet an neurologischen Komplikationen wie Gluten-Ataxie[18] und Nervenschäden (periphere Neuropathie)[19]. Während die meisten dieser ernsthaften, wenn auch relativ seltenen neurologischen Komplikationen von Zöliakie bekannt sind, weiß man bis heute sehr wenig über die weiter verbreiteten Brain-Fog-Symptome, welche die meisten Zöliakie-Patienten aufweisen. Obwohl kognitive Beeinträchtigungen im Zusammenhang mit Brain Fog messbar sind, psychologisch wie neurologisch nachgewiesen und sich bei einer glutenfreien Ernährung nach zwölf Monaten sichtlich bessern, sind sie noch immer nicht offiziell anerkannt.

Während weitere Studien nötig sind, ist es nach jetzigem Forschungsstand unwahrscheinlich, dass Gluten ein direkter Auslöser von Brain Fog ist. Vielmehr seien Entzündungen die Hauptursache. Nehmen Menschen mit Zöliakie Gluten zu sich, dann wird im Körper eine unangemessene Immunreaktion hervorgerufen, die zu Entzündungen führt, was wiederum in Brain Fog mündet.

Zöliakie geht mit Veränderungen in der Hirnstruktur einher. Die Größe der Hirnzellen nimmt leicht ab, und die weiße Substanz entzündet sich, was zu leichten Beeinträchtigungen von Gedächtnisleistung und Aufmerksamkeit führen kann sowie zu Problemen bei der Entscheidungsfindung und zu einer allgemeinen Verlangsamung – kurzum: zu der Art Brain Fog, die Angie und viele andere Zöliakie-Patienten schildern. Wie andere kürzlich mit Zöliakie diagnostizierte Patienten bemerkt Angie, wenn sie sich glutenfrei ernährt, eine Verbesserung ihrer Symptome. Nimmt sie hingegen aus Versehen Gluten zu sich, kehrt der Brain Fog zurück.

Gluten steckt vorwiegend in Weizen, Gerste, Roggen und Dinkel und den daraus hergestellten Lebensmitteln (Brot, Pasta, Cornflakes, Kekse, Kuchen, Tartes usw.). Gluten umfasst eine Gruppe klebriger Proteine (Klebereiweiß), die dafür sorgen, dass Brot beim Backen aufgeht und der Teig eine weiche, angenehm zu kauende Textur erhält. Nehmen an Zöliakie erkrankte Menschen Gluten zu sich, dann greift ihr Immunsystem das eigene Gewebe an.

Die einzige Behandlungsmöglichkeit besteht in einer glutenfreien Ernährung. Haben Sie das Gefühl, an Zöliakie zu leiden, wenden Sie sich an Ihren Hausarzt, sodass dieser die entsprechenden Tests durchführen kann, um Zöliakie auszuschließen oder zu diagnostizieren. Leiden Sie tatsächlich an dieser Autoimmunerkrankung und verzichten komplett auf glutenhaltige Nahrungsmittel, so lichtet sich womöglich der Nebel in Ihrem Gehirn. Am besten greifen Sie auf Lebensmittel zurück, die von Natur aus glutenfrei sind, anstatt auf glutenfreies Brot, glutenfreie Nudeln und andere Produkte, die speziell für Menschen mit einer solchen Unverträglichkeit verarbeitet werden, denn diese enthalten oft viele gesättigte Fette und zusätzlichen Zucker und sind dadurch womöglich ungesünder als die glutenhaltige Variante. Bedenken Sie außerdem, dass zahlreiche Produkte, die wir zu uns nehmen, wie Gewürze, Saucen, Dressings, Tee aus Teebeuteln, Pommes, Chili- und Currygerichte, der Kleber auf Briefumschlägen, bestimmte Lippenstifte und Körperlotionen, Schminke und Zahnpasta ebenfalls Gluten enthalten können.

In letzter Zeit hat sich im Zuge eines verstärkten Gesundheitsbewusstseins ein Trend zu glutenfreien Produkten wie Brot und Pasta abgezeichnet, selbst bei Menschen, bei denen nicht Zöliakie diagnostiziert wurde. Allerdings ist es für diese Personen nicht vorteilhaft, komplett auf Gluten zu verzichten, denn in den Ersatzprodukten stecken wie erwähnt viele gesättigte Fette, die sehr ungesund sind.

Hashimoto-Thyreoiditis

Konzentrationsschwierigkeiten sowie Depressionen sind typische Symptome dieser chronischen Schilddrüsenentzündung, die der häufigste Grund für eine Schilddrüsenunterfunktion (Hypothyreose) ist. Autoimmune Thyreoiditis beschädigt die Schilddrüse durch chronische Entzündung und reduziert so ihre Fähigkeit, Hormone zu produzieren. Die Krankheit trifft mehr Frauen als Männer und wird allgemein mit Kropf (vergrößerte Schilddrüse) und Nervosität in Verbindung gebracht. Wenn Sie sich müde und träge fühlen, an trockener Haut und Verstopfung leiden, eine heisere Stimme haben oder in der Vergangenheit Probleme mit der Schilddrüse hatten, dann sollten Sie mit Ihrem Hausarzt besprechen, ob Sie nicht auf diese Form der Thyreoiditis hin untersucht werden sollten.

Multiple Sklerose

Multiple Sklerose (MS) ist eine neurologische Erkrankung, bei der das körpereigene Immunsystem das Nervensystem und die weiße Myelinhaut angreift, welche die Kommunikationspfade im Gehirn schützt. Ohne diese Schutzhülle wird die Übertragung elektrischer Signale zwischen Gehirn und Wirbelsäule gestört; die Folgen sind verheerend. Außer mit Brain Fog kann Multiple Sklerose mit Schwierigkeiten beim Gehen und Sehen, mit Schmerzen, Blasenbeschwerden und Erschöpfung einhergehen.

Rund 700 000 Menschen in Europa haben MS, wobei zwischen 45 und 65 Prozent dieser Betroffenen in unterschiedlichem Maße auch unter Brain-Fog-Symptomen leiden (für diese Patientengruppe englisch auch *Cog-Fog* genannt). Diese umfassen die Beeinträchtigung der exekutiven Funktion, des Gedächtnisses, der Konzentrationsfähigkeit, der Verarbeitungsgeschwindigkeit, der visuellen Wahrnehmung und der Sprache, wobei normalerweise bei MS-Patienten immer nur ein oder zwei Bereiche der Kognition betroffen sind. Manche Menschen mit MS haben auch Schwierigkeiten, ihre Gefühle auszudrücken. MS trifft Frauen zwei- bis dreimal häufiger als Männer.

Rheumatoide Arthritis

Brain Fog ist eines der weniger bekannten Symptome von rheumatoider Arthritis, einer schmerzhaften Autoimmunerkrankung, die chronische abnorme Entzündungen in den Gelenken hervorruft. Die exekutive Funktion von Menschen mit hohem Schmerzniveau ist beeinträchtigt. Auch die Angstzustände und Depressionen, die mit derartig starken Schmerzen einhergehen, können unsere Kognition schwächen. Ist

Gewebe entzündet, kann es dem Gehirn Signale senden, die wiederum Erschöpfung und Unwohlsein auslösen. In einem gesunden Immunsystem regulieren Zytokine – die chemischen Botenstoffe des Immunsystems – die Reaktion auf die Bedrohung durch eine Infektion. Im Gehirn allerdings können diese Zytokine die Aktivität und Anzahl der Neurotransmitter beeinflussen und so unser Verhalten, unsere Emotionen und unsere Energielevel ändern. Etwa ein Prozent der Bevölkerung ist von rheumatoider Arthritis betroffen, darunter doppelt so viele Frauen wie Männer.

Sjögren-Syndrom

Beeinträchtigungen der kognitiven Funktion treten häufig bei Patienten mit primärem Sjögren-Syndrom auf. Tatsächlich stellen sie oft das erste klinische Symptom der Erkrankung dar und treten im Schnitt zwei Jahre vor der Diagnose auf. Beim Sjögren-Syndrom handelt es sich um eine chronische, systemische Autoimmunerkrankung, die etwa 20-mal häufiger bei Frauen auftritt als bei Männern. Tritt das Syndrom zusammen mit einer anderen vorangehenden Autoimmunerkrankung auf, wie etwa rheumatoide Arthritis oder systemischer Lupus erythematodes (SLE), dann bezeichnet man es als sekundäres Sjögren-Syndrom. Mehr als die Hälfte aller Patienten mit Sjögren-Syndrom haben noch weitere Autoimmunerkrankungen. Liegt keine andere Autoimmunerkrankung vor, so diagnostiziert man ein primäres Sjögren-Syndrom. Dieses Syndrom greift vor allem die Flüssigkeit produzierenden Drüsen im Körper an, wie Tränen- und Speicheldrüsen; trockene Augen und ein trockener Mund sind meistens die Folge. Auch Erschöpfung ist ein gängiges Symptom.

Niemals werde ich jene überwältigende Erschöpfung vergessen, die mich in den Jahren plagte, bevor bei mir das primäre Sjögren-Syndrom diagnostiziert wurde. Es war überwältigend. Ich war so erschöpft, dass ich kaum die Augen offen halten konnte. Der Sandmann hatte sich auf Dauer in meinen Augen eingerichtet. Wenn ich sprach, fühlte es sich an, als würde ich die Worte in Zeitlupe bilden und nuscheln. Dass ich die Dinge, die ich gern machen wollte, nicht bewältigen konnte, war unglaublich frustrierend. Ich bezeichne mich selbst als »Macherin«, packe Dinge direkt an, und genau deshalb fühlte sich diese Unfähigkeit wie reine Folter an.

Nachts musste ich viel husten, was meinen Schlaf störte und somit auch meine Leistungsfähigkeit tagsüber. Zusätzlich litt ich an enormen Schmerzen in Armen und Beinen. Eigentlich tat mir alles weh, selbst das Umrühren der Suppe. Ich konnte nicht einmal eine Tasche über der Schulter tragen, denn es fühlte sich so an, als würde sich der Riemen in meine Haut brennen. Ich machte nichts mehr außer meinem Promotionsstudium. Ich ging nicht mehr zum Sport, führte meine Hunde nicht mehr aus (keine Bange, das übernahm mein Mann), traf keine Leute mehr, konnte keine Aufgaben im Haushalt mehr erledigen, ja sogar das Haarewaschen unter der Dusche war mit Schmerzen verbunden, weil ich meine Arme dafür heben musste. Ich hatte mich von einem ambitionierten, energiegeladenen Menschen, der fünfmal pro Woche ins Fitnessstudio ging, zu einem Häufchen Elend verwandelt, das kaum die Augen offen halten und sich nur unter extremen Schmerzen bewegen konnte. Blutuntersuchungen deuteten auf eine Autoimmunerkrankung hin, und eine invasive Lippenbiopsie, die abgestorbene Speicheldrüsen zeigte, bestätigte die Diagnose:

primäres Sjögren-Syndrom. Wie bei vielen Frauen dauerte es Jahre, bis ich die Diagnose erhielt. Auch wenn es keine Heilung gibt, ist es doch eine große Erleichterung zu wissen, dass ich weder hypochondrisch bin noch mir alles einbilde.

Systemischer Lupus erythematodes (SLE)

Mit »Lupus Brain Fog« beschreiben Menschen, die an SLE leiden, ihre Schwierigkeiten beim Verarbeiten, Aufnehmen und Erinnern von Informationen. Brain Fog, Erschöpfung und Depressionen zählen zu den häufigsten Symptomen dieser Autoimmunerkrankung, die im ganzen Körper Entzündungen hervorruft. SLE kann mehrere Organe betreffen, so auch Haut, Gelenke und Lunge. Anzeichen und Symptome können zwischen den Patienten stark variieren; ein charakteristisches Anzeichen für SLE ist ein Schmetterlingserythem, ein roter Ausschlag auf Nasenrücken und Wangen. Die durch SLE ausgelöste Entzündung kann auch das zentrale Nervensystem angreifen und so zu Krampf- und Schlaganfällen führen. Weltweit leiden rund fünf Millionen Menschen an SLE, davon neunzig Prozent Frauen.

Typ-1-Diabetes

Ist Ihr Blutzucker instabil, zu hoch oder zu niedrig, dann kann das Brain Fog auslösen. Typ-1-Diabetes ist eine Autoimmunerkrankung, die sich durch abnorm hohe Blutzuckerspiegel auszeichnet. Bei diesem Typ Diabetes werden Zellen in der Bauchspeicheldrüse zerstört, sodass der Körper kein Insulin mehr produzieren kann, was wiederum erforderlich für die Produktion des Energielieferanten Glukose ist. Glukose ist der wichtigste »Treibstoff« unseres Körpers und somit auch entscheidend für ein gesundes Gehirn. Sind unsere Blutzuckerspiegel also zu niedrig, ist Brain Fog keine Überraschung. Im Gegensatz zu den meisten Autoimmunerkrankungen, von denen deutlich mehr Frauen als Männer betroffen sind, trifft Typ-1-Diabetes Männer und Frauen gleichermaßen, womöglich weil es durch eine vorangehende Virusinfektion ausgelöst wird. Rund acht Prozent aller Diabetespatienten leiden am Typ 1, rund neunzig Prozent an Typ 2, und die restlichen zwei Prozent verteilen sich auf andere Diabetes-Typen wie etwa Schwangerschaftsdiabetes.

Frühe Anzeichen für Typ-1-Diabetes sind häufiges Wasserlassen, permanentes Durstgefühl, verschwommene Sicht, Gewichtsverlust und Erschöpfung. Wenn Sie meinen, Sie könnten Typ-1-Diabetes haben, sprechen Sie mit Ihrem Arzt. Wurde bei Ihnen bereits dieser Typ Diabetes diagnostiziert, und leiden Sie an Brain-Fog-Symptomen, dann halten Sie sich am besten an die Empfehlungen Ihres Arztes in Bezug auf Arzneimittel, Ernährung und Blutzuckerspiegel.

Wenn Sie eine Art Tagebuch über Ihre Brain-Fog-Symptome führen und ebenfalls notieren, was Sie essen und welche Aktivitäten Sie verfolgen, dann fällt Ihnen das Erkennen von Mustern und Auslösern dieser Symptome leichter. Bestimmte Aktivitäten und Nahrungsmittel beeinflussen vielleicht Ihren Blutzucker auf verschiedene Weisen, sodass Sie im Anschluss anhand der Aufzeichnung Auslöser erkennen und in Zukunft vermeiden können.

Was ist Schmerz und wie beeinflusst er Brain Fog?

Das Empfinden von Schmerz steht häufig in Verbindung mit kognitiven Beeinträchtigungen, insbesondere bei Menschen, die mit chronischen, lang anhaltenden Schmerzen leben. Der Zusammenhang zwischen Schmerz und kognitiver Funktion ist komplex, gerade weil Schmerz häufig mit Stress, Abgeschlagenheit, Angstzuständen und Depressionen assoziiert wird, die ihrerseits die kognitiven Funktionen einschränken. Deshalb ist es schwierig, verlässliche Aussagen über den direkten Zusammenhang zwischen Schmerz und kognitiver Funktion zu treffen. Dennoch: Verstehen wir Schmerzen, die damit einhergehenden kognitiven Beeinträchtigungen und die möglichen Mechanismen, die den Auswirkungen von Schmerzen auf die Kognition zugrunde liegen, dann hilft uns das womöglich, Brain Fog zu verstehen und zu reduzieren.

Auch wenn es kontraintuitiv erscheint, gehört Schmerz zu unserer Abwehr. Er schützt uns, indem er unsere Aufmerksamkeit erregt und uns auf Verletzungen hinweist, sodass wir entsprechend reagieren, ergo verletzte Körperteile schonen oder unserem gesamten Körper eine Ruhepause gönnen.

Was ist Schmerz?

Würde ich Sie fragen, was Schmerz eigentlich ist, dann würde die Antwort sehr wahrscheinlich in etwa so lauten: ein unangenehmes, körperliches Gefühl. Würde ich Sie hingegen nach einer spezifischen Situation fragen, in der Sie deutlichen

Schmerz gespürt haben, würden Sie wohl kaum »Ich spürte einen starken, brennenden Schmerz« antworten, sondern vielmehr davon berichten, wie Sie sich fühlten, und diese Erfahrung mit früheren Schmerzerfahrungen vergleichen. Wahrscheinlich würde Ihre Beschreibung der von Dave ähneln: »Das waren entsetzliche Schmerzen, schlimmer als alles, was ich davor erlebt hatte. Ich dachte ernsthaft, ich würde sterben, hätte einen Herzinfarkt. Ich geriet total in Panik, obwohl ich das nicht wollte. Ich dachte: ›War es das jetzt? Sterbe ich jetzt hier allein, am Straßenrand?‹ Ich konnte kaum atmen und schaffte es fast nicht, den Notruf zu wählen.«

Dieser Ansatz, Schmerz zu beschreiben, ermöglicht es, unsere aktuelle Erfahrung einzuschätzen und zu entscheiden, wie wir am besten handeln. Um Schmerz bewusst zu erfahren, muss unser Hirn die Sinnesinformation erhalten, wahrnehmen und verarbeiten, sie sowohl kognitiv als auch emotional bewerten.

SCHMERZ: SPÜREN

Die Sinneswahrnehmungen (sehen, hören, riechen und schmecken) geschehen nur in bestimmten Sinnesorganen, die im Kopfbereich liegen. Unsere körperlichen Sinne hingegen nehmen Berührungen, Schmerz, Temperatur, Druck und Spannung auf unserer Haut und in inneren Organen wahr. Sie erkennen Veränderungen in unserer äußeren Umgebung und in unserem Körper. Mithilfe dieser Sinneseindrücke kann das zentrale Nervensystem entsprechend reagieren, um die Homöostase der Systeme und Vorgänge im Körper aufrechtzuerhalten und so für einen gesunden, funktionierenden Körper zu sorgen. Schmerzerfahrung unterscheidet sich von anderen Wahrnehmungen, gerade weil sie als Schutzmechanismus fungiert.

SCHMERZ: NERVENSYSTEM

Schmerz ist eine komplexe Sinneswahrnehmung, die grob als entzündlich, nozizeptiv oder neuropathisch eingeordnet werden kann. Wie zuvor erwähnt können chemische Stoffe, die bei der Entzündungsreaktion eine Rolle spielen, die Schmerzrezeptoren reizen, Schmerzen hervorrufen und schützende Verhaltensweisen provozieren, wie etwa die Schonung eines verstauchten Knöchels, indem man ihn nicht belastet. Neuropathischer Schmerz wird durch Erkrankungen oder Verletzungen des Nervensystems selber ausgelöst und tritt bei mehreren chronischen und autoimmunen Erkrankungen auf.

Nozizeptiver Schmerz ist trotz des ungewöhnlichen Namens der typische Schmerz, den wir empfinden, wenn wir körperlich Schaden nehmen, wie etwa bei einer Sportverletzung. Sicherlich haben Sie diesen Schmerz bereits gespürt, als Sie sich am Fuß oder Kopf gestoßen, eine Nasennebenhöhlenentzündung oder eine dicke Erkältung gehabt haben. Wird unser Körper verletzt oder beschädigt, dann gibt die betroffene Stelle die Informationen über den Gewebeschaden via unser Nervensystem an das Gehirn weiter.

TYPISCHER SCHMERZ – NOZIZEPTIVER SCHMERZ

Kommt etwas Schädliches mit unserem Körper in Kontakt, werden Schmerznervenfasern, genauer gesagt nozizeptive Nervenfasern, aktiviert. Die Information, dass Gewebe beschädigt wurde oder potentiell geschädigt werden kann, wird in elektrische Signale umgewandelt und über das periphere Nervensystem an die Wirbelsäule und schließlich an das Gehirn weitergeleitet, wo diese Signale wahrgenommen werden. Diese Form der Informationsverarbeitung heißt Nozizeption. Unser Nervensystem verfügt über Mechanismen, die einkommende Signale filtern, sodass aktivierte nozizeptive Nervenfasern nicht immer spürbaren Schmerz hervorrufen, insbesondere wenn nur wenige dieser Schmerzfasern gleichzeitig mit vielen taktilen Nervenfasern aktiviert werden. Im Grunde bedeutet das, dass es eine Schranke gibt: Berühren wir etwas, so reagieren unsere Nozizeptoren nur, wenn dieser Reiz stark genug für eine Verletzung ist. Nozizeptiver Schmerz ist akut und nimmt mit Zeit und Heilung ab.

Es gibt zwei Arten Schmerzfasern, schnelle und langsame, die beim Wahrnehmen von Schmerz aktiviert werden können. Wir spüren sofort Schmerz, wenn – wie im Falle eines verstauchten Knöchels – die schnellen Nozizeptoren Informationen an bestimmte Neuronen in der Wirbelsäule senden. Dann spüren wir einen scharfen, stechenden Schmerz, denn diese schnellen Schmerzfasern senden ein Warnsignal aus, dass Gewebeschaden vorliegt oder droht.

Nimmt die Intensität des Schmerzreizes zu, werden in der zweiten Phase der Schmerzwahrnehmung die langsamen Nervenfasern hinzugezogen. Die geben Informationen bezüglich der Schmerzintensität an die Neuronen in der Wirbelsäule weiter, sodass wir ein Brennen oder Ziehen spüren. Diese Phase ist unangenehmer als die erste und weitläufiger verteilt, sie setzt verzögert ein. Schmerzsignale werden die Wirbelsäule hinauf weitergeleitet an verschiedene Bereiche des emotionalen und des rationalen Gehirns.

CHRONISCHER SCHMERZ

Menschen mit chronischem Schmerz berichten häufig von kognitiven Beeinträchtigungen. Schmerz, der länger als drei bis sechs Monate andauert, gilt als chronisch. Im Grunde bedeutet »chronisch« in diesem Falle, dass die Schmerzsignale, nachdem die Erkrankung oder die Verletzung, welche die Schmerzen verursacht hat, geheilt ist, noch immer da sind. Chronischer Schmerz ist bekanntlich äußerst schwer zu behandeln. Etwa 19 Prozent der Europäer leben mit mäßigen bis starken Schmerzen, und nur die Hälfte von ihnen erhält eine angemessene Schmerztherapie. Leiden Sie an chronischem Schmerz und haben den Eindruck, keine angemessene Therapie zu erhalten, dann wenden Sie sich an Ihren Arzt. Sind Sie nach dem Gespräch noch immer unzufrieden, dann holen Sie eine zweite Meinung ein, von einem Arzt oder Schmerzexperten. Leiden Sie an chronischem Schmerz und haben noch keinen Arzt konsultiert, dann machen Sie schnellstmöglich einen Termin aus.

Chronischer Schmerz kann entzündlich sein, wie bei den weiter oben beschriebenen Autoimmunerkrankungen. Er kann aber auch idiopathisch sein, was bedeutet, dass es keine bekannte Ursache oder Erkrankung gibt, oder neuropathisch.

Neuropathischer Schmerz ist per Definition chronisch und kann sich mit der Zeit verschlimmern. Verschiedene Faktoren tragen zu neuropathischem Schmerz bei: abnorme Aktivität der Nozizeptoren, Sensibilisierung der zentralen und peripheren Nerven, Störung der Mechanismen, die normalerweise die Schmerzantwort filtern oder unterdrücken, krankheitsbedingte Aktivierung bestimmter Immunzellen. Das System, das eigentlich Schmerz kontrolliert und reguliert, ist gestört oder beschädigt, was zum neuropathischen Schmerzsyndrom oder zu chronischem Schmerz führt. Angeborene Faktoren (möglicherweise genetisch) können in Einzelfällen neuropathischen Schmerz hervorrufen.

Die meisten Schmerz verursachenden Erkrankungen können neuropathischen Schmerz bei Menschen auslösen, die anfällig für beispielsweise Diabetes, Multiple Sklerose, Gürtelrose, HIV, Krebs und Vitaminmangel sind. Auch die Behandlung von Krebs, eine Verletzung, die Nerven beschädigt, oder ein Nervenproblem (zum Beispiel Karpaltunnelsyndrom) können neuropathischen Schmerz auslösen.

Fibromyalgie

Fibromyalgie ist eine chronische Schmerzerkrankung, die mit Brain Fog und den dafür typischen kognitiven Beeinträchtigungen in Zusammenhang steht, auch »Fibro-Fog« genannt. Studien legen nahe, dass Fibromyalgie derart auf die Verarbeitung von Schmerzsignalen durch unser Hirn einwirkt, dass die Schmerzwahrnehmung erhöht wird. Dieses Schmerzsyndrom zeichnet sich durch weitverteilte Schmerzen und muskuloskelettale Schmerzen aus, häufig in Kombination mit Erschöpfung und Schlafstörungen, etwa wenn man völlig unerholt aufwacht. Fibro-Fog beeinträchtigt die Konzentrationsfähigkeit und somit die Ausführung mentaler Aufgaben. Menschen mit Fibromyalgie leiden häufig auch unter weiteren Schmerzen wie Migräne, Kopf-, Rücken-, Nacken-, Bauchschmerzen, aber auch unter Verdauungsstörungen wie etwa dem Reizdarmsyndrom, andere wiederum unter Stimmungsschwankungen oder psychischen Störungen. Die Symptome von Fibromyalgie können nur für sich oder gemeinsam mit anderen Autoimmunerkrankungen, wie rheumatoide Arthritis, SLE oder Sjögren-Syndrom, auftreten.

Mein Rheumatologe führte meinen Schmerz auf das Sjögren-Syndrom zurück und erklärte mir, dass ich mit ihm leben müsste. Als ich jedoch an einen anderen Rheumatologen überwiesen wurde, diagnostizierte er bei mir Fibromyalgie, nachdem die Untersuchung ergeben hatte, dass ich bei der bloßen Berührung der achtzehn Druckpunkte meines Körpers extremen Schmerz spürte. Erst später erfuhr ich, dass diese beiden Syndrome häufig gemeinsam auftreten und manche Ärzte der Meinung sind, dass Fibromyalgie ein psychosomatisches Phänomen ist, während andere wiederum meinen, sie gehöre zum Sjögren-Syndrom.

Angesichts dieser Kontroverse haderte ich eine Weile damit, offen über meine Fibromyalgie-Diagnose zu sprechen. Ich weiß, dass vielen Menschen gesagt wird, der entsetzliche Schmerz, den sie empfinden, befände sich lediglich in ihrem Kopf. Sie fühlen sich nicht ernst genommen. Mein Standpunkt als Neurowissenschaftlerin ist: Jeder Schmerz wird vom Gehirn verarbeitet, und somit findet jeder Schmerz im Kopf statt.

Unbeachtet der Diagnose war Genesung mein Ziel. Mein Rheumatologe riet mir, trotz der Schmerzen Sport zu treiben. Er verschrieb mir ein starkes Schmerzmittel für meine muskulären Schmerzen und ein weiteres für meinen Kopf. Die Kombination aus Medikamenten und Sport wirkte Wunder: Der Muskelschmerz ließ nach, und mein Schlaf verbesserte sich.

Leider blieben die Kopfschmerzen. Mit der Zeit machte ich mir Sorgen, weil die Schmerzen in meinem Körper zwar erheblich nachgelassen hatten, die Kopfschmerzen und der Brain Fog aber schlimmer wurden. Da meine Mutter an Demenz litt, beunruhigten mich diese kognitiven Symptome sehr. Andererseits war ich mir bewusst, dass die Medikamente mit einer starken Beruhigungswirkung sehr wohl meinen Brain Fog verstärken könnten. Deshalb beschloss ich, diese Arzneimittel nach und nach abzusetzen und zu beobachten, ob sich mein Brain Fog verbesserte. Doch nach einigen Wochen kehrte der Schmerz mit aller Kraft zurück, und ich nahm die Medikamente wieder ein. Als ich mit meinem Rheumatologen über meine Bedenken sprach, verwies er mich an einen Neurologen. Zum Glück brachte der MRI-Scan keine schlechten Neuigkeiten. Dafür stellte der Neurologe fest, dass meine Kopfschmerzen keine Symptome von Fibromyalgie oder Sjögren-Syndrom waren, sondern chronische Migräne.

Migräne

Migräne ist eine chronische, neurologische Erkrankung, die sich durch Schmerzattacken, Erbrechen, Sehstörungen und Brain Fog auszeichnet. Dreiundzwanzig Prozent der europäischen Bevölkerung, darunter dreimal so viele Frauen wie Männer, sind von dieser Erkrankung betroffen. Brain Fog tritt normalerweise nach einem Migräneanfall auf, teils allerdings auch davor und kann ein paar Stunden, aber auch mehrere Tage oder länger andauern. Fast siebzig Prozent der Migräne-Patienten berichten von gleichzeitig auftretendem Brain Fog.

In den letzten Jahren habe ich gemeinsam mit meinem Neurologen nach mehreren Versuch-und-Irrtum-Erfahrungen eine prophylaktische[20] Behandlungsmethode für Migräne gefunden, die bei mir wirkt. Zwar leide ich noch immer an Kopfschmerzen, aber sie sind nicht mehr so stark wie früher. Ich treibe regelmäßig Sport, was einen großen Teil dazu beitrug, dass ich die starken Arzneimittel, die mir mein Rheumatologe verschrieben hatte, allmählich absetzen konnte. Hin und wieder habe ich durch Fibromyalgie ausgelöste Schmerzen, teils in Kombination mit Brain Fog, die ich als Warnung hinnehme kürzerzutreten. Ich ruhe mich dann einfach aus und warte ab.

Schmerz und Kognition

Es gibt deutliche Evidenz dafür, dass die exekutive Funktion, die Aufmerksamkeit, das Gedächtnis und die allgemeine Kognition von Schmerzpatienten beeinträchtigt sind. Mit chronischen Schmerzen fällt es uns schwerer, unsere Emotionen zu kontrollieren, womöglich neigen wir zu impulsivem, hektischem Verhalten, was nicht immer angebracht ist. Diese Abweichungen von unseren üblichen Verhaltensmustern der exekutiven Kontrolle können sich gravierend auf unsere zwischenmenschlichen Beziehungen auswirken und andere, aber auch uns selbst, zu der Annahme bringen, wir seien eine vollkommen andere Person geworden.

Schmerz verlangt per se nach unserer Aufmerksamkeit. Alle anderen Reize und Sinneswahrnehmungen müssen gezwungenermaßen mit Schmerz um die begrenzten Ressourcen unseres Hirns kämpfen. Schmerz kann zudem die Kontrollmechanismen des Hirns stören, die all das herausfiltern, was nichts mit der gerade zu bewältigenden Aufgabe zu tun hat. Leiden Sie an konstanten Nervenschmerzen, so können Sie sich nur schwer auf etwas anderes konzentrieren. Aber genauso schwer fällt es dann, das Radio oder die Autoalarmanlage auszublenden, um zu hören, was Ihr Ehemann Ihnen gerade sagen will. Da überrascht es nicht, dass Menschen mit Fibromyalgie, chronischen Schmerzen im unteren Rücken und diabetischer Neuropathie unter Konzentrationsstörungen leiden.

Chronischer Schmerz, insbesondere bei Fibromyalgie, scheint verschiedene Gedächtnisfunktionen zu beeinträchtigen, wie das verbale Gedächtnis, das Arbeitsgedächtnis, das Erinnerungsvermögen, die Fähigkeit zur Wiedererkennung und das räumliche Gedächtnis. Natürlich können auch die Fibromyalgie begleitende Abgeschlagenheit und Depression Gedächtnisstörungen hervorrufen oder verstärken.

Mit allgemeinen Kognitionstests können verschiedene kognitive Bereiche untersucht werden. Sie sind ein erster Schritt, um zu bestimmen, ob bei einem Patienten weitere spezielle Untersuchungen nötig sind. Menschen mit chronischen Schmerzen, die durch unterschiedliche Erkrankungen hervorgerufen werden, erhalten häufig entsprechend schlechte Testergebnisse, sodass weitere Untersuchungen nötig werden.

Warum verursacht Schmerz Brain Fog?

Die Nervensysteme, die bei Schmerz und Kognition eine Rolle spielen, sind eng miteinander verbunden und können sich gegenseitig beeinflussen. Schmerz verbraucht Ressourcen und beeinträchtigt die Gehirnchemie sowie die Fähigkeit unseres Gehirns, sich Veränderungen anzupassen. Das passiert über ein Netzwerk miteinander verbundener Hirnregionen und kann daher zu einer kognitiven Beeinträchtigung des gesamten Netzes führen.

Die Frontallappen sind für die exekutive Funktion verantwortlich. Tierstudien ergaben: Schrumpft ein bestimmter Bereich in den Frontallappen, so setzen Angstzustände ein, die in Zusammenhang mit Schmerz stehen. Weitere Studien zeigten einen Zusammenhang zwischen einer vergrößerten Amygdala und Schmerz. Das heißt, im Grunde schrumpft der rational denkende Teil unseres Gehirns, während der für Angst und Emotionen zuständige Teil an Größe zunimmt. Forschungen legen nahe, dass die Kombination dieser Veränderungen schmerzbedingte kognitive Beeinträchtigungen zur Folge hat.

Der Hippocampus spielt eine entscheidende Rolle beim Erinnern und Lernen. Der Stressor Schmerz kann das Wachstum neuer Neuronen im Hippocampus unterdrücken, was sich negativ auf unsere Fähigkeit zu erinnern und zu lernen auswirkt. Der Wachstumsfaktor BDNF (*brain-derived neurotropic factor*, deutsch etwa: »vom Gehirn stammender neurotropher Faktor«) ist ein Protein, welches das Wachstum von Neuronen ankurbelt, wie ein Dünger, der Pflanzen schneller wachsen und gedeihen lässt. Schmerz scheint eben diesen Dünger im Gehirn zu reduzieren, sodass weniger Neuronen heranwachsen und sich weniger Hirnverbindungen zwischen Neuronen bilden.

Schmerzverarbeitung und Kognition gebrauchen teils dieselben Neurotransmittersysteme. Es ist daher möglich, dass Brain Fog eine Folge von durch Schmerz ausgelösten Veränderungen der chemischen Botenstoffe und der Signalübertragung darstellt. Andererseits kann Brain Fog, der zusammen mit chronischem Schmerz auftritt, auch einfach nur das Resultat des Kampfes um begrenzte Hirnressourcen sein.

Arzneimittel

Arzneimittel können zur Bekämpfung und Behandlung von Infektionen, Schmerz, Autoimmunerkrankungen, Krebs und anderen gesundheitlichen Problemen eingesetzt werden. Leider können Arzneimittel Nebenwirkungen haben, die Brain-Fog-Symptome hervorrufen oder verstärken. Für manche Menschen sind diese neu auftretenden Symptome belastender als die ursprünglichen Beschwerden.

Chemotherapie

Verschiedene Typen von Arzneimitteln werden eingesetzt, um Krebszellen zu töten und zu verhindern, dass sie sich reproduzieren und im Körper streuen. Während oder nach der Chemotherapie leiden rund siebzig Prozent der Patienten an Brain Fog, der meistverbreiteten Nebenwirkung, englisch auch »chemo brain« oder »chemo fog« genannt. Zum Glück verschwinden die Symptome spätestens einige Monate nach Therapieende von allein. In einem von vier Fällen dauern sie jedoch mehrere Jahre, in Einzelfällen bis zu 15 Jahre an. Am meisten davon betroffen sind exekutive Funktion, Aufmerksamkeit, Arbeitsgedächtnis und Verarbeitungsgeschwindigkeit. Frauen, die wegen Brustkrebs behandelt werden, sind besonders stark von diesen Nebenwirkungen betroffen. Einige Brustkrebspatientinnen leiden bereits vor Beginn der Behandlung an Brain Fog, was in diesen Fällen auf den Tumor selbst, Stress oder operative Eingriffe zurückzuführen ist. Aber auch in diesen Fällen beeinträchtigt die Chemotherapie die kognitiven Funktionen noch weiter.

Chemotherapie kann die Größe unseres Gehirns reduzieren und Aktivitätsmuster verändern. Neuere Studien legen nahe, dass Brain Fog im Zusammenhang mit Chemotherapie in der Folge von Gehirnentzündung und Wachstumsrückgang neuer Neuronen im Hippocampus auftritt. Patienten berichten von Gedächtnis- und Konzentrationsstörungen, die höchstwahrscheinlich durch eine Schädigung von Hippocampus und Frontallappen ausgelöst werden.

Chemotherapie zielt auf die Tötung sich schnell vermehrender Krebszellen ab, kann aber auch gesunde Zellen zerstören. Die bei der Behandlung von Brust-, Eierstock-, Dickdarm- und Mastdarmkrebs eingesetzten Medikamente schädigen bestimmte Arten von Hirnzellen. Einige dieser Arzneimittel greifen die Myelinhaut, welche die Axone zwischen den Hirnzellen schützt, an und stören so die neurale Kommunikation, da die entsprechenden Signale nicht mehr einwandfrei übertragen werden können.

Andere Arzneimittel

Leider können die zur Behandlung von Schmerz, Autoimmunerkrankungen, Angstzuständen und Depressionen verschriebenen Arzneimittel Brain Fog als Nebenwirkung hervorrufen oder die bestehenden Symptome verstärken. Weitere mit Brain Fog in Zusammenhang gebrachte Medikamente sind: Antihistaminika, Blutdruckmittel, Tabletten gegen Übelkeit und bestimmte Schlafmittel. Auch Wechselwirkungen verschiedener Arzneimittel können Brain Fog verursachen.

Nicht alle Arzneimittel beeinträchtigen die Kognition. Haben Sie jedoch das Gefühl, Ihr Brain Fog könnte eine Nebenwirkung von Arzneimitteln sein, dann sprechen Sie mit Ihrem behandelnden Arzt. Womöglich gibt es alternative Behandlungsmethoden. Setzen Sie verschreibungspflichtige Medikamente nie ab, ohne vorher mit Ihrem Arzt gesprochen zu haben, denn das kann Ihre Gesundheit stark gefährden und im schlimmsten Fall tödliche Folgen haben. So kann das eigenständige Absetzen eines Herzmedikaments einen Herzinfarkt verursachen.

Alte Verbündete

In uns leben Billionen Mikroben. Ehrlich gesagt denke ich da nicht gern drüber nach, denn ich habe eine sehr bildlich veranlagte Fantasie. Ich sehe mir Mikroben auch nicht gern unter dem Mikroskop an, ebenso wenig wie Fossilien oder vergrößerte Darstellungen von Bettwanzen. Wenn ich das nur schreibe, schüttelt es mich schon. Trotzdem: Einige der in unserem Verdauungstrakt lebenden Mikroben schützen uns gegen schädliche Keime und können Brain Fog deshalb beeinflussen. Ganz sicher spielen sie bei Angstzuständen und Depressionen – beides steht mit Brain Fog im Zusammenhang – eine Rolle.

Mikroben sind wahrhaftig überall. Sie sind Meister der Reproduktion und halten nichts von Kreuzungen oder genetischen Neuerfindungen. Alle zwanzig Minuten mutieren sie. Vor Millionen von Jahren wurden Bakterien und Tiere (später inklusive der Menschen) zu Verbündeten mit einem Ziel: unser aller Überleben. Der warme, feuchte Verdauungstrakt des Menschen mit nie endender Versorgung war der perfekte Aufenthaltsort für nützliche Bakterien. Sie erhalten von uns also Kost und Logis, und im Gegenzug helfen sie uns, Nahrung zu verdauen, und schützen uns zudem vor Pathogenen – die sozusagen erste Form der bakteriologischen Kriegsführung.

Diese Nutzbakterien wehren nicht nur schädliche Mikroben ab, sondern holen auch das Maximum aus jeder einzelnen von uns aufgenommenen Kalorie heraus und produzieren einige lebenswichtige Vitamine. Jene Bataillone von Mikroben in unserem Verdauungssystem werden als Mikrobiota bezeichnet. Neben Bakterien gibt es noch ganze Scharen von Viren, einzelligen Protozoen, Archaeen (Urbakterien) und Pilzen. Die Autoren Anderson, Scott und Cryan von *The Psychobiotic Revolution* behaupten, wir seien hybride Wesen, teils Mensch, teils Mikrobiota, wobei die mikrobischen Gene den menschlichen Genen zahlenmäßig überlegen sind, und zwar um das Hundertfache. Auch wenn die Erkenntnis für Schauer oder Gänsehaut sorgt: Die Gesamtheit aller Mikroben bildet im Grunde ein Organ in unserem Körper.

Darm-Hirn-Achse

Die Darm-Hirn-Achse funktioniert in zwei Richtungen, wobei sie das zentrale Nervensystem (ZNS) mit dem enterischen Nervensystem (ENS) verbindet. Letzteres besteht aus einem Netzwerk von Neuronen, welche die Funktion des Magen-Darm-Trakts steuern. Die Mikroben in unserem Verdauungstrakt nutzen unser Nervensystem, Hormonsystem, Immunsystem, Lymphsystem und unseren Blutkreislauf, um mit dem emotionalen und dem rationalen (denkenden) Gehirn zu kommunizieren. Da all diese Systeme miteinander interagieren, ist es nicht ganz angebracht, wenn wir nur über eines davon sprechen.

Unsere Mikrobiota kommuniziert direkt mit den Neuronen in unmittelbarer Umgebung von Magen und Darm und wird manchmal auch als »zweites Gehirn« bezeichnet. Studien legen nahe, dass die Mikroben in unserem Verdauungstrakt beteiligt sind am Regulieren von Angstzuständen, Stimmungen, Schmerzen und Kognition. Sorgen wir also für eine gesunde Mikrobiota, dann vermeiden wir womöglich Brain Fog, da wir Angst und Depressionen vermeiden, die meistens zu Brain Fog führen.

Geben wir Essensgelüsten nach, dann werden diese meist ausgelöst durch die Mikroben in Magen und Darm. Mikroben verursachen auf zwei Arten Essensgelüste: Entweder machen sie es mit der Peitsche und produzieren Toxine, die dafür sorgen, dass wir uns schlecht fühlen, wenn wir nicht das essen, was die Mikroben brauchen. Oder sie benutzen die Zuckerbrot-Methode und beeinflussen unsere Geschmacksknospen. Das passiert, indem sie Opioid- und Cannabinoid-Rezeptoren[21] stimulieren und Glückshormone wie Dopamin und Serotonin ausschütten. Je nachdem, welche Strategie die Mikroben wählen, fühlen wir uns erbärmlich oder glücklich. Während einer Schwangerschaft sorgen die hormonellen Schwankungen auch für Veränderungen in der Mikrobiota des Verdauungstraktes der werdenden Mutter, sodass es zu den typischen, teils sehr ungewöhnlichen Essensgelüsten kommt. Nicht immer ist es von Vorteil, auf seinen Bauch zu hören, wie Menschen, die immer ihren Appetit auf Süßes oder Fettiges stillen und davon chronisch krank werden, bestätigen können.

Eine Magen-Bypass-Operation ist ein drastischer Schritt auf dem Weg zum Gewichtsverlust und gilt allgemein als »Goldstandard« der operativen Möglichkeiten in Sachen Gewichtsabnahme. Keine Sorge, ich werde Ihnen nicht zu einem solchen Eingriff raten, nur damit Sie schneller satt werden, möchte aber darauf hinweisen, dass wir in diesem Zusammenhang viel über durch Mikroben ausgelöste Essensgelüste erfahren können. Die meisten vorliegenden Erkenntnisse zum Einfluss von Mikroben auf unser Essverhalten stammen aus Experimenten mit Mäusen, die leichter als Menschen zu untersuchen sind, und aus Experimenten mit Fliegen, die nur wenige andere Bakterienarten aufweisen als Menschen. An dieser Stelle möchte ich Sie warnen: Im Folgenden geht es relativ detailliert um Experimente mit Katzenurin und Mäusen. Schaffen Sie es, Ihren Ekel hintanzustellen, können die folgenden Erkenntnisse über Mikrobiota sehr faszinierend sein!

Katzenurin riecht nicht besonders angenehm, gelinde ausgedrückt. Auch Mäuse empfinden den Geruch als abstoßend und weichen meistens entsprechend aus, was eine gesunde Reaktion ist, denn Katzenurin enthält einen Parasiten namens Toxoplasma gondii, der für Mäuse fatale Folgen haben kann. Wie kann das sein, und was hat das mit Darmbakterien zu tun, die bei uns Heißhunger auslösen? Nun, Mäuse, die sich mit dem Parasiten infizieren, entwickeln einen Heißhunger auf Katzenurin, was wiederum bedeutet, dass sie früher oder später von der Katze verspeist werden. Was für die Maus das Verderben bedeutet, nährt wiederum die Katze und ist essentiell für den Lebenszyklus des Parasiten. Als Mensch können wir uns also glücklich schätzen, dass unser Heißhunger weniger lebensbedrohlichen Dingen gilt. Doch Achtung: Auch wenn Schokolade leckerer sein mag als Katzenpisse, so kann es verheerende Folgen für uns haben, wenn wir unseren Gelüsten nach Zucker und gesättigten Fetten ständig nachgeben.

Ein Magen-Bypass sorgt für erhebliche Veränderungen in der Mikrobiota des menschlichen Verdauungstrakts und geht – das ist keine Überraschung – mit einer deutlichen Veränderung der Essensgelüste einher. Nach einem solchen Eingriff hat man für gewöhnlich keinen Heißhunger mehr auf Süßes und Fetthaltiges. Der Erfolg der Operation lässt sich sehr wahrscheinlich weniger auf die Verkleinerung des Magens als auf das Ende der Heißhungerattacken zurückführen. Diese Erkenntnis ruft bei mir Demut hervor – ebenso wie die Geschichte des Mannes, der ohne Testosteron lebte und nach Feststellen dieses Mangels erkannte, welche weitreichenden Auswirkungen Letzterer auf sein Leben und seine Selbstwahrnehmung hatte. Zum Glück müssen Sie sich Ihren durch Darmbakterien ausgelösten Essengelüsten nicht wehrlos ausliefern: In Kapitel 10 lernen Sie einfache Methoden für eine starke, gesunde Mikrobiota kennen.

Erkennt unsere Mikrobiota einen Schadstoff, so alarmiert sie das Immunsystem und startet einen Angriff. Sie versucht, den

Eindringling verhungern zu lassen oder zu vergiften. Unser Bauchhirn ist in diesem Moment alarmiert und greift ein, um das System von dem Eindringling zu befreien. Es sagt uns, wir sollten möglichst schnell eine Toilette aufsuchen, während wir Angst oder Panik empfinden. Unser Immunsystem kann uns gemeinsam mit der Mikrobiota vor Pathogenen schützen, die zum ersten Mal unseren Körper anfallen – unglaublich oder?

Wir sind darauf programmiert, in für Krankheit typische Verhaltensweisen zu verfallen, wenn unsere mikrobiellen Schutzmauern von Keimen überwunden wurden: Wir ziehen uns ins Bett zurück, ruhen und sammeln neue Kräfte, um diesen Keim zu bekämpfen. Dauert dieses Rückzugsverhalten länger an, kann es Depressionen ähneln oder gar in Depressionen übergehen. Je nachdem, wie stark die durch den Keim hervorgerufene Entzündung im Körper ausfällt, können sich Angstzustände oder Panik mit Depressionen abwechseln – beide Phänomene stehen in Zusammenhang mit Brain Fog. Natürlich können auch externe Ereignisse und Erfahrungen Angst oder Depressionen auslösen und so negativen Einfluss auf unsere Mikrobiota nehmen, die wiederum entsprechende Signale für Angst und Depressionen an unser Hirn sendet.

Einzeller-Bakterien bilden in unserem Verdauungstrakt eine Art Militärstützpunkt, bestehend aus Tausenden verschiedenen Spezies, die harmonisch in einem Biofilm[22] zusammenleben. Zudem helfen sie unserem Immunsystem und schützen uns vor Pathogenen. Diese verschiedenen Spezies kommunizieren untereinander über Moleküle, darunter auch Neurotransmitter. Da sie so gut zusammenarbeiten, funktionieren sie praktisch wie ein mehrzelliges Organ. Ein gut aufgestellter, ausgeglichener Biofilm ist in der Lage, uns vor Pathogenen zu schützen, sodass unser Magen-Darm-Trakt ein Leben lang vor Entzündungen verschont bleibt. Geraten unsere Darmbakterien jedoch aus dem Gleichgewicht, sind Entzündungen, kognitive Beeinträchtigungen, Angstzustände und Depressionen womöglich die Folge.

Während Darmbakterien uns einerseits vor Schadstoffen schützen, können sie andererseits leichte Entzündungen und Angstzustände hervorrufen. Unser Immunsystem benutzt Zytokine, um andere Immunzellen zu alarmieren und eine Reaktion auszulösen. Einige Zytokine sind entzündlich, einige entzündungshemmend. Ist eine Entzündung chronisch, können mit der Zeit Depressionen und Angstzustände einsetzen. Auch Stress kann unser Immunsystem beeinträchtigen, denn während der Stressantwort fährt unser Gehirn die Immunreaktion herunter, um Energie zu sparen, was bedeutet, dass Krankheitserreger eindringen und Schaden im Darm anrichten können. Ein gesunder Darm verfügt über eine Schranke, die ganz genau kontrolliert, was in den Blutkreislauf gelangt, etwa Nährstoffe. Ist der Darm geschwächt, kann es sein, dass diese Schranke durchlässiger wird und halb verdautes Essen, Schadstoffe und Krankheitserreger in das Blut gelangen, was wiederum zu weiteren Entzündungen führen kann. Dadurch wird man kränker und kränker; die Wahrscheinlichkeit einer Depression steigt.

Die Nervenfasern entlang unseres Verdauungstrakts können mit dem Hypothalamus im Gehirn kommunizieren. In Kapitel 4 habe ich Ihnen den Hypothalamus als eine der wichtigsten Drüsen unseres Hormonsystems vorgestellt. Er befindet sich im emotionalen Gehirn und bildet sozusagen die Brücke zwischen Hormon- und Nervensystem. Mit besonderen Nervenzellen, die das Blut auf Entzündungsanzeichen testen, kann der

Hypothalamus die Blut-Hirn-Schranke durchbrechen. Die Immunzellen im Darm identifizieren sowohl gute als auch schädliche Mikroben, indem sie Stücke von ihnen abtrennen, die wiederum über Blutkreislauf und Lymphsystem weitergetragen werden. Der Hypothalamus reagiert auf alle identifizierten Zellen, besonders stark und ausführlich jedoch auf potentiell gefährliche Zellen, indem er Alarmsignale an Hypophyse (Hirnanhangdrüse) und Nebennieren sendet. Diese HPA-Achse, die Hypothalamus-Hypophyse-Nebennierenrinden-Achse, ist der wichtigste Kommunikationskanal zwischen Darm und Hirn. Als Reaktion auf Entzündungsmarker schüttet sie Kortisol und andere Stresshormone aus. In Kapitel 8 erfahren Sie mehr über Stressreaktionen und deren Zusammenhang mit Brain Fog, Angstzuständen und Stimmungsschwankungen.

Immunsystem, Entzündungen, Schmerzen, Darmbakterien und Arzneimittel leisten einen großen Beitrag, wenn es darum geht, uns vor Infektionen zu schützen. Dennoch können Autoimmunerkrankungen, chronische Schmerzen, andauernde Entzündungen, eine gestörte Mikrobiota und Nebenwirkungen von Arzneimitteln indirekt zu Brain Fog führen, da sie uns ängstlich oder depressiv werden lassen und das Wachstum neuer Neuronen und Verbindungen zwischen ihnen unterdrücken können.

Teil zwei

KRAFT

6

Kraft: Ein gesundes Gehirn

Gehirngesundheit

Wahrscheinlich haben Sie heute Morgen Ihre Zähne geputzt, und ich gehe stark davon aus, dass Sie sie heute Abend wieder putzen werden. Und nun antworten Sie bitte ehrlich auf folgende Frage: Haben Sie heute bewusst etwas für Ihre Gehirngesundheit getan? Irgendetwas? Wahrscheinlich gehört die Gesundheit Ihres Gehirns nicht so wie die Ihrer Zähne zur täglichen Routine. Wenn man es genau bedenkt, ist das eigentlich ziemlich verrückt.

Natürlich sind gesunde Zähne extrem wichtig, denn wir brauchen unsere Zähne zum Essen, Sprechen und Lächeln. Aber unser Gehirn brauchen wir für einfach *alles*. Es gibt nichts, was wir ohne es tun könnten. Ohne unser Gehirn könnten wir nicht stehen, sitzen, sprechen, gehen, online shoppen, Kommentare auf Instagram posten, lachen, weinen, lieben oder lügen. Selbst Zähneputzen ginge ohne unser Gehirn nicht. Deshalb ist ein gesundes Gehirn so wichtig.

Als Kind hat Ihnen ein Erwachsener womöglich den Begriff »Investition« erklärt. Und selbst wenn nicht, so haben Sie doch von klein auf verstanden, dass eine bestimmte Tätigkeit, in die Sie jetzt investieren, wie das Putzen Ihrer Zähne, sich in der Zukunft auszahlt – in Form gesunder, langlebiger Zähne. Zudem haben Sie irgendwann erfahren, dass zusätzliche Maßnahmen wie das Gebrauchen von Zahnseide, zuckerarme Ernährung sowie regelmäßige Termine beim Zahnarzt das Risiko von Zahnschmerzen und Karies minimieren. Dennoch realisieren Sie als Erwachsener, dass Ihre Investition keine absolute Garantie beinhaltet, selbst wenn Sie den Empfehlungen Ihres Zahnarztes genau folgen. Sie sind nicht vollkommen gegen Zahnschmerzen geschützt oder benötigen zusätzliche zahnärztliche Behandlungen. Trotzdem wissen Sie sicher: Sie sind in einer besseren Situation, als Sie es ohne das tägliche Putzen wären.

Das Gleiche gilt für Ihr Gehirn. Wir wissen, es gibt bestimmte Aktivitäten und Dinge, die wir tagtäglich tun können, um unser Gehirn zu stärken. Genau wie bei der Zahnpflege ist auch eine die Gesundheit des Gehirns fördernde Gewohnheit keine absolute Garantie, aber wir wissen: So ist unser Gehirn in einem besseren Zustand als ohne diese Gewohnheit.

Brain-Fog-Symptome treten auf, wenn das Gehirn durch einen der folgenden Faktoren übermäßig beansprucht wird: schlechter Schlaf, chronischer Stress, schlechte oder mangelhafte Ernährung, Vorerkrankungen, Hormonschwankungen, Arzneimittel. Daneben gibt es noch weitere Faktoren, die bekanntermaßen Brain Fog hervorrufen. Doch die gute Nachricht ist: Unser Gehirn verfügt über die Fähigkeit, bei entsprechenden Herausforderungen Widerstandsfähigkeit (Resilienz) aufzubauen, sofern wir ein entsprechend gesundes Leben führen, mit Gewohnheiten, die unsere Gehirngesundheit fördern. Nutzen wir die Kraft eines gesunden Gehirns, dann verspüren wir gar nicht mehr das Bedürfnis, den Brain Fog zu bekämpfen, denn ein gesundes Gehirn kann auch, wenn es beansprucht wird, weiterhin seine Leistungsfähigkeit aufrechterhalten.

Resilienz

Unser Gehirn verändert sich permanent. Unsere Verhaltensweisen, Erwartungen und Entscheidungen, die wir tagtäglich treffen, formen es ein Leben lang. Was wir tun, aber auch was wir nicht tun, beeinflusst, wie widerstandsfähig unser Gehirn gegenüber Herausforderungen ist, insbesondere gegenüber solchen, die Brain Fog auslösen können. Ich sehe die Aneignung eines gesunden Lebensstils gern als eine Investition in unser »Hirnkapital«, die nicht nur unsere Leistungsfähigkeit im Hier und Jetzt erhöht, sondern auch Reserven aufbaut, die in der Zukunft zum Einsatz kommen, wenn wir mit Erkrankungen oder anderen Beeinträchtigungen konfrontiert werden.

Die Annahme, das Gehirn könne im Falle von Krankheit, fortschreitendem Alter und selbst bei Verletzungen widerstandsfähig sein, beruht auf der oft gemachten Beobachtung, dass es keinen direkten Zusammenhang zwischen dem Grad der Erkrankung oder Verletzung und den klinischen Manifestationen der Erkrankung oder Verletzung gibt. So kann zum Beispiel ein und dieselbe Kopfverletzung bei zwei verschiedenen Patienten zu vollkommen unterschiedlichen kognitiven Beeinträchtigungen und Genesungsverläufen führen. Manche Menschen können offenbar besser mit altersbedingten Veränderungen im Gehirn oder auch durch Krankheit verursachten Pathologien umgehen als andere (zum Beispiel Alzheimer oder Multiple Sklerose), ohne ihre kognitiven Funktionen einzubüßen. Wissenschaftler wie ich, die sich mit diesem Thema beschäftigen, nennen diese Form der Resilienz »Reserve«.

Bei einer wirtschaftlichen Rezession überleben Sie dank Ihrer Sparrücklagen diese harte Zeit. Tiere bauen Energiereserven auf, bevor sie in den Winterschlaf verfallen, um die kalte Jahreszeit zu überstehen. Auch unser Gehirn kann über Reserven verfügen und diese im Falle von Alterung, Beschädigung, Krankheit oder anderen Faktoren, die das Gehirn beeinträchtigen, nutzen. Wenn es darum geht, dieses Phänomen zu erklären, wird manchmal zwischen Gehirnreserve (zerebraler Reserve) und kognitiver Reserve unterschieden. Eine Möglichkeit, sich diese doch recht abstrakte Unterscheidung besser vorstellen zu können, besteht darin, die Gehirnreserve als Hardware und die kognitive Reserve als Software zu betrachten. Die Gehirnreserve bezeichnet alles Physische (wie die graue und weiße Substanz), während die kognitive Reserve die Fähigkeit unseres Gehirns bezeichnet, diese physischen Dinge zu benutzen, um weiterhin zu funktionieren und seine Aufgaben zu erfüllen, auch wenn es dabei improvisieren oder Alternativen, effektivere oder effizientere Arbeitsweisen finden muss.

Man kann sich die Gehirnreserve auch als Auto und die kognitive Reserve als den Schwung oder die Leistung vorstellen, über die ein Auto verfügt, um zu beschleunigen und scharfe Kurven zu meistern. Manche Autos haben ausreichend Leistung, um innerhalb kürzester Zeit zu beschleunigen, aber man kann den Motor auch entsprechend frisieren, damit er über mehr Leistungsreserven für solche Beschleunigungen verfügt.

Das Gleiche gilt für unser Gehirn. Nicht jedes Gehirn verfügt über ausreichend Leistung, um das zu tun, was Sie wollen, und um mit den Herausforderungen des Lebens (zu wenig Schlaf, Stress) fertigzuwerden. Je nach Art und Schwere dieser Herausforderungen können sie zu kognitiven Beeinträchtigungen führen. Aber: Es gibt Möglichkeiten, unser Gehirn zu »tunen« oder zu »frisieren«, sodass es über genügend Leistung,

Widerstandsfähigkeit und kognitive Reserve verfügt, um mit diesen Herausforderungen umgehen zu können, ohne an Brain Fog zu leiden.

Unser Gehirn hat eine eingebaute, wenn auch begrenzte Fähigkeit, die Hirnfunktion aufrechtzuhalten, auch wenn es übermäßig beansprucht wird. Diese Fähigkeit bezeichnet man als »neurale Reserve«. Sie erlaubt es dem Gehirn, sich neu zu organisieren und Hirnschwund sowie den Verlust von Hirnzellen und Verbindungen zu kompensieren. Diese Kompensation erfolgt, indem das Gehirn neue Kommunikationspfade findet, die beschädigten Bereiche zu meiden. Zudem können intakte Hirnregionen die Aufgaben der Bereiche übernehmen, die nun von der Erkrankung oder Verletzung betroffen sind. Das bedeutet wiederum, dass Menschen, die mittels eines gesunden Lebenswandels Reserven im Gehirn aufgebaut haben, die Auswirkungen von Erkrankungen, Verletzungen oder anderen Schäden auf ihre kognitiven Funktionen über einen längeren Zeitraum reduzieren können.

Sehen wir uns als Beispiel einmal Multiple Sklerose an. Leider kann die oben erwähnte eingebaute Fähigkeit mit der schnell fortschreitenden Erkrankung nicht mithalten. Das bedeutet: Sobald die neurale Reserve aufgebraucht ist, leidet man unter Erschöpfung, Taubheitsgefühlen, Muskelkrämpfen und Brain Fog. Und genau an dieser Stelle kommen die durch einen gesunden Lebensstil aufgebauten Gehirn- und kognitiven Reserven ins Spiel, denn Menschen mit MS und einer hohen kognitiven Reserve büßen weniger kognitive Funktionen ein (leiden also unter nicht so starkem Brain Fog) als jene Patienten mit einer niedrigeren kognitiven Reserve, selbst wenn ihre Gehirne gleich stark von Schäden und Schwund betroffen sind. Entscheidungen und Lebensweisen, die unsere Gehirngesundheit fördern, können folglich die kognitive Reserve erhöhen und unsere Gehirnreserve stärken. So lässt sich Brain Fog besser bekämpfen, wenn man an einer der vielen Erkrankungen leidet, die im Zusammenhang mit kognitiven Beeinträchtigungen stehen. Stärken wir unsere Gehirngesundheit, so aktivieren wir damit unsere neurale Reserve, die nun länger vorhält.

GEHIRNRESERVE

»Gehirnreserve« beschreibt die vorhandenen Strukturen: graue Substanz, weiße Substanz und die Dicke der Hirnrinde. Damit bezeichnet man die tatsächlichen Unterschiede im physischen Gehirn selbst, mit denen sich erklären lässt, warum ein Mensch gegenüber gewissen Verletzungen oder Gehirnvolumenverlusten, die durch Alter oder Krankheit verursacht wurden, resistenter ist als ein anderer.

Das Gesamtvolumen des menschlichen Gehirns nimmt im Alter ab. Dieser Prozess namens Atrophie (Hirnschwund) setzt irgendwann zwischen 35 und 45 Jahren ein. Ab diesem Alter verlieren wir jedes Jahr durch einen Prozess namens Atrophie einen Teil unseres Gehirns. Ab 60 Jahren beschleunigt sich dieser Prozess. Hirnatrophie bedeutet, dass wir Hirnzellen und auch die Verbindungen zwischen den einzelnen Zellen verlieren. Ihr Gehirn kann alle zehn Jahre bis zu zwei Prozent verlieren, und dieser Schwund führt zu einer geringeren Hirnmasse und dem Verlust von Hirnfunktionen. Ihr Gehirn muss also nicht nur mit Brain Fog fertigwerden, sondern auch mit den

Auswirkungen altersbedingter Hirnatrophie, die entweder in einem Teil des Gehirns oder im gesamten Gehirn stattfinden kann und zu verschiedenen Symptomen und Funktionsverlust führen kann, je nachdem, welche Teile des Gehirns davon betroffen sind.

Sehen wir uns als Beispiel Menschen an, die an Alzheimer erkrankt sind. Nicht jeder Mensch mit Alzheimer ist gleichermaßen kognitiv beeinträchtigt. Vergleicht man Menschen, bei denen Alzheimer diagnostiziert wurde und die unterschiedlich stark kognitiv beeinträchtigt sind, dann lassen sich diese Unterschiede eher auf die Größe des Gehirns der Betroffenen zurückführen als auf die Schwere der Erkrankung im Gehirn. Entscheidend ist hier also nicht das Ausmaß der erkrankten Gehirnmasse, sondern die intakte Gehirnmasse.

Einfach gesagt: Auf die Größe des Gehirns kommt es an. Natürlich handelt es sich bei Alzheimer um eine fortschreitende, neurodegenerative Erkrankung, was bedeutet, dass die erkrankte Hirnmasse bei fortschreitender Erkrankung zunimmt, während die intakte Hirnmasse abnimmt, bis zu einem Punkt, an dem das Gehirn die normalen kognitiven Funktionen nicht mehr aufrechterhalten kann und Demenzsymptome auftreten. Doch ein Mensch mit hoher Reserve kann seine kognitiven Funktionen länger aufrechterhalten als ein Mensch mit niedriger Reserve.

Gehirnreserve bedeutet, dass die Hirnstruktur Widerstand leistet gegen den durch die Erkrankung ausgelösten Schwund. Je größer unser Hirnvolumen ist, desto mehr Neuronen und neuronale Verbindungen haben wir und desto länger können wir den Auswirkungen von Schäden oder Erkrankungen entgegenwirken.

INSTANDHALTUNG DES GEHIRNS

Aktuell geht man davon aus, dass es möglich ist, unsere Gehirnreserven zu erhalten (was so viel bedeutet wie den Schwund zu stoppen oder zumindest zu verlangsamen). Unser Gehirn wird mit fortschreitendem Alter natürlich schrumpfen, aber dem können wir entgegenwirken, indem wir uns gesunde Aktivitäten und Gewohnheiten aneignen, die unserem Gehirn helfen, sich zu adaptieren, neu zu organisieren sowie neue Neuronen und neue Verbindungen zwischen den Gehirnzellen herzustellen. Natürlich funktioniert ein Gehirn am besten, wenn es nicht erkrankt oder beschädigt wird, dennoch können diverse Faktoren unseres Lebenswandels uns helfen, die Auswirkungen von Erkrankungen auf unser Gehirn einzudämmen und Brain Fog zu beseitigen oder zumindest zu reduzieren.

Die Instandhaltung Ihres Gehirns stärkt Ihre aktuellen Gehirnreserven. Bestimmte Aktivitäten wie Sport, Bewegung, das Erlernen einer neuen Sprache, eines Musikinstruments oder einer Tanzchoreografie stimulieren unser Hirn und sorgen für Veränderungen in ihm. Eine erhöhte kognitive Aktivität kann helfen, die Größe des gesamten Gehirns, insbesondere die des Hippocampus, der für Lernen und Gedächtnisleistungen zuständig ist, zu erhalten. Einige Menschen erhalten ihre Gehirne und ihre Gehirnreserven besser als andere; offenbar liegt dies an ihren unterschiedlichen Lebenserfahrungen.

KOGNITIVE RESERVE

Mit kognitiver Reserve bezeichnet man die Plastizität oder Flexibilität kognitiver Netzwerke, wenn das Gehirn durch Alterung, Verletzung, Krankheit oder andere Phänomene, wie etwa Brain Fog, in Mitleidenschaft gezogen wird. Die kognitive Reserve hängt mehr davon ab, wie das Gehirn funktioniert, als von seiner tatsächlichen Größe. Sehen wir uns Nadja und Sarah an, die beide 75 Jahre alt sind und über dieselbe Menge an Gehirnreserve verfügen. Sarah kann mit mehr altersbedingten Veränderungen im Gehirn fertigwerden als Nadja, weil sie durch bestimmte Aktivitäten ihr Gehirn gefördert hat – sie verfügt über eine höhere kognitive Reserve als Nadja und kann daher besser mit den Störungen umgehen.

Gehirnschwund und Gehirnreserve stehen im Zusammenhang mit diversen veränderbaren Faktoren. Wenn Sie sich eine Ihrem Gehirn förderliche Lebensweise zu eigen machen (Verzicht auf Rauchen, regelmäßige Bewegung, soziales Engagement, geistige Anregung, ausreichend Schlaf, gesunde Ernährung, wenig Stress), dann können Sie Brain Fog bekämpfen, weil Sie damit Ihre Reserven erhöhen und das Schrumpfen Ihres Gehirns aufhalten beziehungsweise verlangsamen.

Neuroplastizität

Unser Gehirn ist einzigartig, wir formen es mit unseren Erfahrungen und den Ansprüchen, die wir tagtäglich an es stellen. Es ist ein dynamisches Organ, das nicht nur unser Verhalten beeinflusst, sondern auch durch unser Verhalten beeinflusst wird.

Unser Gehirn ist extrem anpassungsfähig. Es kann sich wandeln und neu organisieren, indem es neue Verbindungen zwischen Hirnzellen schafft. Diese Flexibilität nennt man Neuroplastizität, und sie ist ein grundlegendes Merkmal des menschlichen Gehirns. Zwar ist dieses Merkmal nicht allein den Menschen vorbehalten, doch scheinen diese in Sachen Anpassungsfähigkeit anderen Spezies überlegen zu sein. Während Gene die allgemeine Hirngröße von Menschen und Schimpansen bestimmen, ist das menschliche Gehirn empfänglicher für Umwelteinflusse als das der Schimpansen, sodass es sich permanent Veränderungen anpassen kann. Zwar sprechen wir Genen eine hohe Relevanz zu, doch unsere Art zu leben und die Erfahrungen, die wir im Leben machen, sind entscheidend für Form, Wachstum und Leistungsfähigkeit unseres Gehirns.

Neuroplastizität beschreibt die Fähigkeit des Gehirns, sich zu verändern, wenn man etwas Neues erlernt, Herausforderungen begegnet oder eine Verletzung erleidet. Im Fall einer Verletzung kompensiert die Neuroplastizität die verlorene Funktion und maximiert die noch bestehenden Funktionen. Tatsächlich kann das Gehirn sich selbst reparieren, indem es bestehende Kommunikationspfade verlängert oder neu verzweigt, um so abgebrochene, beschädigte Verbindungen zu reparieren oder vollkommen neue zu bilden. Zudem können unbeschädigte Hirnregionen Aufgaben von beschädigten Regionen übernehmen und somit neue Neuronen gebildet werden. Neuroplastizität findet am Beginn des menschlichen Lebens statt, wenn sich das noch unreife Gehirn zum ersten Mal organisiert, und ständig im Erwachsenenalter, wenn wir etwas Neues erlernen oder im Gedächtnis abspeichern. Die Quintessenz des Ganzen: Wir können unser Gehirn durch Erfahrungen verändern. Lernen kann das Gehirn formen, so wie Sport unsere Muskeln formt.

Man hört viel zu körperlicher und mentaler Gesundheit, was wunderbar ist und entscheidend für unsere Lebensqualität. Doch die Gesundheit unseres Gehirns kommt im öffentlichen oder privaten Gespräch kaum vor. Das möchte ich ändern, denn das Aneignen eines die Gehirngesundheit fördernden Lebensstils könnte das Leben von Millionen Menschen verbessern und hat das Potential, Brain Fog zu beseitigen oder zumindest stark zu reduzieren. Körperliche Gesundheit, mentale Gesundheit und Gehirngesundheit sind zwar miteinander verbunden und beeinflussen einander, doch das Gehirn bleibt nun einmal die Steuerzentrale. Machen wir also unsere Gehirngesundheit zur Priorität, so profitieren auch unsere körperliche und mentale Gesundheit davon. Sich einen der Gehirngesundheit dienlichen Lebensstil anzueignen bedeutet nicht, verkopft zu sein, sondern einfach nur, dass wir so schlau sind, auf unser kostbarstes Geschenk aufzupassen, damit es wiederum auf uns aufpassen kann.

In Kapitel 1 beschrieb Joanne ihre Erfahrungen mit Brain Fog und sprach davon, dass sie sich selbst verliert. Das überrascht insofern nicht, als dass unser Gehirn bestimmt, wer wir sind. Es unterstützt uns bei allem, was wir tagtäglich tun und was uns ausmacht. Daher überrascht es umso mehr, dass die meisten Menschen dieses so wichtige und komplexe Organ nicht routinemäßig pflegen und instand halten. Sie können Neuroplastizität fördern und Reserven aufbauen, um sich vom Brain Fog zu verabschieden, um sich selbst wiederzufinden, oder – wenn Sie es so ausdrücken wollen – Sie können ein neues, gesünderes Ich erschaffen, das schneller, besser und schärfer denkt.

Die gute Nachricht lautet: Wahrscheinlich machen Sie schon tagtäglich Dinge, die Ihre Gehirngesundheit stärken und Resilienz aufbauen. Doch ebenso wahrscheinlich können Sie noch sehr viel mehr tun. Führen Sie bewusst gesunde Lebensgewohnheiten in Ihren Alltag ein, um die Reserven zu stärken, auf die Ihr Gehirn in schwierigen Zeiten angewiesen ist. Hören Sie mit den Angewohnheiten auf, die Ihrem Gehirn schaden. In diesem Kapitel haben Sie viel zum Thema Gehirngesundheit erfahren. In Teil 3 wird dieses Wissen erweitert, und Sie erhalten eine Menge praktischer Tipps für ein gesundes Gehirn.

Teil drei

VERÄNDERUNG

7

Veränderung: Schlaf

Wie gut ist Ihr Schlaf?

Schlafen Sie zu wenig? Falls ja, dann ist Ihr Schlafmangel oder die schlechte Qualität Ihres Schlafes wahrscheinlich die Ursache oder zumindest ein verstärkender Faktor Ihres Brain Fog. Ist Schlafmangel der Hauptauslöser des Brain Fog, dann können Sie die Symptome beseitigen, indem Sie Ihrem Schlaf Vorrang einräumen. Je länger Sie bereits an Schlafproblemen leiden, desto länger wird es dauern, den Schlafmangel aufzuholen und wieder klar und fokussiert denken zu können.

Schlafmangel, unabhängig von seiner Ursache, macht uns nicht einfach nur müde, sondern auch vergesslich. Er kann so weit gehen, dass wir uns nicht mehr konzentrieren und neue Dinge lernen können. Permanenter Schlafentzug kann uns tollpatschig, gereizt, launisch, unmotiviert und depressiv werden lassen, er kann Heißhungerattacken und ein gestörtes Lustempfinden auslösen. Trotzdem verzichten viele von uns freiwillig auf Schlaf, auch ich, weil wir lieber Serien schauen oder in den sozialen Medien unterwegs sein wollen. Laut der Weltgesundheitsorganisation WHO befinden wir uns inmitten einer Epidemie des Schlafentzugs, bei der einer von drei Menschen zu wenig Schlaf bekommt.

Um diese Epidemie einzudämmen, braucht es keinen Impfstoff. Wenn Sie zu wenig schlafen, dann haben Sie es selbst in der Hand, Ihr Verhalten zu ändern und sicherzustellen, dass Sie nachts ausreichend und gut schlafen, damit Ihr Gehirn jeden Tag optimal funktionieren kann. In diesem Kapitel erfahren Sie, wie Schlaf funktioniert und unsere Hirnfunktionen beeinflusst. Die Aufgaben helfen Ihnen, Faktoren zu bestimmen, die Ihren Schlaf stören. Zudem finden Sie hier viele praktische Tipps, wie Sie Ihr Schlafverhalten verbessern können, um so die Brain-Fog-Symptome zu reduzieren.

Aufgabe: Ihr Schlafprofil

- Wie viele Stunden schlafen Sie pro Nacht? _____
- Machen Sie regelmäßig einen Mittagsschlaf?
  Ja _____ Nein _____
- Wenn ja, wie lange dauert dieser im Normalfall?
  _____ Minuten
  Zu welcher Zeit? _____
- Wie viele Stunden schlafen Sie im Durchschnitt innerhalb von 24 Stunden? _____

Unser Schlafbedarf ändert sich im Verlauf unseres Lebens[23] und variiert von Mensch zu Mensch. Als Faustregel gilt: Erwachsene zwischen 18 und 64 Jahren benötigen 7 bis 9 Stunden Schlaf pro Nacht, Erwachsene über 65 Jahren 7 bis 8 Stunden. Jeder Mensch ist anders, daher sind dies nur grobe Orientierungen. Einige Menschen benötigen mehr, andere weniger Schlaf als hier angegeben, aber in jedem Fall ist es nicht ratsam, weniger als 6 Stunden zu schlafen, wenn Sie zwischen 18 und 64 Jahre alt sind, und nicht weniger als 5 Stunden, wenn Sie 65 oder älter sind. Gleiches gilt für die Obergrenze: Schlafen Sie nicht mehr als 11 Stunden, wenn Sie zwischen 18 und 25 Jahre alt sind, nicht mehr als 10 Stunden, wenn Sie zwischen 26 und 64 Jahre alt sind, und nicht mehr als 9 Stunden, wenn Sie 65 Jahre oder älter sind. Diese Angaben gelten für einen Zeitraum von 24 Stunden, das heißt, sie schließen auch eventuelle Mittagsschläfchen mit ein. Manchen Menschen tut es gut, nachts an einem Stück zu schlafen und tagsüber gar nicht, während andere prima mit 6,5 Stunden Schlaf nachts und 1,5 Stunden Mittagsschlaf tagsüber auskommen.

Ihre Schlafqualität ist gut, wenn …

- … Sie ins Bett gehen und innerhalb von 30 Minuten einschlafen.
- … Sie nicht mehr als 15 Prozent der im Bett verbrachten Zeit wach sind.
- … ie nicht mehr als einmal pro Nacht aufwachen und nach dem Aufwachen innerhalb von 20 Minuten wieder einschlafen.

Wie Sie sich in wachem Zustand und tagsüber fühlen, zeigt Ihnen ebenfalls an, ob Sie genug und gut schlafen. Unabhängig von Brain-Fog-Symptomen: Fühlen Sie sich morgens frisch und erholt, bereit für den Tag, oder sind Sie schlapp und müde? Sind Sie auf Kaffee angewiesen, um den Tag zu überstehen? Nicken Sie beim Lesen oder Autofahren ein? Riskieren Sie dadurch Unfälle? Sind Sie schneller gereizt? Müssen Sie eine oder mehrere dieser Fragen mit Ja beantworten, dann schlafen Sie wahrscheinlich zu wenig oder zu schlecht. Das Führen eines Schlaftagebuchs kann Ihnen helfen, Ihre Schlafmuster zu erkennen und herauszufinden, ob schlechter oder zu wenig Schlaf Ihren Brain Fog verursacht oder verschlimmert.

Aufgabe: Schlaftagebuch

Führen Sie eine Woche lang ein Schlaftagebuch, um mögliche Muster und Gewohnheiten zu erkennen, die Ihre Schlafqualität beeinträchtigen oder fördern. Wenn Sie im Besitz eines Fitnesstrackers sind oder auf Ihrem Smartphone oder Ihrer Smartwatch eine Schlaf-App installiert haben, können Sie diese beim Ausfüllen der folgenden Tabelle nutzen. Die so gewonnenen Informationen helfen Ihnen beim 30-Tage-Programm; daher sollte das Schlaftagebuch vorher ausgefüllt werden.

Füllen Sie diese Spalten morgens aus	**Tag 1**	**Tag 2**	**Tag 3**	**Tag 4**	**Tag 5**	**Tag 6**	**Tag 7**
Wochentag (Mo, Di usw.)							
1. Gestern bin ich ins Bett gegangen um (Uhrzeit).							
2. Heute Morgen bin ich aufgewacht um (Uhrzeit).							
3. Ich bin aufgestanden um (Uhrzeit).							
4. Ich fühlte mich a) erholt, b) etwas erholt, c) müde, d) erschöpft.							

Füllen Sie diese Spalten morgens aus	**Tag 1**	**Tag 2**	**Tag 3**	**Tag 4**	**Tag 5**	**Tag 6**	**Tag 7**
5. Ich habe xx Stunden und xx Minuten geschlafen (z. B. 6 h 35 min).							
6. Gestern Abend bin ich nach xx Minuten eingeschlafen: a) problemlos, b) nur mit Mühe							
7. In der Stunde vor dem Schlafengehen tat ich Folgendes: (bitte auflisten: fernsehen, lesen, ein Bad nehmen, soziale Netzwerke, Internet, arbeiten usw.)							
8. In der Nacht bin ich xx Mal aufgewacht und war xx Minuten wach.							
9. Mich hat Folgendes aufgeweckt: (sowohl interne als auch externe Faktoren auflisten, wie Träume, Gedanken, Harndrang, Schmerzen, Hundebellen, Lärm, Temperatur, Atemprobleme, Husten/Schnarchen usw.)							

Abends ausfüllen	**Tag 1**	**Tag 2**	**Tag 3**	**Tag 4**	**Tag 5**	**Tag 6**	**Tag 7**
10. Ich habe heute xx Minuten Sport getrieben.							
11. Ich habe Sport getrieben um (Uhrzeit).							
12. Ich habe xx koffeinhaltige Getränke zu mir genommen.							

Abends ausfüllen	**Tag 1**	**Tag 2**	**Tag 3**	**Tag 4**	**Tag 5**	**Tag 6**	**Tag 7**
13. Ich habe koffeinhaltige Getränke zu mir genommen um (Uhrzeit).							
14. Ich habe xx Einheiten Alkohol* zu mir genommen.							
15. Ich habe xx Minuten geschlafen um (Uhrzeit).							
16. Ich habe mich a) wach, b) müde, c) schläfrig gefühlt. Bitte jeweils für Vormittag, Nachmittag und Abend antworten.	V: N: A:	V: N: A:	V: N: A:	V: N: A:	V: N: A:	V: N: A:	V: N: A:
17. Meine Stimmung war: sehr schlecht (0) bis hervorragend (5)							
18. Während des Tages ... (bitte mit Ja oder Nein antworten)							
a) ... ... hatte ich Konzentrationsschwierigkeiten.							
b) ... fiel es mir schwer, Ablenkungen auszublenden.							
c) ... fiel es mir schwer, längere Zeit aufmerksam zu sein.							
d) ... hatte ich Probleme, mich an bestimmte Sachen zu erinnern.							

* Eine Flasche Wein mit 750 ml entspricht zehn Einheiten, ein Shot hochprozentiger Alkohol einer Einheit, ein halber Liter starkes Bier drei Einheiten, ein halber Liter leichtes Bier zwei Einheiten.

Abends ausfüllen	**Tag 1**	**Tag 2**	**Tag 3**	**Tag 4**	**Tag 5**	**Tag 6**	**Tag 7**
e) … hatte ich Probleme, neue Informationen aufzunehmen.							
f) … war ich gereizt.							
19. Ich nahm folgende Medikamente:							
20. Ich habe zu Abend gegessen um (Uhrzeit).							
21. Ich habe mein letztes koffeinhaltiges Getränk zu mir genommen um (Uhrzeit).							
22. Ich habe mein letztes alkoholhaltiges Getränk zu mir genommen um (Uhrzeit).							

Tabelle Schlaftagebuch entnommen aus **In 100 Tagen zu einem jüngeren Gehirn** *(2021, Goldmann)*

Aufgabe: Schlafstörungen

Listen Sie in der folgenden Tabelle jeden Störfaktor aus Ihren Antworten auf Frage 9 aus dem **Schlaftagebuch** in der Spalte »Ich konnte nicht schlafen, weil« auf. Halten Sie fest, wie oft jeder einzelne Faktor Ihren Schlaf gestört hat. Wenn Ihr Schlaf in dieser Woche nicht gestört wurde, dann notieren Sie einfach ein Kreuz in der Spalte »Nicht in dieser Woche«. Wenn Sie jedoch meinen, im vergangenen Monat Schlafprobleme gehabt zu haben, dann setzen Sie entsprechend in dieser Spalte ein Kreuz und notieren Sie folgende Punktzahlen je nach Häufigkeit:

- Nicht in der letzten Woche: 0
- 1 oder 2 Mal in der letzten Woche: 2
- 3 Mal oder häufiger in der letzten Woche: 3
- Weniger als 1 Mal pro Woche im letzten Monat: 1

Schlafstörungen	**Diese Woche basierend auf Ihrem Schlaftagebuch**			**Im letzten Monat**	
Ich konnte nicht schlafen, weil:	Nicht in dieser Woche	1 oder 2 Mal	3 Mal oder häufi-ger	Weniger als 1 Mal pro Woche	Punkte
Gesamtpunktzahl					

Tabelle Schlafstörungen entnommen aus **In 100 Tagen zu einem jüngeren Gehirn** *(2021, Goldmann)*

Gesamtpunktzahl: _____

Was Ihr Ergebnis bedeutet
Ihre Gesamtpunktzahl beträgt:

- 0 = keine Schlafstörungen
- 1 bis 9 = leichte Schlafstörungen
- 10 bis 18 = moderate Schlafstörungen
- Mehr als 18 = starke Schlafstörungen

Der Rhythmus des Lebens

Das menschliche Gehirn entwickelte sich in einer Welt aus zyklischen Mustern und Rhythmen, bestimmt durch die Konstellation der Erde innerhalb des Sonnensystems. Der Mond steuert Ebbe und Flut, indem er einmal im Monat um die Erde kreist, während die saisonal bedingten Temperaturveränderungen und Regenfälle auf die Tatsache zurückzuführen sind, dass die Erde während eines Jahres einmal die Sonne umkreist. In 24 Stunden dreht sich die Erde einmal um sich selbst und gibt uns so den Tag-Nacht-Rhythmus vor. Das menschliche Gehirn hat sich in vielerlei Hinsicht diesen zyklischen Vorgaben angepasst, ein offenkundiges Beispiel dafür ist unser 24-stündiger Schlaf-Wach-Rhythmus.

Unser Nervensystem und beinahe jedes Gewebe in unserem Körper funktionieren innerhalb von Zyklen unterschiedlicher Dauer. Die Zeit, die es dauert, so einen gesamten Zyklus samt Höhe- und Tiefpunkt zu durchlaufen, variiert stark. Wie beim Schlaf-Wach-Rhythmus folgen unsere Körpertemperatur und gewisse Hormonausschüttungen einem zirkadianen Rhythmus, was bedeutet, dass zwischen einer Hochphase und der nächsten Hochphase nach dem zwischenzeitlichen Abflauen rund 24 Stunden liegen. Körperfunktionen wie Atmung und Schwankungen der Hirnströme, deren Periodendauer unter 24 Stunden liegt, folgen einem ultradianen Rhythmus, während Zyklen, die länger als 24 Stunden andauern (wie etwa der Menstruationszyklus), als infradian bezeichnet werden. Die Taktung dieser Rhythmen beeinflusst zahlreiche wichtige Funktionen unseres Körpers, unter anderem unseren Metabolismus und unser Immunsystem.

Uns geht es am besten, und wir sind am leistungsfähigsten, wenn unser natürlicher Rhythmus ungestört bleibt. Deshalb empfiehlt es sich, mit den natürlichen Uhren unseres Körpers zu arbeiten, nicht gegen sie. Ja, wir haben mehrere Uhren in Körper und Gehirn. Jede einzelne folgt ihrem ganz eigenen Zeitplan, aber arbeitet gleichzeitig harmonisch mit den anderen zusammen. Ein zentraler Schrittmacher, so groß wie die Spitze eines Kugelschreibers, aber bestehend aus Zehntausenden Hirnzellen, befindet sich im Hypothalamus. Diesen Schrittmacher, den *Nucleus suprachiasmaticus* (SCN), stelle ich mir gern als Dirigenten vor, der dafür sorgt, dass jede Uhr im für sie korrektem Tempo bleibt und so ein stimmiges Gesamtwerk geschaffen wird. Der SCN sendet über Pfade Signale an verschiedene Gewebe, Drüsen und Teile des Gehirns, um so die Zyklen diverser physiologischer Funktionen und Verhaltensweisen, wie Eisprung, Hunger, Temperatur und Schlafphasen, zu steuern.

All diese im Körper befindlichen »Uhren« bestehen aus Proteinen, die in den Zellen interagieren. Bestimmte Gene sind für das Bilden der Bestandteile dieser Uhren zuständig. Diese Gene wiederum interagieren auf komplexe Weise und sorgen für rhythmische Fluktuationen der Genexpression, also der Bildung von Proteinen und RNA-Molekülen. Die »Uhr-Gene« wirken wie Zahnräder in einer mechanischen Uhr. Sie werden mittels eines Positiv-Negativ-Zyklus aktiviert (etwa Müdigkeit versus Wachsein), bei dem jedes Gen von dem letzten einer Sequenz aktiviert wird. Im Falle des zirkadianen Rhythmus dauert ein Zyklus 24 Stunden.

Nächtliche Rhythmen

Unsere Schlafzeiten werden größtenteils von unserer inneren Uhr kontrolliert, die für Phasen der Wachsamkeit und Müdigkeit verantwortlich ist, sodass wir uns je nach Tageszeitpunkt entweder schlapp oder energiegeladen fühlen. Bei den meisten Menschen sackt die Wachsamkeit am stärksten zwischen 2 und 4 Uhr morgens ab, wo die Mehrheit von uns schläft. Ein zweites Mal lässt unsere Wachsamkeit zwischen 1 und 3 Uhr mittags nach, wo viele von uns sich nach einem Schläfchen sehnen. Auch wenn dieser Rhythmus sich nicht danach richtet, wie viel Sie in der vorherigen Nacht geschlafen haben oder wie lange Sie zuvor wach waren, werden Sie die Müdigkeit in der Tagesmitte stärker spüren, wenn Sie unter Schlafmangel leiden. Der sogenannte Chronotyp bezeichnet unsere natürliche Tendenz, zu bestimmten Zeitpunkten des Tages aufmerksam und wach oder müde und unkonzentriert zu sein, im Grunde also, ob wir eher ein früher Vogel oder eine Nachteule sind. Dieser je nach Mensch unterschiedliche angeborene Chronotyp sorgt dafür, dass sich unsere Zeitrhythmen unterscheiden. Wenn Sie Ihre optimale Schlafroutine bestimmen, sollten Sie daher nicht nur

Empfehlungen berücksichtigen, sondern auch Ihren individuellen Chronotyp. Mithilfe des folgenden Fragebogens können Sie diesen ganz einfach bestimmen.

Aufgabe: Morgen- oder Abendtyp?

- Lesen Sie bitte jede Frage sorgfältig durch, bevor Sie antworten.
- Antworten Sie bitte möglichst ehrlich.
- Kreisen Sie Ihre Antworten ein.
- Beantworten Sie ALLE Fragen.
- Jede Frage sollte separat, also unabhängig von den anderen Fragen, beantwortet werden. Gehen Sie nicht zu vorherigen Fragen zurück, um Ihre Antworten zu ändern.

1. Wenn Sie in der Planung Ihres Tages vollkommen frei wären, wann würden Sie aufstehen?

5:00 – 6:29 Uhr	5
6:30 – 7:44 Uhr	4
7:45 – 9:44 Uhr	3
9:45 – 10:59 Uhr	2
11:00 – 11:59 Uhr	1
12:00 – 16:59 Uhr	0

2. Wann würden Sie schlafen gehen, wenn Sie in Ihrer Abendplanung vollkommen frei wären?

20:00 – 20:59 Uhr	5
21:00 – 22:14 Uhr	4
22:15 – 00:29 Uhr	3
00:30 – 1:44 Uhr	2
1:45 – 2:59 Uhr	1
3:00 – 7:59 Uhr	0

3. Sofern Sie zu einer bestimmten Zeit morgens aufstehen müssen, wie sehr sind Sie auf einen Wecker angewiesen?

Überhaupt nicht	4
Selten	3
Häufig	2
Fast immer	1

4. Wie leicht fällt es Ihnen, morgens aufzustehen (sofern Sie nicht unerwartet aufgeweckt werden)?

Überhaupt nicht leicht	1
Nicht sehr leicht	2
Relativ leicht	3
Sehr leicht	4

5. Wie wach fühlen Sie sich in den ersten 30 Minuten nach dem Aufwachen?

Überhaupt nicht wach	1
Etwas wach	2
Ziemlich wach	3
Hellwach	4

6. Wie hungrig sind Sie in den ersten 30 Minuten nach dem Aufwachen morgens?

Überhaupt nicht hungrig	1
Etwas hungrig	2
Ziemlich hungrig	3
Sehr hungrig	4

7. Wie müde fühlen Sie sich in den ersten 30 Minuten nach dem Aufwachen?

Sehr müde	1
Ziemlich müde	2
Ziemlich frisch und erholt	3
Sehr frisch und erholt	4

8. Wenn Sie am nächsten Tag keine Verpflichtungen oder Termine hätten, wann würden Sie dann von sich aus ins Bett gehen im Vergleich zu Ihrer üblichen Schlafenzeit?

Nicht oder kaum später	4
Weniger als eine Stunde später	3
1 bis 2 Stunden später	2
Mehr als 2 Stunden später	1

9. Sie haben beschlossen, Sport zu treiben. Ein Freund schlägt Ihnen vor, gemeinsam zweimal pro Woche morgens zwischen 7 und 8 Uhr zu trainieren. Wenn Sie nur an Ihre eigene, innere Uhr denken, wie würden Sie Ihrer Meinung nach bei dieser Trainingseinheit abschneiden?

Ich wäre in guter Form	4
Ich wäre halbwegs in Form	3
Es würde mir schwerfallen	2
Es würde mir sehr schwerfallen	1

10. Zu welcher Tageszeit haben Sie das Gefühl, müde zu werden und Schlaf zu brauchen?

20:00 – 20:59 Uhr	5
21:00 – 22:14 Uhr	4
22:15 – 00:44 Uhr	3
00:45 – 1:59 Uhr	2
2:00 – 3:00 Uhr	1

11. Sie wollen bei einer zweistündigen, geistig anspruchsvollen Prüfung maximale Leistung bringen. Sie können frei über Ihren Tag verfügen. Wenn Sie sich nur nach Ihrer biologischen Uhr richten, welche Zeitspanne würden Sie für diese Prüfung wählen?

8:00 – 10:00 Uhr	4
11:00 – 13:00 Uhr	3
15:00 – 17:00 Uhr	2
19:00 – 21:00 Uhr	1

12. Wenn Sie um 23 Uhr zu Bett gehen würden, wie müde wären Sie dann?

Überhaupt nicht müde	1
Etwas müde	2
Ziemlich müde	3
Sehr müde	4

13. Aus bestimmten Gründen sind Sie mehrere Stunden später als gewohnt zu Bett gegangen, müssen aber am nächsten Morgen zu keiner bestimmten Uhrzeit aufstehen. Was trifft auf Sie am ehesten zu?

Ich werde zur gewohnten Zeit aufwachen, aber NICHT wieder einschlafen.	4
Ich werde zur gewohnten Zeit aufwachen und weiterdösen.	3

Ich werde zur gewohnten Zeit aufwachen, aber wieder einschlafen.	2
Ich werde später als sonst aufwachen.	1

14. Sie müssen nachts von 4 bis 6 Uhr aufbleiben, weil Sie Nachtwache halten müssen. Am nächsten Tag haben Sie keinerlei Termine. Welches Szenario trifft auf Sie zu?

Ich gehe erst nach der Wache zu Bett.	1
Ich würde vorher kurz schlafen und danach zu Bett gehen.	2
Ich würde vorher richtig schlafen und danach noch kurz.	3
Ich würde nur vor der Wache schlafen.	4

15. Sie sollen zwei Stunden lang körperlich schwer arbeiten. Wenn Sie vollkommen frei über Ihren Tag verfügen könnten und nur an Ihre innere Uhr denken, wann würden Sie diese Arbeit verrichten?

8:00 – 10:00 Uhr	4
11:00 – 13:00 Uhr	3
15:00 – 17:00 Uhr	2
19:00 – 21:00 Uhr	1

16. Sie haben beschlossen, intensiv Sport zu treiben beziehungsweise zu trainieren. Ein Freund schlägt vor, dies zweimal pro Woche je eine Stunde lang zu tun, am besten zwischen 10 und 11 Uhr vormittags. Wenn Sie nur an Ihre

innere Uhr denken, wie gut würden Sie zu dieser Uhrzeit Sport machen können?

Ich wäre in guter Form	1
Ich wäre halbwegs in Form	2
Es würde mir schwerfallen	3
Es würde mir sehr schwerfallen	4

17. Nehmen wir einmal an, Sie könnten bestimmen, wann Sie arbeiten, und gehen wir davon aus, dass Sie pro Tag fünf Stunden (inklusive Pausen) arbeiten, Ihr Beruf Ihnen Spaß macht und Sie für Ergebnisse bezahlt werden. Welche Uhrzeit würden Sie als Beginn dieser fünf Stunden wählen?

Zwischen 4:00 und 7:59 Uhr	5
Zwischen 8:00 und 8:59 Uhr	4
Zwischen 9:00 und 13:59 Uhr	3
Zwischen 14:00 und 16:59 Uhr	2
Zwischen 17:00 und 3:59 Uhr	1

18. Zu welcher Uhrzeit erreichen Sie Ihrer Meinung nach Ihre persönliche Topform?

5:00 – 7:59 Uhr	5
8:00 – 9:59 Uhr	4
10:00 – 16:59 Uhr	3
17:00 – 21:59 Uhr	2
22:00 – 4:59 Uhr	1

19. Wenn wir von »Morgentyp« und »Abendtyp« sprechen, welchem Typ entsprechen Sie dann?

Eindeutig Morgentyp	6
Eher Morgentyp als Abendtyp	4
Eher Abendtyp als Morgentyp	2
Eindeutig Abendtyp	0

Ergebnis

Addieren Sie Ihre Punkte aus den 19 Fragen und tragen Sie die Gesamtzahl hier ein: ______

Eindeutig Abend	16-30
Eher Abend	31-41
Dazwischen	42-58
Eher Morgen	59-69
Eindeutig Morgen	70-86

Das Bestimmen Ihres Chronotyps verrät Ihnen nicht nur, wann Sie am besten schlafen sollten, sondern auch zu welchen Zeiten Sie am produktivsten sind. Legen Sie die mental anspruchsvollsten Tätigkeiten auf die Zeitspanne des Tages, in der Sie wach und aufnahmefähig sind. Leiden Sie an Brain Fog, dann sollten Sie diesen nicht verschlimmern, indem Sie mental schwierige Aufgaben zu Zeiten erledigen, in denen Sie von Ihrer inneren Uhr her weniger aufmerksam sind.

Wenn Sie sich nach Ihrem Chronotyp richten, werden Sie

schneller einschlafen, tiefer und ungestörter schlafen. Es fällt schwer, sich gegen seinen natürlichen Rhythmus zu stellen. Sollten Ihr Beruf oder andere Verpflichtungen es erschweren, Ihren Schlaf Ihrer inneren Uhr anzupassen, dann können Sie folgende Methoden ausprobieren, um die Auswirkungen davon möglichst zu reduzieren:

- Drücken Sie beim Wecker niemals den »Schlummer«-Knopf, sondern stehen Sie sofort auf, wenn Sie morgens das erste Mal aufwachen.
- Achten Sie darauf, direkt nach dem Aufwachen und während des Tages natürliches Tageslicht zu bekommen.
- Dimmen Sie künstliches Licht zu Hause ab acht Uhr abends.
- Bewegen Sie sich morgens nach dem Aufstehen.
- Versuchen Sie, abends ruhige Dinge zu tun, und vermeiden Sie, spät ins Bett zu gehen.

Ihr Taktgeber, der SCN, ist strategisch so im Gehirn platziert, dass er Signale des Sehnervs in Bezug auf die Lichtverhältnisse um uns herum empfangen kann. Mittels der so von den Augen über den Sehnerv übermittelten Informationen (Helligkeit versus Dunkelheit) stimmt der SCN unseren inneren Rhythmus auf unsere äußere Umgebung ab. Dafür benutzt er das Hormon Melatonin, das Hirn sowie Körper zu verstehen gibt, wann Tag und wann Nacht ist. Bald nach der Abenddämmerung löst der SCN die Melatoninausschüttung in den Blutkreislauf aus. Melatonin selbst ruft nicht Schlaf hervor und spielt auch selbst keine Rolle beim Schlafprozess, sondern ist vielmehr ein Bote, der durch unsere Blutbahn hetzt und wie einst unsere Eltern ruft: »Kinder, jetzt aber Marsch ins Bett!«

Nachts, während wir schlafen, verschwindet Melatonin allmählich aus dem System. So wissen Gehirn und Körper, dass es Zeit zum Aufwachen ist. In der Morgendämmerung stoppt die Melatoninausschüttung und unterbleibt tagsüber, solange Tageslicht herrscht, bis der gesamte Schlaf-Wach-Zyklus am Abend direkt mit dem Einsetzen der Dunkelheit von Neuem beginnt. Deshalb ist es so fundamental wichtig, in welchem Maße Sie sich über jede 24-Stunden-Periode hinweg dem Licht aussetzen – möglichst helles Tageslicht am Morgen, gedämmtes Licht am Abend.

Das gesteigerte Bedürfnis zu schlafen, das wir mit dem fortschreitenden Tag verstärkt spüren, wird ausgelöst durch den Aufbau einer chemischen Verbindung im Gehirn: Adenosin. Adenosin wird lediglich durch Schlaf abgebaut und spielt daher eine wichtige Rolle in unserem Schlaf-Wach-Zyklus. Steigt die Konzentration von Adenosin, spüren wir ein zunehmendes Schlafbedürfnis.

In den Abendstunden, wenn unser zirkadianes Alarmsystem nachlässt, sorgen unsere Adenosinspiegel dafür, dass wir müde werden, und Melatonin, das nach Sonnenuntergang ausgeschüttet wird, veranlasst uns, ins Bett zu gehen. Während wir schlafen, verschwindet auch Adenosin nach und nach aus unserem Körper, die Ausschüttung von Melatonin stoppt in den frühen Morgenstunden.

Einige Stunden vor dem Aufwachen wird unser zirkadianer Rhythmus aktiver und schickt ein Alarmsignal durch Körper und Gehirn. Dieses Signal wird stärker im Verlauf des Tages und erreicht am frühen Nachmittag seinen Höhepunkt. Während des Vormittags sollten wir uns aufgrund des stärker werdenden Alarmsignals und des niedrigen Adenosinspiegels wach und fit fühlen. Bekommt man allerdings nicht ausreichend Schlaf, fehlt es an Zeit, das Adenosin nachts aus dem System abzubauen. Deshalb fühlt man sich tagsüber schlapp und müde. Kommt Ihnen das nicht bekannt vor?

Schlaf kann grob in zwei Typen unterteilt werden: REM-Schlaf (Rapid Eye Movement), auch bekannt als Traumphase, und Non-REM-Schlaf. Ist Ihre Fähigkeit, Neues zu erlernen und sich an Dinge zu erinnern, durch Brain Fog geschwächt, dann bekommen Sie eventuell zu wenig von einer dieser Schlafarten oder auch von beiden. In einer Nacht durchleben wir etwa fünf 90-minütige Schlafzyklen. Innerhalb jedes Zyklus wechselt Ihr Schlaf zwischen Non-REM- und REM-Schlaf, jeder Zyklus hat unterschiedliche Anteile dieser Schlaftypen. Die frühen Zyklen bestehen aus mehr Non-REM-Schlaf als die späteren, bei welchen der Anteil an REM-Schlaf zunimmt. Schlafen Sie beispielsweise acht Stunden pro Nacht, bekommen Sie etwa anderthalb Stunden REM-Schlaf – den Großteil davon im letzten Drittel der Nacht. Die tiefste Schlafphase ist etwa drei Stunden nach dem Einschlafen. Gehen Sie etwa um 23:30 Uhr schlafen und stehen um 7:30 Uhr auf, dann liegt die längste Phase REM-Schlaf zwischen 5 und 6 Uhr. Stehen Sie also früher auf, gehen Ihnen die Vorteile des REM-Schlafs verloren, und Ihre Gehirnleistung wird schwächer.

Mittagsschläfchen

Egal aus welchem Kulturkreis man stammt oder wo man wohnt, wir alle werden im Laufe des Nachmittags müde beziehungsweise büßen Aufmerksamkeit ein. Mit Beginn der Industriellen Revolution fing der Mensch an, diesen natürlichen

Schlafdrang zu ignorieren – zugunsten eines neuen, industriell geprägten Arbeitsrhythmus. Biologische, neurochemische und metabolische Aktivitäten unseres Körpers sowie anthropologische Fakten deuten klar darauf hin, dass wir von Natur aus einen langen Schlafzeitraum nachts plus einen kurzen tagsüber am Nachmittag benötigen. Unsere natürlichen Schlafmuster wurden folglich durch die Industrialisierung und die Erfindung des elektrischen Lichts deformiert.

Ist es weise, diese biologische Neigung, tagsüber ein kurzes Schläfchen einzulegen, zu ignorieren? Könnte eine solche Ruhepause unserem Hirn nicht zu neuer Energie verhelfen und so dazu beitragen, Brain Fog zu bekämpfen? Hat ein Mittagsschlaf Vorteile? Ja, und viele dieser Vorteile verbessern Bereiche, die durch Brain Fog geschwächt sind. Zuallererst sorgt ein kurzer Mittagsschlaf für Erholung unseres Gehirns; wir und unser Kopf sind danach wacher und können uns besser konzentrieren – sowohl kurz nach dem Aufwachen als auch auf längere Sicht während des restlichen Tages. Zudem fühlen wir uns energiegeladener und weniger müde nach so einem Mittagsschlaf, wir sind leistungsfähiger, schneller und effizienter. Menschen, die tagsüber kurz schlafen, sind weniger unfallgefährdet als solche, die nicht schlafen. Laut Untersuchungen verbessert ein Mittagsschlaf die Fähigkeit zu lernen sowie die Gedächtnisleistung, Letztere um rund zwanzig Prozent für den Rest des Tages. Ein Mittagsschlaf erhöht auch die Fähigkeit, neue Informationen aufzunehmen. Das heißt, durch einen Mittagsschlaf können Sie sich gegenüber jemand anderem, der nicht ruht, einen Lernvorteil von zwanzig Prozent verschaffen. Auch kann eine Ruhepause, in der man nicht schläft, sondern seinen Gedanken freien Lauf lässt, unsere Kreativität enorm steigern.

Zwar beziehen sich diese Erkenntnisse auf die allgemeine Bevölkerung, nicht speziell auf Menschen mit Brain Fog, doch die Tatsache, dass ein Mittagsschlaf Erschöpfung reduzieren und Konzentrationsfähigkeit, Lernvermögen, Gedächtnisleistung sowie Verarbeitungsgeschwindigkeit erhöhen kann, spricht eindeutig dafür, es auszuprobieren und zu schauen, ob sich eine Verbesserung Ihrer Symptome einstellt. Die praktischen Tipps für einen besseren Schlaf weiter hinten in diesem Kapitel beinhalten ebenfalls konkrete Ratschläge zum Thema Mittagsschlaf, denn legt man diesen zu spät ein oder dauert er zu lange, kann er Brain Fog verschlimmern.

Wie wirkt sich schlechter Schlaf auf Brain Fog aus?

Während wir wach sind, nimmt unser Gehirn permanent neue Informationen auf, die zeitweise im Hippocampus »zwischengelagert« werden, bis wir das nächste Mal schlafen. Die Kapazitäten des Hippocampus sind begrenzt, was bedeutet: Die Informationen von heute müssen über Nacht weitertransportiert werden, um im Hippocampus Platz für die Informationen von morgen zu machen. Wie wir wissen, kommunizieren die verschiedenen Bereiche des Gehirns, aber auch das Gehirn mit unserem Körper mittels elektrischer und chemischer Signale. Hirnwellen werden produziert, wenn unzählige Neuronen über synchronisierte elektrische Impulse miteinander kommunizieren. Non-REM-Schlaf zeichnet sich durch langsame Hirnwellen aus, durchsetzt von Peaks in der Hirnaktivität, genannt Spindeln. Während des tiefen Non-REM-Schlafs leiten langsame Hirnwellen und Schlafspindeln die neuen Informationen von dem Zwischenlager Hippocampus, Teil unseres emotionalen Gehirns, weiter an ein dauerhafteres Lager in unserem rationalen Gehirn.

Es ist weder möglich noch sinnvoll, dass wir jede noch so winzige Information, die wir wahrnehmen, oder jede Erfahrung, die wir machen, enkodieren und als Erinnerung konsolidieren. Genauso wenig brauchen wir uns an jede Information erinnern, die wir irgendwann einmal abgespeichert haben. Zwischen dem Hippocampus und den Frontallappen zeigt sich während der Non-REM-Schlafspindeln ein interessantes Muster elektrischer, zehn bis fünfzehn Mal hin und her schaltender Aktivitäten, was wahrscheinlich bedeutet, dass der Hippocampus sich mit dem Kontrollzentrum in den Frontallappen koordiniert. Denn dort wird gefiltert und entschieden, ob eine Information wichtig oder irrelevant ist, ob sie weiterhin gespeichert oder lieber gelöscht werden soll. Somit dient Schlaf nicht nur der Stärkung unserer Fähigkeit, Neues zu erlernen oder Erinnerungen zu speichern, sondern auch dazu, unnötige oder unerwünschte Informationen herauszufiltern und zu löschen. Tagsüber kurz zu schlafen kann diesen Informationsfilter stärken.

Non-REM-Schlaf ermöglicht es weit voneinander entfernt gelegenen Hirnregionen, Informationen auszutauschen und auf diese Weise Neuerlerntes sowie neue Gedächtnisinhalte zu konsolidieren. Der Schlaf im ersten Teil der Nacht ist in dieser Hinsicht wichtiger, deshalb sollten Sie versuchen, dies bei Ihrer Schlafroutine zu berücksichtigen und entsprechend vor Mitternacht ins Bett zu gehen.

Diane bekommt eine wunderschöne Kamelie geschenkt. Erinnert sie sich kurze Zeit später an den Namen der Pflanze, aktiviert sie so ihren Hippocampus. Erwähnt sie am nächsten Morgen gegenüber ihrem Ehemann den Namen (nach einer guten Nacht mit ausreichend Tiefschlafphasen/Non-REM-Schlaf), so aktiviert sie ihren Neokortex. Das geschieht deshalb, weil die Information während ihres Schlafs vom Hippocampus in den Neokortex verschoben wurde. Der Schlaf *vor* dem Erlernen neuer Dinge hilft uns, neue Informationen zu erfassen und als Erinnerungen zu enkodieren, während der Schlaf *danach* hilft, diese Erinnerungen zu speichern und zu festigen. Somit stärkt Schlaf unsere Fähigkeit, zu lernen und neue Erinnerungen zu speichern.

Im Gegensatz zu den langsamen Hirnwellen und den Spindeln während des Non-REM-Schlafs ähnelt die während des REM-Schlafs aufgezeichnete elektrische Aktivität derjenigen eines Gehirns im Wachzustand. Während der REM-Schlafphasen werden neue Informationen mit vorhandenen Informationen, Erfahrungen und Erinnerungen abgestimmt. Diese Abstimmung sorgt für eine Aktualisierung unseres internen Weltbildes und ermöglicht es uns, Probleme zu lösen, neue Einsichten zu gewinnen und Ideen zu entwickeln. Nachts träumt Diane von ihrer Mutter Helen, wie sie beim Pflanzen von Heidekraut grüne Finger bekommt. Helen erklärt Diane alles, was sie tut, so wie sie es immer tat, als Diane noch ein Kind war. Als Diane aufwacht, fällt ihr ein, dass sie Komposterde kaufen muss, denn genau wie Heidekraut mögen Kamelien einen sauren Boden. Ihr Gehirn hat ihr also über Nacht die Lösung für ein Problem geliefert, das sie wach nicht einmal erkannt hätte.

Ein Mittagsschlaf mit REM-Schlafphasen kann ebenfalls helfen, nicht in direktem Zusammenhang miteinander stehende Informationen zu verknüpfen. Möchten Sie also gern morgens mit einer neuen Idee oder *der* Lösung schlechthin aufwachen, dann planen Sie nachts ausreichend REM-Schlaf ein.

Bereits eine Nacht mit zu wenig Schlaf beeinträchtigt die Fähigkeit des Hippocampus, Neues zu erlernen und zu enkodieren. Schlafen Menschen zwar nachts ausreichend, aber entzieht man ihnen gezielt den Non-REM-Schlaf, dann reduzieren sich dadurch die Lern- und Enkodierungsaktivitäten im Hippocampus.

Zusammengefasst heißt das: Beide Schlafphasen, REM- und Non-REM-Schlaf, sind entscheidend für unser Gehirn. Deshalb sollten Sie auf jeden Fall zwischen 20 und 24 Uhr abends ins Bett gehen. Während der Non-REM-Schlafphasen werden neue Informationen verarbeitet und neue Erinnerungen gefestigt. Neue Informationen werden während des REM-Schlafs mit bestehenden Informationen, Erinnerungen und Erfahrungen abgeglichen, sodass wir imstande sind, Probleme zu lösen, auf kluge Ideen zu kommen und neue Einfälle zu haben.

Chronisches Fatigue-Syndrom

Antoinette: »Mein Leben änderte sich komplett. Ich liebte es, zur Arbeit und zum Sport zu gehen, und vor allem, Mutter zu sein. Jetzt verbringe ich die meiste Zeit im Bett oder auf dem Sofa, schaue zu, wie mein kleiner Sohn spielt. Wenn ich aufstehe, wird mir schwindlig, und alles strengt mich wahnsinnig an. Als Erstes fiel der Sport weg. Ich dachte, die Arbeit wird schon klappen, weil sie nicht körperlich anstrengend ist, denn ich sitze fast nur am Computer für administrative Tätigkeiten und Buchhaltung. Damit lag ich absolut falsch: Die geistige Erschöpfung war genauso schlimm, wenn nicht schlimmer als der körperliche Schmerz und die Schlappheit. Arbeitsschritte, die ich jahrelang automatisch erledigt hatte, wurden zur größten Herausforderung. Es fühlte sich so an, als kämpften sich die Räder in meinem Hirn durch dicken Schlamm. Ehrlich gesagt machte mir das große Angst.

Immerhin habe ich jetzt eine Diagnose. Damals fühlte sich das alles wie ein Albtraum an, aus dem ich einfach nicht aufwachte. Jetzt besteht mein Leben darin zu entscheiden, welche Aktivität es wert ist, danach tagelang erschöpft zu sein. So was ganz Einfaches wie der Wocheneinkauf im Supermarkt knockt mich für sechs Tage aus. Ich habe es mit Onlinebestellungen versucht, aber das überforderte mich mental und erschöpfte mich ebenso. Mir bricht es das Herz, meinem siebenjährigen Sohn nicht bei den Hausaufgaben helfen zu können, weil mein Gehirn das einfach nicht mitmacht. Heutzutage spare ich meine Kraft für bestimmte Dinge, wie die Schulaufführung meines Kindes. Es kostet mich unsagbar viel Mühe, mich während des gesamten Theaterstücks zu konzentrieren, und im Anschluss muss ich mehrere Tage das Bett hüten, um mich von dieser Anstrengung zu erholen.«

Antoinette leidet an Myalgischer Enzephalomyelitis/dem chronischen Müdigkeitssyndrom (Chronisches Fatigue-Syndrom; ME/CFS), das sich durch eine mehr als sechs Monate andauernde körperliche und kognitive Erschöpfung auszeichnet. Die meisten Patienten berichten von Brain-Fog-Symptomen. Dennoch bezeichnen Mediziner das verlangsamte Denken, die Verwirrung, die Konzentrationsschwäche, das Gefühl von Nebel im Kopf von Menschen mit ME/CFS als leichte, kognitive Beeinträchtigungen.

Menschen mit ME/CFS wird oft schwindlig, oder sie fühlen

sich leicht benommen, wenn sie aufrecht stehen. Der medizinische Fachbegriff für dieses Phänomen lautet orthostatische Intoleranz. »Orthostase« (vom griechischen *ortho* = aufrecht und *histanai* = stehen) beschreibt die physiologische Reaktion auf das Abfallen des Blutdrucks, das eintritt, wenn wir aus dem Liegen aufstehen. Denn im Grunde ist Stehen für den Menschen ein Stressor. Durch die Schwerkraft fließt das Blut von Gehirn und Oberkörper in die untere Körperhälfte, und der Blutdruck sinkt.

Um den Blutfluss im Gehirn und den Blutdruck im gesamten Körper aufrechtzuerhalten und nicht das Bewusstsein zu verlieren, müssen Gehirn und Kreislauf schnell kompensierend eingreifen. Deshalb haben sich bestimmte Kompensationsmechanismen entwickelt, als der Mensch begann, aufrecht, auf zwei und nicht länger vier Beinen zu stehen und zu laufen. Dennoch sind einige Menschen nicht imstande, diese Verlagerung des Blutvolumens auszugleichen, und leiden unter permanenter orthostatischer Intoleranz, was bedeutet, dass das Aufstehen aus einer liegenden Position oder das Stehen über einen längeren Zeitraum (wie etwa in einer Schlange oder unter der Dusche) bei ihnen Schwindel, Benommenheit, Erschöpfung sowie kognitive Probleme hervorruft. Erst wenn sie sich hinsetzen oder hinlegen, klingen die Symptome wieder ab.

Hirnscans von Menschen mit ME/CFS legen nahe, dass ihr Gehirn eine stärkere Aktivierung als gesunde Menschen benötigt, um anspruchsvolle mentale Aufgaben zu erledigen. Aufmerksamkeit, Konzentrationsfähigkeit, Arbeitsgedächtnis, Geschwindigkeit und Effizienz der Informationsverarbeitung sind bei ihnen beeinträchtigt. Diese Symptome können von den Erkrankten als übersteigerte mentale Erschöpfung wahrgenommen werden. Stress, auch körperliche Betätigung, mentale Herausforderungen sowie orthostatischer Stress verstärken ihren Gehirnnebel zusätzlich. Die meisten Behandlungsmethoden konzentrierten sich bis jetzt auf die körperliche Erschöpfung und nicht auf die Brain-Fog-Symptome. Kognitive Verhaltenstherapie und eine entsprechend abgestimmte Physiotherapie wurden erfolgreich bei Menschen mit ME/CFS eingesetzt, was darauf hindeutet, dass mittels dieser Therapien auch Brain Fog behandelt werden kann. Natürlich bedarf dieser Bereich noch weiterer Forschung.

Praktische Tipps für einen besseren Schlaf

Jeder Schlafplan, der Ihren Schlaf verbessern soll, muss den Gesamtkontext Ihres Lebens und Ihrer Gewohnheiten sowie Ihre Schlafumgebung berücksichtigen.

Seit mehreren Jahren leidet Julie unter Brain-Fog-Symptomen. Zusammen mit ihrem Hausarzt hat sie eine Erkrankung oder Hormonstörung ausgeschlossen. Ihr Beruf verlangt ihr viel ab. Um in Form zu bleiben, lebt sie sehr gesund, achtet auf eine ausgewogene Ernährung und treibt regelmäßig Sport. Dennoch fühlt sie sich nach dem Aufwachen nie frisch und erholt. Im Gegenteil: Ihr Kopf fühlt sich benebelt an. Sie muss sich jeden Morgen aus dem Bett quälen und ist auch tagsüber meist müde. Julie treibt gern Sport, weil sie so neue Energie bekommt, doch dann, wenn sie ins Bett gehen sollte, ist es verkehrte Welt: Sie ist aufgekratzt und kann sich einfach nicht entspannen. Im Grunde ist sie hellwach, wenn sie eigentlich schlafen gehen will, und müde, wenn sie aufstehen sollte.

Julie hat ein Schlaftagebuch geführt und mit der Zeit festgestellt, dass sie am leistungsfähigsten ist, wenn sie acht Stunden Schlaf bekommt. Montag bis Freitag muss sie um 7 Uhr aufstehen, weshalb sie für gewöhnlich um 23 Uhr ins Bett geht. Natürlich wird es hier und da später, wenn sie mit Freunden ausgeht, doch sie versucht diese Fälle auf ein Minimum zu beschränken. Sie sieht ihre Freunde noch genauso häufig wie vorher, nur eben treffen sie sich direkt nach Feierabend. Julie geht bewusst nicht an Vorabenden von Arbeitstagen aus, an denen sie geistig schwer auf Zack sein muss. Zusätzlich plant sie vor einem Mädelsabend oder auch am Tag danach einen Mittagsschlaf ein, um den Schlafmangel zu kompensieren.

Zudem hat Julie ihren Alkoholkonsum eingeschränkt, denn ihr fiel auf, dass sie nach einigen Drinks nicht so gut und tief schlief. Sie trinkt noch bei manchen sozialen Gelegenheiten, aber nicht mehr zu Hause. Auch geht sie spätabends nicht mehr ins Fitnessstudio, weil sie dann zu aufgekratzt ist, um einzuschlafen. Sie steht jetzt jeden Tag zur selben Zeit auf und geht am Wochenende als Erstes am Tag zum Sport. Außerdem integriert sie aerobes Training in ihren Alltag und fährt nunmehr mit dem Fahrrad zur Arbeit anstatt mit dem Auto, um so auch mehr Zeit draußen im Tageslicht zu verbringen.

Julie dimmt jeden Abend ab 20 Uhr das Licht in ihrem Wohnzimmer herunter. Sie macht das Deckenlicht und anderes grelles Licht komplett aus. Um 22 Uhr schaltet Julie die Heizung aus, den Fernseher und andere elektronische Geräte, nimmt ein heißes Bad oder hört Musik, ein Hörbuch oder einen entspannenden Podcast. Julie gibt zu, dass die Veränderung der Abendroutine ihr am schwersten fiel, ist aber froh, dass sie drangeblieben ist, denn ihre Brain-Fog-Symptome sind seitdem deutlich zurückgegangen.

1. Quantität, Qualität und Regelmäßigkeit

Wann die beste Zeit ist, ins Bett zu gehen, ist eine höchst individuelle Angelegenheit und hängt vom jeweiligen Chronotyp ab sowie davon, wann jemand aufstehen muss und wie viel Schlaf man braucht. Die beste Methode, um zu bestimmen, wie viel Schlaf Sie brauchen und was die beste Schlafroutine für Sie ist, besteht darin, ein Schlaftagebuch zu führen. Mit der Zeit werden Sie feststellen, dass Sie sich an manchen Tagen morgens erholter und frischer fühlen als an anderen. Wie viele Stunden haben Sie in so einer Nacht geschlafen und wann sind Sie zu Bett gegangen? Ist ein Muster erkennbar, das für Sie gut funktioniert? Auch minimale Verbesserungen oder Verschlechterungen beim Aufwachen können dabei helfen, Sie in die richtige Richtung zu stoßen. Achten Sie auch auf Ihren Zeitplan tagsüber, etwa wie viele Stunden Sie arbeiten, denn auch diese können im Konflikt mit Ihrem natürlichen Rhythmus stehen.

Um Ihre individuelle Schlafengehzeit zu bestimmen, rechnen Sie von dem Zeitpunkt am Morgen, an dem Sie aufstehen müssen, zurück. Gehen Sie anfangs von acht Stunden, die Sie im Bett verbringen, aus und passen Sie diese Zahl entsprechend an, je nachdem, wie Sie sich am Morgen fühlen. Vielleicht bekommt Ihnen mehr oder weniger Schlaf besser. Vermeiden Sie nach Möglichkeit Wecker. Wenn Sie wie beschrieben vorgehen und die ideale Schlafengehzeit für sich selbst bestimmen, sollten Sie morgens von allein aufwachen, anstatt brutal von einem Alarm geweckt zu werden.

Wenn Sie weniger Stunden als empfohlen schlafen, weil Sie deutlich nach Mitternacht schlafen gehen, dann entziehen Sie Ihrem Hirn wahrscheinlich einen großen Anteil des so wichtigen Non-REM-Schlafs. Wenn Sie hingegen Ihre Schlafenszeit abkürzen und extrem früh aufstehen, rauben Sie Ihrem Gehirn einen Großteil des REM-Schlafs.

Halten Sie sich deshalb an einen Zeitplan. Das bedeutet: Stehen Sie konsequent zu derselben Zeit morgens auf und gehen Sie zu derselben Zeit abends in Bett, ganz egal, ob unter der Woche oder am Wochenende. Unser zirkadianer Rhythmus funktioniert am besten, wenn wir regelmäßige Schlafgewohnheiten haben. Bedenken Sie auch, dass sich der zirkadiane Rhythmus während unseres Lebens ändert, sodass unser Schlafverhalten gegebenenfalls zu bestimmten Zeitpunkten entsprechend angepasst werden muss. Was funktionierte, als wir zwanzig oder dreißig waren, ist mit fünfzig oder sechzig wahrscheinlich keine gute Idee mehr. Anstatt Ihren Schlafrhythmus dem Ihres Partners anzupassen oder sich an vermeintlich allgemeine Richtwerte zu halten, hören Sie lieber auf Ihren Körper, beachten, wann Sie aufmerksam und fit, wann eher müde und schlapp sind. Meistens empfiehlt sich in der Tat eine Art Entspannungsritual am Abend, so wie Julie es sich angewöhnt hat.

2. Achten Sie darauf, welchem Licht Sie ausgesetzt sind

Milliarden Jahre lang war die Sonne tagsüber die einzige Lichtquelle, und nachts war es schlichtweg finster. Beinahe alle Organismen auf der Erde haben deshalb einen zirkadianen Rhythmus entwickelt, der auf dem 24-stündigen Hell-Dunkel-Zyklus basiert. Elektrisches Licht, das seit rund hundert Jahren verfügbar ist, stört diesen zirkadianen Rhythmus, den Schlaf-Wach-Zyklus, die Hormonsteuerung und die Körperkerntemperatur.

Da wir nachts elektrisches Licht gebrauchen, fällt es unserem Gehirn schwer, echte Dunkelheit zu erkennen. Zusätzlich verbringen wir häufig einen Großteil des Tages in Innenräumen, wo wir kaum natürliches Tageslicht genießen können. Kümmern wir uns gezielt um die Lichtverhältnisse, denen wir tagsüber und nachts ausgesetzt sind, können wir unseren natürlichen Rhythmus wiederherstellen, unseren Schlaf verbessern und auch unseren Hormonhaushalt wieder ausgleichen – allesamt Faktoren, die im Kampf gegen Brain Fog von Nutzen sind.

ELEKTRISCHES LICHT

Für optimalen Schlaf sollten Sie sich gut um die Lichtverhältnisse in Ihren Wohnräumen kümmern. Wenn Sie beispielsweise um 23 Uhr ins Bett gehen, dann sollten Sie ab 20 Uhr in dem Raum, in dem Sie sich abends aufhalten, das Licht reduzieren oder dimmen. Nach dem Abendessen empfiehlt es sich, Deckenlampen ganz auszuschalten und heruntergedimmte Steh-, Tisch- und Wandlampen zu gebrauchen.

Vermeiden Sie im Badezimmer direkt vor dem Schlafengehen grelles, dem Tageslicht nachempfundenes Licht. Ansonsten wecken Sie Ihr Gehirn wieder auf. Leisten Sie sich einen Schalter mit Dimmfunktion. Ändern Sie gegebenenfalls Ihre Routine dahingehend, dass Zähneputzen bei grellem Licht nicht unbedingt das Letzte ist, was Sie vor dem Schlafengehen tun.

Halten Sie Ihr Schlafzimmer möglichst dunkel und vermeiden Sie grelles Licht, wenn Sie nachts aufwachen. Achten Sie jedoch darauf, dass Sie problemlos ins Badezimmer finden. Knapp über dem Fußboden angebrachte, dezent leuchtende

Nachtlichter können eine Hilfe sein, den Weg zum Badezimmer im Halbdunkel sicher zu finden. Hier bieten sich batteriebetriebene Spots an, die an Wänden oder Möbeln befestigt werden können. Auch hilft eine Taschenlampe auf dem Nachttisch.

NATÜRLICHES LICHT

Achten Sie darauf, dass Sie sich täglich mindestens 30 Minuten im Tageslicht aufhalten. Nutzen Sie nach Möglichkeit das Morgenlicht; öffnen Sie deshalb direkt nach dem Aufwachen die Vorhänge oder Rollos. Ist es im Winter morgens noch dunkel, dann schalten Sie das Licht im Zimmer an. Weißes helles Licht ähnelt dem natürlichen Tageslicht und hilft Ihnen, wach zu werden.

BLAUES LICHT

Digitale Geräte und LED-Lampen senden künstliches blaues Licht aus, dessen Wellenlänge für uns Menschen vorteilhaft ist, da sie unsere Aufmerksamkeit steigert und unsere Reaktionszeit und Stimmung verbessert. Nachts ist blaues Licht allerdings hinderlich, denn es hält uns schlichtweg wach. Wenn Sie nachts aufwachen, greifen Sie nicht zum Smartphone oder Tablet, denn das blaue Licht weckt Ihr Gehirn auf, weshalb Sie anschließend nicht mehr so leicht in den Schlaf zurückfinden. Verbannen Sie nach Möglichkeit Smartphone und Laptop aus Ihrem Schlafzimmer und laden Sie sie woanders auf. Machen Sie aus Ihrem Schlafzimmer eine technikfreie Zone. Schaffen

Sie sich einen altmodischen Wecker an, um nachts zu wissen, wie spät es ist, und um morgens gegebenenfalls rechtzeitig geweckt zu werden. So widerstehen Sie der Versuchung, ständig auf Ihrem Smartphone nach der Uhrzeit zu sehen, womit Sie sich nicht nur dem Blaulicht aussetzen, sondern auch dazu verleitet werden, Mails zu checken oder auf die sozialen Medien zuzugreifen.

Nutzen Sie Software-Programme oder Apps auf Ihren Geräten, die das für Ihren Schlaf schädliche blaue Licht graduell im Laufe des Abends dimmen. Wenn Sie normalerweise um 23 Uhr ins Bett gehen, sollten Sie den Fernseher und andere Geräte um 22 Uhr ausschalten und sich einer entspannenden Aktivität wie Lesen oder Musikhören neben einer Nachttischlampe widmen. Womöglich helfen Ihnen auch Aroma-Öle oder Duftkerzen beim Entspannen. Dank diverser Streaming-Anbieter müssen wir heutzutage nicht mehr spätabends eine Serie oder Sendung schauen, sondern können diese bequem früher am nächsten Abend weiterschauen, ohne unsere Schlafroutine deswegen zu stören.

3. Finden Sie die richtige Temperatur

Die Einstellung der richtigen Umgebungstemperatur ist genauso wichtig wie das richtige Licht. Unsere Körperkerntemperatur schwankt minimal innerhalb von 24 Stunden; diese Schwankungen stehen in Verbindung mit unserem Schlafrhythmus. Ein Abfallen unserer Körpertemperatur, wenn wir zunehmend müde werden und sich die Schlafphase unseres Schlaf-Wach-Zyklus nähert, ist das Signal, dass es Zeit ist zu schlafen. Um die Schlafphase einzuleiten, muss unsere Körpertemperatur um ein Grad Celsius sinken. Liegt die Temperatur unter einem bestimmten Wert, geben wärmeempfindliche Zellen dem SCN das Signal, Melatonin auszuschütten. Das heißt, sowohl Licht als auch die Temperatur bestimmen unabhängig voneinander, aber zeitgleich, unsere Melatoninausschüttung, die wiederum unsere ideale Schlafengehzeit bestimmt. Nähern sich die Morgenstunden, steigt unsere Körpertemperatur erneut an.

Der Hypothalamus ist verantwortlich für das Aufrechterhalten unserer Körperkerntemperatur und, sollte diese von den gesunden Werten abweichen, für das Wiederherstellen der Homöostase – eine entscheidende Funktion, denn sowohl zu hohe (etwa 42 Grad Celsius) als auch zu niedrige Temperaturen (etwa 35 Grad Celsius) können zu Hirnschäden und schließlich zum Tod führen. Fieber, Sport, Verdauung, Alkohol, Drogen oder eine Unterfunktion der Schilddrüse können die Körperkerntemperatur verändern. Nimmt das zentrale Nervensystem eine solche Veränderung wahr, informiert es den Hypothalamus, der wiederum dem Nervensystem, den Drüsen, Muskeln und Organen den Befehl gibt, alles zu unternehmen, um die Körpertemperatur wieder auf einen optimalen Wert zu bringen. Wird uns nachts beispielsweise zu warm oder zu kalt, so fangen wir an zu schwitzen oder zu zittern, was wiederum unseren Schlaf stört. Deshalb hilft es, externe Faktoren zu bedenken, die unsere Körpertemperatur vor und während des Schlafens beeinflussen, damit wir gut, tief schlafen und durchschlafen.

Wir schlafen besser in einem kühlen Raum ein. Schalten Sie deshalb eine Stunde vor dem Schlafengehen die Heizung aus oder drehen Sie sie herunter. Eine Temperatur von 16 bis

18 Grad Celsius ist optimal, um gut einzuschlafen, wenn man einen Schlafanzug trägt und unter einer Decke schläft.

Um die Körpertemperatur zu senken, empfiehlt sich ein heißes Bad eine halbe Stunde vor dem Schlafengehen. Das mag widersprüchlich klingen, hilft aber tatsächlich, da die durch das Bad geweiteten Blutgefäße helfen, Wärme über die Haut abzugeben, sodass die Temperatur im Körperinneren sinkt. Haben Sie keine Badewanne oder baden nicht gern, können Sie genauso gut Ihre Hände oder Füße um etwa ein halbes Grad erwärmen, denn auch so sinkt Ihre Körperkerntemperatur, da das Blut in die Körperextremitäten fließt.

Leiden Sie aufgrund von Menopause oder Schwangerschaft an Hitzewallungen, dann tragen Sie einen Schlafanzug, der Feuchtigkeit nach außen leitet. Legen Sie für alle Fälle einen frischen Schlafanzug und Handtücher neben das Bett, damit Sie diese nachts gleich zur Hand haben, sollten Sie sich abtrocknen und umziehen wollen.

4. Optimieren Sie die Umgebung, in der Sie schlafen

Ihr Schlafzimmer sollte eine Schlafoase sein, in der idealerweise neben Sex keine andere Aktivität als Schlafen stattfinden sollte. Wenn Ihre Lebensverhältnisse es erlauben, dann versuchen Sie, aus Ihrem Schlafzimmer eine wahre Schlafoase zu machen – vermeiden Sie Mehrzweckräume, das heißt die Kombination von Arbeiten und Schlafen oder Fernsehen und Schlafen in einem Raum. Oft werden die Zimmer von Kindern und Jugendlichen zu verschiedenen Zwecken genutzt – sie sind voller Spielzeug und Konsolen, und häufig stehen dort Schreibtische, an denen die Hausaufgaben gemacht werden. Mit der Zunahme von Home-Office haben auch viele Erwachsene in ihrem Schlafzimmer eine Arbeitsecke eingerichtet. Falls sich das aufgrund beengter Wohnverhältnisse nicht vermeiden lässt, versuchen Sie in diesem Fall, den Raum abends für die Nacht umzuwandeln: Räumen Sie Spielzeuge, Schulsachen und elektronische Geräte auf oder beiseite und schalten Letztere aus. Inzwischen gibt es zahlreiche praktische Aufbewahrungssysteme, die genau dafür entwickelt wurden.

Schlaf ist kein Luxusgut, sondern absolut grundlegend für Ihre physische und mentale Gesundheit sowie für diejenige Ihres Gehirns. Wenn Ihre Schlafumgebung suboptimal ist, dann wiegen Sie die finanziellen Kosten einer Umgestaltung gegen die persönlichen Kosten von Brain Fog ab. Unabhängig von Moden oder Trends eignen sich beruhigende Farben ohne Muster am besten für ein Schlafzimmer. Investieren Sie in optimal verdunkelnde Vorhänge oder Rollläden.

Entrümpeln Sie Ihr Schlafzimmer, denn Unordnung löst Stress aus. Dann wird das Stresshormon Kortisol ausgeschüttet und beeinträchtigt die Schlafqualität. Halten Sie Ordnung im Schlafzimmer und räumen Sie alle Gegenstände weg, die Sie dort nicht benötigen, insbesondere solche, die bei Ihnen für Unruhe oder Stress sorgen. Bewahren Sie diese an einem anderen Ort auf oder entsorgen Sie sie komplett. Stauben Sie regelmäßig im Schlafzimmer ab und wechseln Sie regelmäßig die Bettwäsche. Leisten Sie sich qualitativ hochwertige Bettwäsche. Hochwertige Baumwoll-Bettwäsche hilft mir nachts, kühl zu bleiben, falls mein Körper nachts überhitzt. Bedenken Sie, dass auch Matratzen, Decke und Kissen in gewissen Abständen erneuert werden müssen. Verbannen Sie Gerüche und Geräusche, die Sie am Schlafen hindern, aus Ihrem Schlafzimmer.

5. Mittagsschlaf

Überlegen Sie, ob Sie Ihrem biologischen Rhythmus folgen und tagsüber zu einer festen Zeit regelmäßig ein Schläfchen einlegen, und schauen Sie anschließend, ob sich Ihre Brain-Fog-Symptome verbessert haben. Am besten legen Sie ein Mittagsschläfchen sechs bis acht Stunden nach dem Aufwachen ein, möglichst nicht nach 15 Uhr. Jeder Mensch ist anders, aber es ist wichtig, diesen Mittagsschlaf so zu terminieren, dass er nicht Ihren Nachtschlaf stört.

Menschen mit leichtem Schlaf oder Schlaflosigkeit sollten zwischen dem Mittagsschlaf und der üblichen Zeit, zu der sie ins Bett gehen, sieben bis acht Stunden einplanen, während bei allen anderen drei oder vier Stunden dafür reichen. Idealerweise sollte ein Schläfchen tagsüber weniger als zwanzig Minuten dauern oder aus einem kompletten Schlafzyklus (etwa 90 Minuten) bestehen. Zehn Minuten sind am besten, wenn es darum geht, die Müdigkeit loszuwerden und die eigene kognitive Leistungsfähigkeit zu verbessern. Während ich dieses Buch schrieb, legte ich regelmäßig um 14 Uhr ein 10-minütiges Schläfchen ein, da ich zu dieser Tageszeit immer spürte, wie meine Augen kleiner und kleiner wurden. Schläft man länger, vierzig oder sechzig Minuten, dann erwacht man aus dem Tiefschlaf (langsame Wellen) und fühlt sich müde, verwirrt und schlapp.

In der späteren Lebensphase erreicht die Ausschüttung von

Melatonin früher am Abend ihren Höhepunkt, sodass Sie eher den Drang verspüren, ins Bett zu gehen. Ihnen fällt es womöglich schwerer, abends wach zu bleiben, doch sollten Sie gegen Abend aus Versehen kurz wegnicken, dann zählt das als Nickerchen, das leider den Schlafdrang zeitweise hemmt. Wahrscheinlich haben Sie dann Probleme einzuschlafen, wenn Sie später am Abend ins Bett gehen.

Zusätzlich dazu verändert sich mit dem Alter Ihr zirkadianer Rhythmus dahingehend, dass Sie früher am Morgen aufwachen. Wenn Sie sich auf Dauer gegen diese Verschiebungen Ihrer inneren Uhr sträuben, wird sich immer mehr Schlafmangel anhäufen. Der abendlichen Müdigkeit können Sie Einhalt gebieten, indem Sie früher zu Bett gehen oder – wie es der Schlafforscher Matthew Walker empfiehlt – Ihre Lichtexposition entsprechend anpassen, um die altersbedingten Veränderungen Ihres zirkadianen Rhythmus besser im Griff zu haben. Sorgen Sie deshalb dafür, dass Sie nachmittags länger natürlichem Licht ausgesetzt sind, denn so verschieben Sie den Zeitpunkt der Ausschüttung von Melatonin nach hinten.

Eine weitere Option besteht darin, gezielt tagsüber ein Schläfchen zu halten, um Ihren Brain Fog zu bekämpfen. Sie könnten beispielsweise prophylaktisch am frühen Nachmittag schlafen, um zu vermeiden, dass Sie am Abend zu nahe an der Schlafengehzeit einnicken, oder – wie Julie – absichtlich »vorschlafen«, wenn Sie planen, abends länger unterwegs zu sein. Sind Sie unglaublich müde und erschöpft, empfiehlt sich das Einlegen eines »Notfall-Nickerchens«, auch um Unfälle zu vermeiden (wenn wir müde sind, ist die Wahrscheinlichkeit, dass wir einen Fehler machen, um das Siebenfache höher) und nicht übermüdet am Steuer zu sitzen.

Unfälle wegen Sekundenschlafs oder Einschlafens am Steuer passieren meistens am Nachmittag während des »Tiefs« unseres zirkadianen Rhythmus und zwischen 24 und 6 Uhr nachts, wenn unser Gehirn eigentlich damit rechnet, dass wir schlafen. Hat man zu wenig geschlafen, kann man schlichtweg nicht sicher Auto fahren, da die Konzentrationsfähigkeit geschwächt, die Reaktionszeit verlangsamt, die Fähigkeit zur Entscheidungsfindung gestört ist und man eher Risiken eingeht. Schlaf am Steuer kostet heutzutage beinahe so viele Menschenleben wie Alkohol am Steuer. Autofahren ist eine kognitiv anspruchsvolle Tätigkeit. Übt man dieselbe Tätigkeit über einen längeren Zeitraum aus, werden unsere kognitiven Ressourcen aufgebraucht, das heißt, je länger wir fahren, desto stärker nimmt unsere Leistungsfähigkeit ab, und die Anzahl an Fehlern, die wir machen, nimmt stetig zu.

Der beste Tipp für eine erfolgreiche Schlafroutine ist, auf Koffein zu verzichten. Fährt man hingegen müde Auto, bietet sich Kaffeekonsum an, um wach zu bleiben. Werden Sie am Steuer müde, fahren Sie so schnell wie möglich auf einen Rastplatz, trinken Sie einen Kaffee und schlafen Sie kurz (weniger als 20 Minuten). Schlafen Sie länger, geraten Sie in eine Tiefschlafphase, aus der Sie nur schwer wieder aufwachen. Anschließend fühlen Sie sich benommen und müder als vorher. Ein 15-minütiges Schläfchen hingegen sorgt dafür, dass die Konzentration von Adenosin, das den Schlafdruck auslöst, sinkt. Koffein benötigt 20 Minuten, um eine Wirkung zu entfalten. Wenn Sie aufwachen, ist Adenosin also abgebaut, und die Koffeinwirkung setzt ein. Dieses »Koffein-Nickerchen« ist somit ein wirksames Mittel, um schnell wieder wach und konzentriert zu sein und Unfälle zu vermeiden.

6. Was Sie vor dem Schlafengehen vermeiden sollten

Es ist wichtig, Ihren Abend zu planen, damit Sie kurz vor dem Schlafengehen nicht überreizt werden und infolgedessen Probleme haben einzuschlafen. Verzichten Sie deshalb nach Möglichkeit komplett auf Aufputschmittel wie Alkohol, Koffein und Zigaretten. Abends sollten Sie zudem keinen Sport treiben oder Aktivitäten ausüben, die bei Ihnen Stress oder Angst beziehungsweise Unruhe auslösen.

ALKOHOL

Verzichten Sie auf Alkohol kurz vor dem Zubettgehen. Alkohol hat eine beruhigende Wirkung, doch lassen Sie sich nicht davon täuschen, dass Alkohol Sie zunächst schläfrig macht – er fördert nicht Ihren natürlichen Schlaf. Alkohol stört den Schlaf, weckt Sie mehrmals auf, was bedeutet, dass Ihr Schlaf unterbrochen wird und keine erholsame Wirkung mehr hat. Nach ein paar Stunden wirkt Alkohol wie ein Aufputschmittel, das Ihre Schlafqualität beeinträchtigt. Tatsächlich unterdrückt er den REM-Schlaf und raubt Ihnen somit die Traumphasen und deren wohltuende Wirkungen. Verzichten Sie also auf einen Schlummertrunk und trinken Sie, wenn überhaupt, am frühen Abend zum Essen Alkohol. Beschränken Sie Ihren Konsum auf maximal zwei Alkoholeinheiten und vermeiden Sie exzessives Trinken.

KOFFEIN

Koffein ist ein psychoaktives Stimulans. Nehmen Sie koffeinhaltige Getränke zu sich, dann wirken diese anregend und aufputschend, denn das Koffein dämpft die Wirkung des Müdigkeit auslösenden Hormons Adenosin. Allerdings verschwindet Adenosin dadurch nicht aus Ihrem Körper, und Koffein sorgt auch nicht dafür, dass Ihr Schlafmangel behoben ist. Es blockiert lediglich die Müdigkeitssignale und trickst sie aus, sodass Sie sich wach fühlen. Der Schlafdrang ist im Grunde noch immer da, Sie brauchen noch immer Ihren Schlaf, und Ihr Schlafdefizit vergrößert sich weiter. Auch nach dem Verzehr bleibt Koffein noch einige Zeit in Ihrem Körper – es kann fünf bis sieben Stunden dauern, bis die Hälfte des aufgenommenen Koffeins abgebaut ist. Im Alter verlängert sich diese Zeitdauer, die Gehirn und Körper für die Verarbeitung und Entfernung von Koffein aus dem Körper brauchen. Daher sollten Sie versuchen, in den letzten vier bis fünf Stunden des Tages kein Koffein zu sich zu nehmen. Bedenken Sie dabei auch, dass viele Produkte, selbst entkoffeinierter Kaffee, bis zu drei Prozent Koffein enthalten können.

RAUCHEN

Nikotin ist ein Muntermacher. Wenn Sie sich dazu entschiedenen haben, sich das Rauchen nach und nach statt von einem Tag auf den anderen abzugewöhnen, und deshalb versuchen, weniger zu rauchen, dann vermeiden Sie Nikotingenuss sowie Pflaster oder entsprechende Kaugummis zumindest in der Stunde, bevor Sie zu Bett gehen.

ESSEN UND TRINKEN

Essen Sie nicht spätabends und meiden Sie Nahrungsmittel, die Sodbrennen hervorrufen (sehr fettiges, scharfes, salzreiches Essen, Alkohol und kohlensäurehaltige Getränke), da es vor allem im Liegen nach dem Essen auftritt. Nehmen Sie fünf bis sechs Stunden vor dem Schlafengehen kein Koffein (das beispielsweise in Schokolade, Tee, Kaffee, Softdrinks enthalten sein kann) mehr zu sich. Achten Sie darauf, vor dem Schlafen nicht zu viel Wasser zu trinken; trinken Sie für eine gute Hydration lieber über den Tag verteilt regelmäßig, damit Sie nachts nichts mehrmals zur Toilette müssen.

SPORT

Körperliche Aktivität fördert den Schlaf. Treiben Sie deshalb täglich Sport, am besten morgens, nachmittags oder am frühen Abend. Vermeiden Sie Sport in den drei Stunden vor dem Schlafengehen, denn er wirkt ebenfalls wie ein Stimulans auf Ihr Gehirn und erhöht die Körpertemperatur. Beide Wirkungen erschweren anschließend das Einschlafen.

STRESS

Setzt man sich abends mit stressbehafteten Problemen, Sorgen oder Gedanken auseinander, die Angst oder Panik hervorrufen, insbesondere kurz vor dem Schlafengehen, dann hält man sich garantiert wach. Planen Sie morgens oder tagsüber Zeit ein, um sich mit diesen Problemen zu beschäftigen, damit diese Sie nicht abends und nachts wachhalten. In Kapitel 6 finden Sie zahlreiche Tipps zum Umgang mit Stress.

7. Reduzieren Sie die Auswirkungen von Schichtarbeit und Jetlag

Schichtarbeit und Jetlag stören unseren normalen zirkadianen Rhythmus und stehen in Verbindung mit Brain Fog. Eine Studie legt nahe, dass zehn Jahre im Schichtdienst zu vergleichen sind mit 6,5 Jahren altersbedingter Abnahme der kognitiven Funktion. Das Wiedererlangen der kognitiven Funktion nach Beendigung der Schichtarbeit dauere mindestens fünf Jahre. Die National Sleep Foundation empfiehlt Folgendes, um Schlafstörungen zu reduzieren und die Schlafqualität von Schichtarbeitenden zu verbessern:

- Halten Sie tagtäglich dieselben Schlaf- und Wachzeiten ein, um den zirkadianen Rhythmus nicht zu stören.
- Wenn Ihre Schichten regelmäßig wechseln, dann versuchen Sie dies mit der Uhr zu tun, das heißt von einer Tagesschicht über eine Abendschicht zur Nachtschicht. Vermeiden Sie das Rotieren gegen die Uhr.
- Um sich auf eine neue Schicht vorzubereiten, passen Sie Ihre Schlaf- und Wachzeiten graduell in den drei vorangehenden Tagen diesen neuen Arbeitszeiten an. Wenn die Schichten wie oben beschrieben wechseln, bedeutet das, Sie verschieben das Schlafengehen und Aufwachen pro Nacht um zwei Stunden.

Sollten Sie häufig Langstrecke fliegen, dann können Sie mit folgenden Maßnahmen den Jetlag reduzieren:

- Wenn möglich fliegen Sie so, dass Sie am frühen Abend ankommen; bleiben Sie dann bis 22 Uhr wach.
- Wenn Sie tagsüber ein Schläfchen brauchen, dann versuchen Sie, am frühen Nachmittag kurz zu schlafen.
- Verzichten Sie auf Alkohol und Koffein.
- Gehen Sie raus ins Tageslicht, denn das hilft Ihrer biologischen Uhr. Bleiben Sie drinnen, wird der Jetlag schlimmer.

8. Erkrankungen und Arzneimittel

Sind Sie aufgrund von Symptomen einer chronischen Erkrankung nachts wach, sollten Sie mit Ihren behandelnden Ärzten sprechen. Diese können Ihnen helfen, die Symptome zu lindern und Ihre Schlafqualität zu verbessern. Schlafmangel und Schlafstörungen erhöhen Ihre Schmerzempfindlichkeit, was wiederum zu Brain Fog führen kann.

MEDIKAMENTE

Wenn Sie regelmäßig Medikamente einnehmen und unter Einschlafproblemen leiden, leicht wieder aufwachen, tagsüber schläfrig sind oder anders geartete Schlafprobleme haben, dann sollten Sie mit Ihrem Arzt sprechen, um zu überprüfen, ob das an Ihren Medikamenten liegen kann. Einige Herz-, Blutdruck- und Asthmamedikamente können sich negativ auf den Schlaf auswirken. Gleiches gilt für rezeptfreie Erkältungs- und Grippemedikamente und sowie Kopfschmerztabletten. Jeder Mensch reagiert anders auf die chemischen Wirkstoffe in diesen Arzneimitteln.

Als ich damit begann, ein neues Migränemittel zu nehmen, hatte ich auf einmal Einschlafprobleme und träumte sehr lebhaft. Andererseits wollte ich das Mittel keinesfalls absetzen, da es die Häufigkeit und Schwere meiner Migräneattacken deutlich reduziert hatte. Als mein Neurologe mich fragte, wie es mit dem neuen Mittel ginge, erzählte ich von meinen Schlafproblemen. Er schlug vor, das Medikament frühmorgens einzunehmen anstatt spätabends. Diesen Rat befolgte ich – es blieben zwar die lebhaften Träume, aber ich hatte abends keinerlei Einschlafprobleme mehr.

Setzen Sie verschreibungspflichtige Medikamente nie ab und ändern Sie auch nicht eigenständig den Zeitpunkt der Einnahme; sprechen Sie immer zuerst mit Ihrem Arzt, um Alternativen zu suchen, die Ihren Schlaf möglichst nicht beeinträchtigen.

Wurden Ihnen Schlafmittel verschrieben, dann können diese die Ursache Ihres Brain Fog sein. Denn sie leiten keinen natürlichen, regenerativen Schlaf ein, sondern man fühlt sich am nächsten Morgen groggy und vergesslich und reagiert langsamer. Denn medikamentös induzierter »Schlaf« enthält nicht die tiefen Hirnwellen, sie unterscheiden sich qualitativ von den Hirnwellen, die während des natürlichen Schlafs beobachtet werden. Während natürlicher Schlaf dazu beiträgt, Erinnerungen im Hirn einzubetten, schwächen bestimmte Schlafmittel die bereits während des Erlernens geformten Verbindungen. Diese Verbindungen sollten eigentlich während des Schlafens verstärkt werden. Deshalb gehen Erinnerungen häufiger verloren, als dass sie gefestigt werden.

Schlafmittel zielen auf dieselben Systeme im Gehirn ab wie Alkohol. Sie wirken sedierend, das heißt, sie halten die Hirnzellen in den höher liegenden Bereichen des Gehirns davon ab, aktiv zu werden. Eventuell sind Ihre Schlafstörungen nach dem Absetzen von Schlafmitteln schlimmer als vorher. An dieser Stelle sei erneut darauf hingewiesen, dass jede Veränderung der Einnahme oder das Absetzen von Medikamenten mit Ihrem Arzt abgesprochen werden sollte. Besprechen Sie mit ihm alternative Methoden für einen besseren Schlaf.

SCHLAFSTÖRUNGEN: INSOMNIE

Schlafstörungen gehen einher mit Symptomen wie Brain Fog, Abgeschlagenheit, Kraftlosigkeit und Reizbarkeit. Wenn Sie drei Mal pro Woche über einen Zeitraum von mehr als drei Monaten Schlafprobleme haben, dann erfüllen Sie die Kriterien für eine diagnostizierte Insomnie. Diese Form der Schlafstörung bedeutet jedoch nicht zwangsläufig, dass Sie Ihre Insomnie nie mehr loswerden – auch Insomnie kann episodenhaft auftreten beziehungsweise vorübergehend sein.

Schlafstörungen treten häufiger bei Frauen als bei Männern auf sowie häufiger bei älteren als bei jüngeren Menschen. Leidet man unter Problemen beim Einschlafen, dann spricht man von einer Einschlafstörung, wacht man hingegen nachts sehr häufig auf, spricht man von einer Durchschlafstörung. Damit wir uns im Schlaf erholen können, müssen Quantität und Qualität stimmen. Leidet man unter Durchschlafstörungen, dann kann es sein, dass man zwar zehn Stunden schläft, aber wegen des häufigen Aufwachens die fünf Schlafphasen nie durchläuft.

Insomnie steht in engem Zusammenhang mit Stress, Depressionen und Angstzuständen. Menschen mit Angstzuständen sind deutlich anfälliger für Schlafstörungen; allerdings lösen die Angstzustände keine Schlafstörung aus, sondern erhöhen nur die Wahrscheinlichkeit einer solchen. Häufig werden Schlafstörungen durch Stressoren ausgelöst wie Trauer, Geldsorgen, Probleme in der Beziehung oder in der Arbeit. Durch bestimmte Gewohnheiten können Schlafstörungen verschlimmert oder aufrechterhalten werden (unregelmäßiger Schlaf, Gebrauch von elektronischen Geräten, wenig körperliche Betätigung). Eine der wichtigsten Behandlungsmethoden ist es, sich gesunde Schlafgewohnheiten anzueignen, auch Schlafhygiene genannt.

Kognitive Verhaltenstherapie wirkt gut bei Insomnie (CBT-I), ebenso die Behandlung von Depressionen und Angstzuständen, die der Schlafstörung zugrunde liegen. Bei der Kognitiven Verhaltenstherapie arbeitet der Therapeut zusammen mit dem Patienten über mehrere Wochen daran, schlechte Schlafgewohnheiten zugunsten einer besseren Schlafhygiene aufzugeben, und behandelt Ängste rund um das Thema Schlafen. Eine bei dieser Therapie angewandte Methode besteht sogar darin, die im Bett verbrachte Zeit auf sechs Stunden zu begrenzen, damit Adenosin ausgeschüttet und der Schlafdruck erhöht wird. Dadurch fällt das Einschlafen mitunter leichter, und die betroffene Person erlangt ein höheres Maß an Zuversicht im Hinblick darauf, problemlos einschlafen zu können. Sobald der Patient unter diesem erhöhten Schlafdruck regelmäßig wieder von sich aus einschläft, werden die Bettstunden pro Nacht graduell wieder auf die empfohlene Anzahl erhöht.

Leiden Sie auch nach der Optimierung Ihrer Schlafgewohnheiten noch immer an Schlafstörungen, sprechen Sie bitte mit Ihrem Arzt über andere Verhaltenstherapien oder bitten Sie ihn um eine Überweisung an einen Schlafspezialisten.

Das Wichtigste aus diesem Kapitel

- Arbeiten Sie mit, nicht gegen Ihren natürlichen Rhythmus.
- Ein Mittagsschlaf erhöht die Hirnfunktion.
- Qualität und Quantität sind entscheidend, wenn es um Schlaf geht.
- Halten Sie sich an einen festen Stundenplan für Ihren Schlaf.
- Tanken Sie tagsüber ausreichend Tageslicht, schlafen Sie im Dunkeln und meiden Sie blaues Licht.
- Achten Sie auf eine niedrige Körperkerntemperatur.
- Erschaffen Sie sich eine Schlafoase.
- Ihr Mittagsschlaf sollte relativ früh stattfinden, 90 Minuten oder weniger als 20 Minuten dauern.
- Vermeiden Sie Aufputschmittel.
- Sprechen Sie mit Ihrem Arzt über Erkrankungen und Arzneimittel.
- Schlafmittel lösen keinen natürlichen Schlaf aus.
- Bekämpfen Sie Schlafstörungen mit Methoden aus der Verhaltenstherapie.
- Wenn alles nicht hilft, suchen Sie sich einen Schlafspezialisten.

Vorbereitungen für das 30-Tage-Programm

Hier kommt eine Liste mit Dingen, die Sie erledigen können, bevor Sie das 30-Tage-Programm in Angriff nehmen. Sehen Sie diese Aufgaben als eine Art Vorbereitung.

1. Upgrade Ihres Schlafzimmers

a) Beziehen Sie Ihr Bett neu.
b) Räumen Sie Kleidung weg, die auf dem Boden liegt. Schmutzige kommt in die Wäsche, saubere gefaltet in den Schrank.
c) Räumen Sie Schmuck, Cremes oder sonstigen Kleinkram von Ihrem Nachttisch ab.
d) Saugen Sie den Boden und stauben Sie alle Oberflächen ab.
e) Entfernen Sie sämtliche elektronischen Geräte bis auf die Lampen aus Ihrem Schlafzimmer. Kann ein Gerät nicht aus dem Zimmer geräumt werden, ziehen Sie den Stecker aus der Steckdose.

Leiden Sie an Erschöpfung, chronischen Schmerzen oder an etwas anderem, wodurch Ihnen eine der oben genannten Aufgaben sehr schwerfällt, dann bitten Sie Freunde oder Familienmitglieder um Hilfe.

2. Entfernen elektronischer Geräte

a) Suchen Sie einen anderen Ort, nicht Ihr Schlafzimmer, wo Sie Ihr Smartphone usw. aufladen können. Bewahren Sie an diesem Ort alle Aufladekabel auf.
b) Installieren Sie auf Ihrem Smartphone, Tablet oder Laptop eine App oder Software, die das schädliche blaue LED-Licht automatisch ab einer bestimmten Uhrzeit abends dimmt.

3. Störfaktoren beseitigen

a) Gehen Sie noch einmal zurück zu der Aufgabe zu Beginn dieses Kapitels. Gibt es Dinge, die Ihren Schlaf stören, wo Sie bereits jetzt aktiv werden können?
b) Stört Sie das Licht einer Straßenlaterne vor Ihrem Fenster, dann besorgen Sie sich verdunkelnde Vorhänge oder Jalousien. Diese sind relativ günstig und leicht online oder auch in Geschäften wie IKEA zu bekommen. Einige haben gleichzeitig auch eine schallisolierende Wirkung.
c) Bereiten Ihnen Geräusche Probleme, dann beschäftigen Sie sich mit diesen und suchen Sie Lösungen. Das kann etwas ganz Einfaches sein, wie den Geschirrspüler eine Stunde früher anzuschalten, sodass er nicht noch läuft, wenn Sie schlafen gehen. Sind Ihre Nachbarn zu laut, dann sprechen Sie das freundlich an, appellieren Sie an ihre positiven Seiten und erklären Sie ihnen ganz offen, was Sie sich wünschen. Würde es vielleicht helfen, Ihr Bett innerhalb des Schlafzimmers umzustellen? Oder gar Räume zu wechseln, falls es im Haus ein ruhigeres Zimmer als Ihr Schlafzimmer gibt?

Wenn das alles keine Optionen sind oder diese Eingriffe nicht helfen, sollten Sie über Ohrstöpsel nachdenken.

4. Weckruf

Wenn Sie zum Aufwachen einen Wecker benötigen und noch ein klassisches Modell haben, dann stellen Sie es auf Ihre optimale Aufwachzeit ein. Falls Sie keinen altmodischen Wecker haben, dann denken Sie ernsthaft über eine solche Anschaffung nach. Natürlich ist das nicht unbedingt nötig, denn mithilfe des 30-Tage-Programms werden Sie lernen, von allein zu einer festen Zeit aufzuwachen, solange Sie am Vorabend zu einer fixen Uhrzeit zu Bett gehen. Natürlich können Sie weiterhin zur Sicherheit Ihren Wecker stellen, sollte Sie das beruhigen.

8

Veränderung: Stress

Was ist Stress?

Lang anhaltender oder schwerer Stress kann sich negativ auf unsere Gesundheit, insbesondere auf unser zentrales Nervensystem, auswirken und unser Verhalten sowie unsere Gehirnfunktionen beeinträchtigen, inklusive der Fähigkeiten des Lernens und des Erinnerns. Chronischer Stress verursacht nicht nur einfach Brain Fog, sondern er kann zudem das Risiko geistiger und körperlicher Erkrankungen erhöhen.

Wahrscheinlich wissen Sie, dass sich die Stressreaktion bei uns Menschen entwickelte, damit wir im Falle einer Bedrohung auf Flucht oder Kampf umschalten. Stress ist somit das Ergebnis einer natürlichen Selektion; er stellt sicher, dass wir in dem Moment der Bedrohung die besten Überlebenschancen haben, unser Körper jedoch anschließend wieder zu den für ihn besten Bedingungen zurückkehrt.

Kurzfristig kann Stress unsere Gedächtnisfunktion stärken. Doch chronischer Stress, mit dem man nicht richtig umgeht, und permanent erhöhte Stresshormonspiegel können zu Brain Fog beitragen, indem sie unser Denkvermögen trüben und unsere Lernfähigkeit und unser Erinnerungsvermögen beeinträchtigen.

Der Begriff »Stress« wird in der Alltagssprache oft und austauschbar gebraucht für die Dinge, die Stress auslösen, für die physiologischen Veränderungen, die im Körper geschehen, und auch für die psychologischen sowie die neurobiologischen Aspekte des Phänomens. In gewisser Weise umfasst Stress all diese Dinge, doch um Verwirrung zu vermeiden, ist es ratsam, die einzelnen Aspekte klar zu unterscheiden.

Die Sache, die bei uns Stress auslöst, nennt man Stressor. Diesen nehmen wir als etwas Bedrohliches und Gefährliches wahr. Ein Stressor kann uns daran hindern, ein Ziel zu erreichen, oder uns davon abhalten, etwas zu tun, was wir eigentlich brauchen, wollen oder uns vorgenommen hatten. Stressoren können etwas Simples sein, wie ein Stau, aber auch ein markanter Einschnitt, der unser Leben verändert, wie der Verlust des Arbeitsplatzes. Ebenso können traumatische Ereignisse wie eine Vergewaltigung und Katastrophen wie ein Tsunami Stressoren sein. Nicht alle Stressoren sind schlecht. Manche, wie Stress bei Sportwettbewerben oder Prüfungsstress, können durchaus positive Auswirkungen haben. Wir fassen diese Bedrohung, die der Stressauslöser für uns darstellt, häufig als etwas Äußeres auf, wie ein lauernder Tiger oder der Unhold in der dunklen Straße, der uns plötzlich anfällt. Dabei können auch Krankheiten, Verletzungen, Schmerzen, Überanstrengung oder extreme Temperaturen die Ausschüttung von Stresshormonen auslösen. Wir empfinden zudem psychischen Stress, wenn wir das Gefühl haben, den Erwartungen von anderen nicht gerecht zu werden. Während der Corona-Pandemie waren etliche Eltern dauerhaft gestresst, weil sie das Gefühl hatten, weder ihrer Arbeit im Home-Office noch ihren Kindern gerecht zu werden, die zu Hause unterrichtet und betreut werden mussten.

Ein Stressor löst eine Abfolge koordinierter neurophysiologischer Ereignisse in Gehirn und Körper aus. Diese Ereignisse ermöglichen es uns, zu kämpfen oder zu fliehen und unseren Körper wieder zurück in den Status quo (Homöostase) zu versetzen, in den optimalen Zustand, der durch den Stressor gestört wurde. Diese neurophysiologische Reaktion nennt man Stressreaktion.

Anfangs verortete man Stress im Kontext mit akuten körperlichen Krisen, wie Krankheit oder Verletzung. Mit der Zeit fanden Forscher allerdings heraus, dass die Stressreaktion auch durch psychologische Faktoren wie den Verlust sozialer Bindungen, wahrgenommenen Kontrollverlust und fehlende Planbarkeit des Lebens ausgelöst werden kann. Dies betraf uns alle während der Corona-Pandemie, während derer sich so viele Dinge unserer Kontrolle entzogen und viele Menschen nicht mehr ihr übliches soziales Netzwerk zur Verfügung hatten.

Psychischer Stress entsteht unabhängig davon, ob der Auslöser real ist oder nur der Vorstellung entspringt, denn sobald wir glauben, ein (potentieller) Stressor sorge dafür, dass wir mit etwas nicht zurechtkommen, wird eine neurophysiologische Stressreaktion ausgelöst. Psychischer Stress entsteht auch, wenn wir auf negative oder verzerrte Weise an etwas aus unserer Vergangenheit, aus der aktuellen Gegenwart oder an etwas aus unserer imaginierten Zukunft denken.

Bei jedem Menschen aktivieren andere Stressoren die Stressreaktion. Denn es kommt wirklich darauf an, wie wir eine stressbehaftete Situation wahrnehmen und mit ihr umgehen. Zunächst bewerten wir die Bedrohung und bestimmen, ob sie real ist, anschließend, wie ernst sie ist. Dann sehen wir uns unsere eigenen Ressourcen an und entscheiden, ob wir der durch den Stressor geschaffenen Herausforderung gewachsen sind. Am stärksten empfinden wir Stress, wenn wir entscheiden, dass wir nicht in der Lage sind, effektiv mit einem Stressor, den wir als gefährlich einstufen, umzugehen. Unter identischen Umständen werden unterschiedliche Menschen unterschiedliche Beurteilungen vornehmen: So kann ein Mensch extremen Stress empfinden, während ein anderer entspannt bleibt oder gar freudig erregt ist. Manche Menschen springen zum Spaß aus Flugzeugen, während andere panische Angst vor dem Fliegen haben.

Eine Studie, die sich mit chronischem Stress bei Führungskräften beschäftigte, kam zu dem Ergebnis, dass einige dieser Manager erkranken, andere aber nicht. Die gesunden Führungskräfte hatten das Gefühl, die Kontrolle zu haben, sie sahen die Stressoren als willkommene Herausforderungen an. Diejenigen, die jedoch durch den Stress krank wurden, tendierten dazu, die Stressoren zu vermeiden, und entwickelten Panik ihnen gegenüber. Obschon es also extreme Unterschiede im Hinblick darauf gibt, ob ein Ereignis oder ein Zustand als stressig empfunden wird, rufen manche Dinge, wie etwa eine lebensbedrohliche Verletzung oder eine gewalttätige Attacke durch eine andere Person, zuverlässig bei allen Menschen eine Stressreaktion hervor.

Stressoren können verschiedene Formen annehmen, nicht alle führen zwangsläufig zu etwas Schlechtem. Typische, Stress auslösende Situationen sind: Scheidungen, Heiraten, ein Kind bekommen, Verlust eines geliebten Menschen, ein neuer Job, der Verlust des Arbeitsplatzes, eine Reise, Überstunden, ein neues Hobby, ein zu haltender Vortrag, zur Arbeit pendeln, Ängste, Perfektionismus, Zukunftsangst. Wie bereits erwähnt kann ein Mensch etwas als einen Stressor empfinden, was in den Augen eines anderen Grund zur Vorfreude oder Aufregung ist. So oder so wird die physiologische Stressreaktion ausgelöst. Wird diese Reaktion nicht mehr gestoppt und der Stress chronisch, dann beeinträchtigt dieser chronische Stress unsere kognitive Funktion.

Sind Sie gestresst?

Wenn Sie lernen, die Anzeichen und Symptome von Stress zu erkennen, dann können Sie besser die nötigen Schritte ergreifen, um negative Auswirkungen von Stress zu reduzieren und die Wahrscheinlichkeit von chronischem Stress zu minimieren.

Aufgabe: Anzeichen von Stress

Kreuzen Sie Zutreffendes an.

KEIN SINN FÜR HUMOR? ☐

Stress kann uns unseren Sinn für Humor, die Fähigkeit, die lustigen Seiten des Lebens zu sehen, kosten. Lachen ist das beste Mittel gegen Stress, und Humor hilft uns, mit unvorstellbaren Dingen umzugehen. Lachen reduziert die Ausschüttung des Stresshormons Kortisol.

ZUNEHMENDE VERGESSLICHKEIT? ☐

Zerstreutheit ist ein typisches Anzeichen für Stress. Stress beeinträchtigt unsere Lernfähigkeit und unser Gedächtnis, zudem kann er dazu führen, dass wir wichtige Verpflichtungen vergessen, wie etwa die regelmäßige Einnahme von Medikamenten oder die Verabredung mit einem Freund. Auch Konzentration und Schlaf können durch Stress in Mitleidenschaft gezogen werden. Schlaf- sowie Konzentrationsstörungen wiederum können sich negativ auf unser Erinnerungsvermögen auswirken.

ALLES DREHT SICH NUR NOCH UM DIE ARBEIT? ☐

Wenn Stress länger andauert oder gar chronisch wird, dann kann er uns dazu bringen, unseren Fokus zu verschieben beziehungsweise einzuschränken. Das kann so weit gehen, dass wir uns etwa keine Zeit mehr nehmen für Sport oder andere Freizeitaktivitäten wie Hobbys, Musik, Kunst, Lesen oder Treffen mit Freunden und Familie.

UNGESUNDE ESSGEWOHNHEITEN? ☐

Stress kann zu übermäßigem Essen und einer ungesunden Ernährung führen. Kurzfristig kann Stress unseren Appetit hemmen, aber langfristig steigert Kortisol unser Hungergefühl und unseren Drang zu essen, wenn wir unter chronischem Stress leiden und dem nicht entgegenwirken. Koffeinhaltige Getränke und zuckerreiche Speisen können Stress verstärken, da sie die Aktivität der Amygdala erhöhen.

SCHLAFLOSIGKEIT ODER UNRUHIGER SCHLAF? □

Stress kann dazu führen, dass wir Probleme haben, einzuschlafen und durchzuschlafen. Denn wenn sich unser Körper im Gleichgewicht befindet, wird Kortisol in einem festen 24-Stunden-Rhythmus in die Blutbahn geleitet. Chronischer Stress kann diesen Rhythmus stören.

Jeder, der bereits unter Stress und damit verbundenen Schlafstörungen gelitten hat, weiß, wie es sich anfühlt, wenn man mitten in der Nacht mit zu viel Kortisol im Körper aufwacht und man verängstigt und aufgedreht ist. Dann schläft man erst in den frühen Morgenstunden wieder ein und kommt beim Klingeln des Weckers nicht aus dem Bett, weil zu diesem Zeitpunkt der Kortisolspiegel am niedrigsten ist.

GEFÜHL VON EINSAMKEIT? □

Wenn uns Stress überwältigt, neigen wir manchmal dazu, uns abzuschotten, um Zeit zum Nachdenken zu haben oder weil wir uns anderen gegenüber fremd fühlen. Womöglich meiden wir andere Menschen, weil wir sie nicht mit unserer schlechten Laune oder Gereiztheit nerven wollen. Die Mühen, die es kostet, seine Familie oder Freunde zu treffen, fühlen sich da mitunter wie ein weiterer Stressfaktor an, sodass wir uns lieber zurückziehen, anstatt soziale Unterstützung zu suchen. Dabei kann diese Isolation unsere Lage verschlechtern und tiefgreifende Auswirkungen auf die Gesundheit von Körper, Geist und Gehirn haben. Sozial aktiv zu bleiben ist unerlässlich für ein gesundes Gehirn.

Aufgabe: Stressfrequenz

Geben Sie die Frequenz an, mit der Sie Anzeichen oder Symptome von Stress aufweisen. Nutzen Sie dazu diese Tabelle. So erhalten Sie einen Überblick, wie sich Stress auf Ihr Leben und Ihr Verhalten auswirkt.

	Nie	**1 Mal im Monat**	**1 Mal pro Woche**	**2 bis 3 Mal pro Woche**	**Jeden Tag**	**1 bis 2 Mal pro Tag**	**Immer**
Kein Sinn für Humor							
Vergesslich oder abwesend							
Keine Zeit für Hobbys							
Ungesunde Ernährung							
Schlafprobleme							
Gefühl von Einsamkeit							
Kopfschmerzen							
Gereizt							
Muskelverspannungen							

	Nie	1 Mal im Monat	1 Mal pro Woche	2 bis 3 Mal pro Woche	Jeden Tag	1 bis 2 Mal pro Tag	Immer
Müdigkeit oder Erschöpfung							
Gelangweilt							
Deprimiert							
Wütend, aggressiv							
Besorgt							
Ängstlich							
Panisch							
Magenbeschwerden							
Rastlos, sich unwohl in seiner Haut fühlen							

Aufgabe: Stress-Tagebuch

Wenn Sie den Eindruck haben, dass chronischer Stress und der falsche Umgang damit Ihren Brain Fog verstärken, dann sollten Sie ein Stress-Tagebuch führen. So verstehen Sie Ihren Feind und lernen, ihn zu kontrollieren.

Wenn Sie keinen Stress haben, dann tragen Sie an dieser Stelle einfach nichts ein. Gibt es pro Tag mehr als eine stressbehaftete Situation, notieren Sie jede einzelne. Nur so können Sie bestimmte Muster erkennen.

Dauer: Die Gesamtzeit, in der Sie sich gestresst fühlten.

Stressor: Die Sache, der Gedanke, die Person, die Situation, das Ereignis usw., die den Stress auslösten.

Ort: Wo Sie sich befanden, zum Beispiel bei der Arbeit, zu Hause, im Supermarkt, auf der Autobahn.

Aktivität: Was Sie gerade gemacht haben, zum Beispiel mit einem Kunden gesprochen, ein Problem gelöst, gestritten, sich um die Kinder gekümmert, nachgedacht, versucht einzuschlafen.

Level: Wie hoch war der Stress maximal? 1 = leicht, 2 = mittel, 3 = hoch, 4 = sehr hoch.

Häufigkeit: Geben Sie an, wie oft Sie sich durch diesen einen Faktor unter Stress gesetzt gefühlt haben.

Strategie für den Umgang: Geben Sie an, welche Strategie Sie angewandt haben, um mit dieser Stresserfahrung umzugehen.

Tag	Zeit	Dauer	Stressor	Ort	Aktivität	Level	Häufigkeit	Strategie

Ihr Ideallevel von Stress

Stressoren zu identifizieren, welche die Stressreaktion auslösen, kann uns helfen, aus der Erfahrung zu lernen und im Leben weiterzukommen. Stressbehaftete Erfahrungen können uns motivieren, unsere Ziele zu erreichen und die täglichen Herausforderungen zu meistern. Der richtige Umgang mit Stress trägt uns durch diese Prüfungen und Veränderungen, er hilft uns, sich unserer Umgebung anzupassen, und steigert unsere Resilienz. So sind wir besser ausgestattet für alles, was im Leben noch auf uns zukommt.

Stress ist nicht per se schlecht. Tatsächlich ist die totale Abwesenheit von Stress nicht erstrebenswert. Zu wenig Stress wird in Verbindung gebracht mit Langeweile und Unbeteiligtheit und kann letzten Endes zu Depressionen führen. Wird unser Gehirn nicht ausreichend stimuliert, dann büßen wir Hirnvolumen und -funktionen ein. Entscheidend ist, dass Sie Ihr Ideallevel an Stress finden, sodass Ihr Gehirn wächst und von den Herausforderungen profitiert, die Sie aus Ihrer Komfortzone locken, aber das Gleichgewicht im Körper nicht gefährden. Das bedeutet, Sie müssen Herausforderungen annehmen, aber die Stressreaktion kontrollieren, sodass sie dem Stressor angemessen ist und nicht zu lange andauert oder Ihre allgemeine Gesundheit, Ihr Wohlbefinden oder Ihre Hirnfunktionen gefährdet.

Angst

Angst ist eine normale Reaktion auf Stressoren. Wichtig ist die Unterscheidung zwischen Angst, die einem Zweck dient, zum Beispiel uns bei Gefahr in Alarmbereitschaft zu versetzen, und Angst, die uns lähmt und unsere Funktionsfähigkeit behindert.

Die Amygdala ist ein kleiner Teil unseres emotionalen Gehirns. Sie spielt eine entscheidende Rolle bei der Flucht-oder-Kampf-Reaktion. Wenn Stress chronisch wird, dann wird das Wachstum neuer Verbindungen in der Amygdala gesteigert, was zu stärkeren Angsterinnerungen und einer erhöhten Angstreaktion führen kann. Gleichzeitig wird das Wachstum neuer Verbindungen in den Frontallappen unterdrückt, die zuständig für das Abschalten einer unvernünftigen, zu aktiven Amygdala sind. Kurz gesagt: Wenn wir gestresst sind, lernen wir, uns mehr zu fürchten, obwohl es dafür keinen Grund gibt. Das bedeutet auch, dass wir unvernünftiger werden und nicht mehr so gut erkennen, ob wir in Sicherheit sind oder nicht. Langfristig kann dies zu einer Angststörung führen. Häufig ist Brain Fog ein Symptom einer solchen Störung. Weil sich die Symptome von chronischem Stress langsam und erst mit der Zeit entwickeln, fällt es meist schwer zu bestimmen, ab welchem Zeitpunkt etwas zu weit geht. Wenn Sie über einen längeren Zeitraum unter Stress leiden und deshalb Ihre tagtäglichen Aktivitäten nicht mehr ausüben können, dann sollten Sie mit einem Arzt sprechen, um eine Angststörung auszuschließen oder eine angemessene Behandlung zu besprechen, sollte Erstere diagnostiziert werden.

Angststörungen zeichnen sich durch extreme, abnorme Gefühle aus. Sie umfassen exzessive Angstzustände und können sich auf das Berufsleben, Hausaufgaben, Zeugnisnoten, die allgemeine Leistungsfähigkeit und auf zwischenmenschliche Beziehungen auswirken. Allgemein kann man sagen, dass Angststörungen diagnostiziert werden, wenn jemand unter derart starker Angst oder Furcht leidet, dass er oder sie nicht mehr normal funktionieren kann, und diese Gefühle in keinem Verhältnis zu der jeweiligen Situation stehen. Dies gilt es von Angstgefühlen, die einer Situation angemessen sind, zu unterscheiden.

Angstzustände sind weltweit die häufigste mentale Störung. Sie betrifft jede dritte Frau und jeden fünften Mann irgendwann einmal im Leben. Furcht steht im Zusammenhang mit der »Kampf oder Flucht«-Reaktion auf eine konkrete, unmittelbare Bedrohung (Stressor). Angststörungen betreffen hingegen eher ein Gefühl der Panik, die Angst vor etwas Zukünftigem, vor etwas, das vielleicht passieren könnte. Häufig geht Panik oder Sorge dieser Art mit Muskelverspannung und vermeidendem Verhalten einher – zum Beispiel verreist man nicht, weil man Flugangst hat. Es gibt verschiedene Typen von Angststörungen. Um als solche diagnostiziert zu werden, müssen die Angstzustände mindestens sechs Monate andauern und das Ausüben normaler, täglicher Aktivitäten beeinträchtigen.

Allgemeine Angststörungen zeichnen sich durch anhaltende, übertriebene Sorgen aus, häufig geht es dabei um alltägliche Dinge. Symptome können Muskelverspannung, Rastlosigkeit, Hypernervosität oder Konzentrationsschwierigkeiten sein. Andere ähnliche Störungen sind Panikstörungen, verschiedene Phobien, soziale Phobie und Trennungsangststörung. Auch Zwangsstörungen (englisch: *Obsessive Compulsive Disorder*, OCD) und posttraumatische Belastungsstörungen (PTSD) sind mit Angstzuständen behaftet.

Depressionen

Angstzustände und Depressionen sind eng miteinander verbunden. Eins kann zum anderen führen, aber sie können auch gleichzeitig auftreten und einander verstärken. So wie es normal ist, sich hin und wieder nervös oder ängstlich zu fühlen, ist es das auch, traurig oder apathisch zu sein. Dennoch sind solche Gefühle meistens lediglich die Konsequenz ungesunder Lebensentscheidungen wie schlechte Ernährung, zu wenig Sport oder zu wenig Schlaf. Andererseits gibt es Fälle, in denen kein offensichtlicher Grund für solche Gefühle vorhanden ist, die Symptome jedoch tiefliegend, kräftezehrend und verstörend sind. In diesen Fällen sollte ein entsprechender Experte eingeschaltet werden.

Sind wir gesund, dann kontrolliert unser rationales Gehirn, der präfrontale Kortex, unser emotionales Gehirn, die Amygdala. Bei Menschen, die unter Depressionen leiden, kommt es im Vergleich zu Menschen ohne Depressionen zu einer niedrigeren elektrischen Aktivität im präfrontalen Kortex (denkendes Gehirn), dafür zu einer erhöhten Aktivität in der Amygdala. Die ENIGMA-Studie (*Enhancing NeuroImaging Genetics through Meta-Analysis*) – ein weltweiter Zusammenschluss von insgesamt über 1400 Wissenschaftlern aus 43 Ländern, die das menschliche Gehirn und seine Erkrankungen untersuchen – verglich die Gehirne von Menschen mit und ohne Depressionen. Bei Patienten mit langanhaltenden oder schweren Depressionen waren der Hippocampus, die Amygdala und andere Hirnstrukturen etwas kleiner als bei denen ohne Depressionen. Angesichts der Tatsache, dass diese Hirnstrukturen bei Menschen mit leichten Depressionen oder kurzzeitigen Depressionen nicht kleiner waren, gehen die ENIGMA-Forscher davon aus, dass schwere oder lang anhaltende Depressionen der Grund für diese Verkleinerungen sind, und schließen die alternative Möglichkeit, dass die Teilnehmer unabhängig von der Depression von Beginn an kleinere Hirnstrukturen haben, aus.

Patricia lebt seit langer Zeit mit Depressionen. Zum Glück unterstützen sie Familienmitglieder und Freunde, vor allem wenn es ihr schwerfällt, Entscheidungen zu treffen, oder ihre exekutive Funktion anderweitig beeinträchtigt ist. Auch ihr Gedächtnis ist von den Depressionen betroffen. Sprechen ihr Ehemann und ihre Kinder von gemeinsamen Erinnerungen der Familie, schmerzt es Patricia sehr, dass sie sich nicht mehr an die gemeinsamen Erlebnisse erinnern kann. Das zu begreifen fällt ihr sehr schwer.

Ergebnisse der ENIGMA-Studie zeigen die Möglichkeit auf, dass solche Lücken im autobiografischen Gedächtnis eine Folge des verkleinerten Hippocampus sind. Patricia hat auch Probleme damit, Neues zu lernen, was ebenfalls auf den verkleinerten Hippocampus zurückzuführen sein könnte, denn dieser ist zuständig für Lernen und Erinnern. Leider haben die Schwierigkeiten, Neues zu lernen, auch Patricias Behandlungsoptionen eingeschränkt, denn es fiel ihr dadurch schwerer, andere Denkwege einzuschlagen, die zur Genesung beitragen sollten.

Diese Art Beeinträchtigungen, unter denen Patricia und andere Menschen mit Depressionen leiden, bleiben häufig auch nach einer depressiven Episode bestehen. Bei schwerwiegenden Depressionen können Brain-Fog-Symptome die Aufmerksamkeit, die Verarbeitungsgeschwindigkeit, das Lernen und das Erinnern und auch die exekutiven Funktionen (Planen und Organisieren) schwächen.

Entzündungen und Depressionen sind miteinander verbunden. Zwar kann man nicht sagen, das eine löse das andere aus, aber wir wissen, dass etwa die Hälfte der Menschen, die an Autoimmunerkrankungen, chronischen Entzündungen und chronischen Schmerzen leiden, auch Depressionen haben und/oder unter Angstzuständen leiden. Auch hier gilt wie bei fast allen mit Brain Fog verbundenen Symptomen: Frauen betreffen Depressionen häufiger als Männer.

Auch spielen Hormone sehr wahrscheinlich eine Rolle: Östrogen steigert die Gesundheit unseres Hirns und unsere Stimmung. Sinkt der Östrogenspiegel, kann die mentale Gesundheit sich verschlechtern. Progesteron kann Angstzustände und PTSD verstärken. Menschen mit einer prämenstruellen dysphorischen Störung (PMDS) sprechen von extremer Reizbarkeit, Depressionen oder Angstzuständen in den zwei Wochen vor Einsetzen ihrer Periode.

Aufgabe: Depressionen*

Füllen Sie die Tabelle aus, sehen Sie sich die Tabelle zu den Punkten darunter an und tragen Sie Ihre Punkte in die Spalte rechts außen ein.

* Centre for Epidemiological Studies – Depression (CES-D-Skala)

Kreuzen Sie das an, was am ehesten auf Sie innerhalb der letzten Woche zutrifft. In der letzten Woche ...	**Selten oder nie: < 1 Tag**	**Ein wenig: 1 – 2 Tage**	**Manchmal: 3 – 4 Tage**	**Oft oder immer: 5 – 7 Tage**	**Punkte**
1. ...sorgte ich mich wegen Dingen, die mir sonst keine Sorgen bereiten.					
2. ... hatte ich kaum Appetit.					
3. ... konnte ich trotz Hilfe von meiner Familie das Gefühl von Traurigkeit nicht loswerden.					
4. ... fühlte ich mich genauso gut oder wertvoll wie andere Menschen.					
5. ...fiel es mir schwer, mich zu konzentrieren.					
6. ... war ich deprimiert.					
7. ... fühlte sich alles anstrengend an.					
8. ... blickte ich hoffnungsvoll in die Zukunft.					
9. ... kam mir mein Leben als ein einziger Misserfolg vor.					
10. ... hatte ich Angst.					
11. ... schlief ich unruhig.					
12. ... war ich glücklich.					
13. ... redete ich weniger als sonst.					
14. ... fühlte ich mich einsam.					
15. ... waren andere unfreundlich zu mir.					
16. ... genoss ich das Leben.					

Kreuzen Sie das an, was am ehesten auf Sie innerhalb der letzten Woche zutrifft. In der letzten Woche ...	**Selten oder nie: < 1 Tag**	**Ein wenig: 1 – 2 Tage**	**Manchmal: 3 – 4 Tage**	**Oft oder immer: 5 – 7 Tage**	**Punkte**
17. ... musste ich phasenweise weinen.					
18. ... fühlte ich mich traurig.					
19. ... hatte ich das Gefühl, andere mögen mich nicht.					
20. ... kam ich nicht in die Gänge.					
Insgesamt					

Ergebnis:

Aussagen	**Selten oder nie: < 1 Tag**	**Ein wenig: 1 - 2 Tage**	**Manchmal: 3 – 4 Tage**	**Oft oder immer: 5 - 7 Tage**
4, 8, 12 und 16	3	2	1	0
Alle anderen Aussagen	0	1	2	3

Addieren Sie alle Punkte. Ihr Gesamtergebnis: ______

Während 16 oder mehr Punkte auf Depressionen hinweisen, sei an dieser Stelle gesagt, dass es sich hierbei keineswegs um ein Diagnosemittel handelt. Wenn Sie befürchten, depressiv zu sein, dann wenden Sie sich möglichst bald an einen Experten.

Wie funktioniert Stress?

Unser Gehirn bestimmt, was als Bedrohung einzustufen ist. Es sammelt zudem relevante Erinnerungen zu einem Stressor und reguliert unsere psychologischen und Verhaltensreaktionen auf diesen Stressor. Es gibt zwei entscheidende Systeme, die bei der Stressreaktion mitwirken: das schnell handelnde, autonome Nervensystem und die langsamere HPA-Achse (Stressachse), die bereits in Kapitel 4 (Hormone) zur Sprache kam.

Die Amygdala (Angst- und Gefühlszentrum), der Hippocampus (entscheidend für Lernen und Erinnern) sowie der präfrontale Kortex (Denken und Entscheiden) spielen ebenfalls eine Rolle und sind in Bezug auf Brain-Fog-Symptome besonders aufschlussreich. Die Stressreaktion sorgt dafür, dass Kortisol und Adrenalin ausgeschüttet werden. Letzteres ruft im Körper physiologische Veränderungen hervor, die so schnell passieren, dass wir sie gar nicht bewusst wahrnehmen. Das Herz schlägt schneller als üblich und pumpt Blut in die Muskeln. Die Schweißdrüsen ziehen sich zusammen und bilden so Schweißperlen auf der Haut. Unsere Atmung wird schneller, damit wir mehr Sauerstoff aufnehmen können. Das Gehirn erhält noch mehr Sauerstoff, wodurch es aufmerksamer wird. Sehen und Hören sowie die anderen Sinne werden geschärft. Glukose (Blutzucker) gelangt in unseren Blutkreislauf und liefert Energie. All das passiert so schnell, damit wir die besten Überlebenschancen haben.

Die Amygdala und der Hypothalamus setzen all das in Gang, bevor das visuelle System eine Chance hat, das Passierte zu verarbeiten. Sensorische Informationen, zum Beispiel ein lauter Knall oder das Aufheulen eines Motors, erreichen die

Amygdala auf zwei verschiedenen Wegen: einem kurzen und einem langen. Diese sensorischen Informationen werden direkt an die Amygdala geleitet und lösen so die erste, schnelle, überstürzte Reaktion aus (kurzer Weg). Der lange Weg ermöglicht es derselben Information, zunächst an das denkende Gehirn geleitet und verarbeitet zu werden und anschließend weiter an die Amygdala.

Das denkende Hirn überprüft die Informationen, ordnet ihnen Bedeutung zu und bestimmt, ob die Situation eine Bedrohung darstellt oder nicht. Anschließend wird die Amygdala informiert und ruft eine der Situation angemessene Reaktion hervor. Der lange Weg weckt unsere Aufmerksamkeit für die Akutheit einer Situation, sodass wir entscheiden können, ob wir uns in Gefahr befinden oder uns beispielsweise von einem harmlosen Geräusch haben erschrecken lassen. Diese Veränderungen passieren so schnell, dass wir sie gar nicht bewusst wahrnehmen, aber diese ersten schnellen Reaktionen retten unser Leben, bringen uns dazu zurückzuweichen, wenn ein Auto angerast kommt, ohne über diese Bewegung nachzudenken. Sobald die Bedrohung vorbei ist (das Auto vorbei ist) oder unser denkendes Gehirn bestimmt hat, dass gar keine akute Gefahr bestand (das Geräusch kam von einem platzenden Ballon und nicht von Gewehrfeuer), übernimmt erneut unser Parasympathikus und versetzt unseren Körper zurück ins Gleichgewicht.

Innerhalb von fünfzehn oder zwanzig Minuten wird in einer stressbelasteten Situation Kortisol ausgeschüttet. Dieses Hormon gilt inzwischen als *das* Stresshormon schlechthin. Dabei hat es wie alle anderen in Kapitel 4 besprochenen Hormone im gesamten Körper Rezeptoren, was heißt, Kortisol kann viele verschiedene Wirkungen haben, je nachdem, auf welchen Typ von Zelle das Hormon wirkt. Im Kontext der Stressreaktion setzt Kortisol Energie frei, um auf die Bedürfnisse unserer Verhaltensreaktion (Kampf oder Flucht) auf den Stressor zu reagieren, entweder indem es bestimmte Prozesse im Körper aktiviert oder indem es diese hemmt. Kortisol kann zudem körpereigene Prozesse hemmen, die in der Stresssituation nicht überlebenswichtig sind, etwa Immunität, Verdauung und Wachstum. Das Ausschütten von Kortisol wird durch eine negative Rückkoppelung reguliert, was bedeutet, dass ein steigender Kortisolspiegel die weitere Ausschüttung dieses Hormons blockiert und dadurch letztendlich wieder sinkt.

Die Ausschüttung der Stresshormone Kortisol und Adrenalin in einer Sofortreaktion steigert unsere Muskelaktivität, sodass wir stark genug sind, um zu kämpfen, oder schnell genug, um zu fliehen. Diese Hormone strömen auch zum Hippocampus, wo sie dafür sorgen, dass wir uns an diese besonderen Momente erinnern und uns der potentiellen Gefahr bewusst werden, um damit auch in der Zukunft unser Überleben zu sichern. Die Gedächtnisfähigkeit wird gestärkt, damit wir uns an das Ereignis erinnern und nicht noch einmal die dunkle Seitengasse nehmen, oder auch, damit wir nicht vergessen, wie wir es geschafft haben, einen Angreifer zu überwinden oder ihm zu entkommen. Sobald die Bedrohung vorbei ist, stellt die Stressreaktion das physiologische Gleichgewicht über die negative Rückkopplungsschleife wieder her, der Kortisolspiegel sinkt auf das normale Niveau, und unser Nervensystem wechselt vom »Kampf oder Flucht«-Modus in den »Ruhe und Verdauung«-Modus.

Chronischer Stress kann diesen natürlichen Rhythmus stören und den zirkadianen Rhythmus und unseren Schlaf beeinträchtigen, was – das haben Sie im vorigen Kapitel gelesen – zu Brain-Fog-Symptomen führen kann. Ein andauernder Stressor – wie eine chronische Erkrankung, chronische Schmerzen, Geldsorgen oder Beziehungsprobleme – kann wiederholt eine verstärkte neurophysiologische Stressreaktion hervorrufen oder dazu führen, dass diese, obwohl sie nicht erforderlich ist, nicht mehr ausgeschaltet werden kann. In solch einem Fall können jene physiologischen Mechanismen, die in akuten Notsituationen hilfreich sind, das biochemische Gleichgewicht des Körpers und somit die Homöostase stören, Erkrankungen hervorrufen oder verschlimmern sowie Brain-Fog-Symptome auslösen, inklusive Probleme mit Lernen und Erinnern.

Denken Sie dran: Eine Stressreaktion ist weder gut noch schlecht, sie ist Teil unserer Evolution und dient unserem Überleben. In akuten Situationen funktioniert das sehr gut. Dauert Stress jedoch an, oder geht man falsch mit Stress um, kommt es zu Problemen.

Wie wirkt sich Stress auf Brain Fog aus?

Präfrontaler Kortex, Hippocampus und Amygdala sind entscheidend an der Stressreaktion beteiligt und verantwortlich für unsere Gedächtnisleistung. Chronischer Stress wirkt sich auf die Neuroplastizität in allen drei Hirnstrukturen aus. In der Amygdala wird diese verstärkt, in präfrontalem Kortex und Hippocampus jedoch beeinträchtigt – was insbesondere für Brain Fog relevant ist.

Die ersten Studien zu den Auswirkungen von Stress auf die kognitiven Funktionen wurden durchgeführt, als festgestellt wurde, dass hochqualifizierte Piloten ihre Flugzeuge im Zweiten Weltkrieg im Gefechtsstress abstürzen ließen – und zwar aufgrund von Denkfehlern. Frühe Forschungen zu diesem Phänomen ergaben, dass sich Stress negativ auf die Erledigung von Aufgaben auswirkt, die komplexes, flexibles Denken (für welches der präfrontale Kortex zuständig ist) erfordern, jedoch die Leistungsfähigkeit bei einfacheren, gewohnten oder gut eingeübten Aufgaben (für welche die Basalganglien verantwortlich sind) verbessert.

Stress steht im Zusammenhang mit dem Verlust neuraler Netzwerke im präfrontalen Kortex, der sich auf die exekutive Funktion auswirkt. Der präfrontale Kortex ermöglicht es uns, Entscheidungen zu treffen, Situationen zu beurteilen und in sozialen Situationen das angemessene Verhalten zu bestimmen. Durch neurale Netzwerke unterstützt er das Arbeitsgedächtnis, sodass wir Informationen zu einem kürzlich stattgefundenen Ereignis behalten, aber gleichzeitig auf Informationen aus vergangenen Erfahrungen zurückgreifen können und diese kombinierten Informationen für unsere Entscheidungsfindung, für die Regulierung unseres Verhaltens und Denkens, zur Kontrolle unserer Emotionen und zur Modifikation unserer emotionalen Reaktionen einsetzen können. Stellt die exekutive Funktion einen der betroffenen Bereiche in Ihrem persönlichem Brain-Fog-Profil dar, dann wissen Sie inzwischen nur zu gut, wie lähmend es sich anfühlt, wenn diese Funktion eingeschränkt ist. Wenn chronischer oder lang anhaltender Stress der Grund für Ihren Brain Fog ist, dann sollte der richtige Umgang mit diesem jene Symptome, welche die exekutive Funktion betreffen, lindern, sodass Sie wieder in der Lage sind, Entscheidungen zu treffen, zu planen und klar zu denken, denn schließlich reagiert der präfrontale Kortex besonders sensibel auf Stress.

Aktiviert die Amygdala stressbedingt Signalwege, wenn wir unter psychischem Stress stehen, dann werden große Mengen Noradrenalin[24] und Dopamin[25] freigesetzt, welche die Regulation des präfrontalen Kortex (rationales Denken) beeinträchtigen, jedoch die Leistung der Amygdala (Angst) erhöhen. Mit einem Mal ändern sich unsere Verhaltensmuster: von langsamen, bedachten, präfrontalen Reaktionen zu schnellen, reflexartigen, emotionalen Reaktionen. Anstatt auf den Ratschlag Ihrer Mutter in Sachen Backen zu hören, entgegnen Sie womöglich voller Sarkasmus, dass es Ihnen leidtut, den Ansprüchen Ihrer Mutter nicht gerecht zu werden. Während dieser Wechsel von bedachten, reflektierten, durch den präfrontalen Kortex regulierten Reaktionen zu schnellen, reflexartigen, durch die Amygdala regulierten Reaktionen unser Leben retten kann, wenn wir uns in Gefahr befinden und schnell agieren müssen, kann er negative Auswirkungen haben, wenn wir Entscheidungen treffen müssen, die ausführliches Abwägen und die Kontrolle und Unterdrückung der eigenen Impulse und Reflexe erfordern.

Flexibles Denken ist eine wichtige Fähigkeit, dank der wir verschiedene Optionen in Betracht ziehen und unsere Pläne ändern können, wenn etwas Unerwartetes passiert. Es ermöglicht uns, verschiedene Perspektiven einzunehmen, unser Verhalten zu ändern und neuen Umständen und Umgebungen anzupassen. Ebenso ermöglicht uns flexibles Denken, Stressoren als Herausforderungen zu betrachten. Kognitive Flexibilität ist somit entscheidend im Umgang mit Stress. Sie sorgt dafür, dass wir nicht »stecken bleiben« oder wie besessen nur an eine Sache denken. Die Beziehung zwischen präfrontalem Kortex und Hippocampus ist besonders wichtig für die Fähigkeit, flexibel zu denken und Erinnerungen zu festigen. Chronischer Stress stört diese Beziehung, er verstärkt die Angstreaktion der Amygdala und hindert den Hippocampus daran, Erinnerungen mithilfe neuer Informationen zu aktualisieren. Dadurch kommt es zu einer Verlagerung: vom flexiblen, kognitiven Lernen hin zu rigiden, gewohnheitsmäßigen Verhaltensweisen. Statt flexibel zu sein und sich neuen Situationen anzupassen, verharren wir in alten Gewohnheiten, die wahrscheinlich nicht mehr effektiv oder angemessen sind.

Diese durch Stress verursachten Muster in der Hirnaktivität können sich auf unsere Fähigkeit auswirken, Entscheidungen zugunsten eines gesunden Hirns zu treffen. Der Verlust der exekutiven Kontrolle aufgrund von Stress kann ebenfalls dafür sorgen, dass wir in alte Verhaltensmuster zurückfallen, die sich negativ auf unsere Hirnfunktion auswirken, wie etwa der übermäßige Konsum von Alkohol oder Heißhungerattacken. Ehemalige Raucher und Menschen mit Suchtproblemen neigen eher dazu, bei Stress in solche Muster zurückzufallen. Zudem kann andauernder Stress Depressionen auslösen.

Chronischer Stress erhöht den Wachstumsfaktor BDNF (eine Art Dünger für unser Gehirn) in der Amygdala, reduziert ihn jedoch im Hippocampus. Chronischer Stress fördert somit Strukturen in unserem Gehirn, welche die Stressreaktion unterstützen, und schwächt solche, die negatives Feedback zu dieser Stressreaktion liefern, indem er unsere Fähigkeit hemmt, sie zu kontrollieren oder einfach auszuschalten.

Durch Stress ausgelöste strukturelle Änderungen im Hippocampus treten erst nach mehreren Wochen Stressbelastung auf, doch Veränderungen im präfrontalen Kortex können bereits nach einer stressreichen Woche einsetzen. Zum Glück legen Studien an Tieren nahe, dass die Veränderungen im Hippocampus und im präfrontalen Kortex reversibel sind – eine gute Motivation, um jetzt damit zu beginnen, richtig mit Stress umzugehen. Wenn Sie eine Zeit lang chronisch gestresst sind, bedeutet das, dass Sie hart daran arbeiten müssen, um dieses negative Muster zu durchbrechen, aber es kann gelingen – und es lohnt sich.

Unser Körper ist im Normalfall sehr effizient, durch den negativen Rückkopplungsmechanismus bleiben die Kortisolspiegel unter Kontrolle. Dennoch kann es sein, dass Letztere über einen längeren Zeitraum zu hoch sind – dann scheint der besagte Mechanismus gestört zu sein. Die Kortisolproduktion kann dann durch die Decke gehen, oder aber der Körper produziert nicht genug davon. Oder er schüttet dann Unmengen von Kortisol aus, wenn wir es gar nicht benötigen, weil wir gerade versuchen einzuschlafen, aber keines, wenn wir es brauchen, um aus dem Bett zu kommen.

Wie bereits erwähnt kann schlechter Schlaf zu Brain Fog führen. Zusätzlich sorgt Schlafmangel für die Ausschüttung von Stresshormonen und somit für Stress. Gerade lang andauernder Stress oder auch der falsche Umgang mit Stress können unseren Schlaf behindern. So kann ein Teufelskreis in Gang gesetzt werden, bei dem mehr Stress zu weniger Schlaf und weniger Schlaf zu mehr Stress führt. Das liegt teils daran, dass die chemischen Botenstoffe im Hirn, die für Tiefschlaf verantwortlich sind, dem Körper auch sagen, wann er mit der Ausschüttung von Stresshormonen aufhören soll. Erreichen unsere Stresshormonspiegel am Nachmittag und Abend ihre Höchstwerte, so fällt uns das Einschlafen besonders schwer. Aufgrund von Brain Fog, Erschöpfung, Müdigkeit und Reizbarkeit, die daraus folgen, fällt es uns schwerer, uns zu konzentrieren, Probleme zu lösen und Beziehungen aufrechtzuhalten, was wiederum zu mehr Stress führt, und so weiter.

Während der Zusammenhang zwischen Stress und Schlaf unbestritten ist, ist das Ausmaß, in dem sich Stress auf den Schlaf auswirkt, je nach Individuum unterschiedlich. Menschen wie ich beispielsweise, die unter Stress deutlich schlechter schlafen, haben wahrscheinlich ein stark reaktives Schlafsystem. Wohingegen Menschen wie mein Ehemann, mit niedriger Schlafreaktivität, denselben Stress erleben können, ohne dass dieser ihren Schlaf beeinflussen würde. Inwieweit Stress unseren Schlaf stört, hängt von den persönlichen Charaktereigenschaften ab und ist durch unsere Gene bestimmt. Frauen mit Fällen von Insomnie in der Familie neigen zu einem hochreaktiven Schlafmuster. Eine hohe Schlafreaktivität steht in Zusammenhang mit Schlafstörungen, Schichtarbeitersyndrom, Depressionen und Angstzuständen – allesamt Auslöser von Brain-Fog-Symptomen. Somit noch ein Grund, um den richtigen Umgang mit Stress zu finden.

Nehmen wir eine Situation oder ein Ereignis als stressbehaftet wahr, dann setzen wir kognitive Ressourcen ein, um diesen Stress zu bewältigen. Dadurch sinkt unsere kognitive Leistungsfähigkeit im Vergleich zu stressfreien Zeiten, und wir haben weniger Kapazitäten für die Erledigung von kognitiven Aufgaben wie Informationsverarbeitung oder Entscheidungsfindung. Beschäftigen wir uns mit einem Stressor und durchleben wieder und wieder eine stressige Situation aus der Vergangenheit oder sorgen uns über etwas, das in der Zukunft passieren könnte, dann stört das unsere kognitive Funktion im Hier und Jetzt.

Unter diesen Umständen beeinträchtigt kurzzeitiger Stress unsere kognitive Leistungsfähigkeit, weil wir uns schlechter konzentrieren können, schneller den Überblick über unser Handeln und unsere Worte verlieren oder uns nicht mehr an einzelne Arbeitsschritte erinnern können. Wir alle haben hin und wieder Aussetzer, doch treten diese regelmäßig auf, sodass wir häufig mitten im Satz einen Blackout haben, dann macht uns das schlichtweg Angst. Solche Symptome können dazu führen, dass wir uns sozial zurückziehen und aus Angst oder Scham Entscheidungen treffen, die unsere Lebensqualität reduzieren.

Kurzfristiger Stress steht im Zusammenhang mit kurzfristigen Entzündungen und negativer Stimmung, beide assoziiert mit Erschöpfung, die wiederum unsere reduzierte Konzentrationsfähigkeit erklären kann. Chronischer Stress ist auf lange Sicht konsistent verbunden mit geringerer kognitiver Leistung, höherem biologischen Verschleiß, Hormonschwankungen und höheren Entzündungswerten. Zudem verändern sich die neuralen Strukturen, die für die kognitiven Funktionen zuständig sind, stressbedingt, sodass es kaum überrascht, dass es sich in Ihrem Gehirn neblig anfühlt.

Praktische Tipps für einen besserem Umgang mit Stress

Leidet man unter chronischem Stress, hat man schnell den Eindruck, man könne daran nichts ändern. Dabei können wir viel mehr kontrollieren, als wir meinen. Wenn Sie nämlich Ihre Einstellung zu Stress, die Art, wie Sie denken, wie Sie über Stress sprechen und wie Sie Stress wahrnehmen, verstehen, dann können Sie Wege finden, den Stress in Ihrem Leben zu reduzieren und den Gehirnnebel zu lichten.

Ein ausgeglicheneres Leben mit ausreichend Zeit für Arbeit, Hobbys und Beziehungen ist der Schlüssel zum Erfolg. Jetzt denken Sie vielleicht: »Wie soll ich Zeit für Hobbys und Beziehungen finden, wenn mich schon meine Arbeit und die Betreuung der Kinder überfordern?« Doch Sie dürfen nicht vergessen, dass es an Ihnen liegt, andere Entscheidungen zu treffen, wenn es um Ihre Antworten, Ideen und Taten geht. Ein ausgeglicheneres Leben und das Verständnis für Ihre eigenen Vorstellungen, Einstellungen und Reaktionen auf Stress helfen Ihnen, widerstandsfähiger gegenüber Herausforderungen zu werden und auf Dauer besser mit Stress umzugehen. Probieren Sie die nachfolgenden Tipps zum Umgang mit Stress aus und finden Sie heraus, was für Sie am besten funktioniert.

1. Wählen Sie Ihre Gedanken sorgfältig

In Sachen Stress sind Ihre Gedanken maßgeblich. Das Denken an einen Stressor kann bereits die physiologische Stressreaktion auslösen, sodass Adrenalin und Kortisol ausgeschüttet werden.

Wenn wir permanent an etwas Negatives oder Stressiges denken oder Panik schieben, dass etwas schieflaufen könnte, dann reagiert unser Körper so, als würden wir permanent von etwas bedroht werden. Irgendwann verwandelt sich eine fein austarierte Reaktion, die dazu dient, in einer akuten Notsituation unser Leben zu retten, in einen anhaltenden Zustand, der Körper und Gehirn schwer in Mitleidenschaft zieht.

Die Stressreaktion hat sich herausgebildet, um uns mit der nötigen Kraft für einen etwaigen Kampf mit einem Angreifer und der erforderlichen Schnelligkeit für den Fall einer Flucht auszustatten. Diese Form von Energie benötigen wir keineswegs, um über etwas nachzudenken, schon gar nicht, wenn dieser Gedanke im Grunde unnötig ist. Anstatt unser Denken zu kontrollieren, empfiehlt es sich vielmehr, unsere Haltung anzupassen und praktische Methoden anzuwenden, um auf Dauer besser mit Stress und unserer Reaktion darauf umzugehen.

Zuerst sollten Sie die Stressquellen in Ihrem Leben identifizieren. Akute und starke Stressoren wie Trauerfälle, Geld- und Beziehungssorgen sind leicht erkannt. Wenn Sie das Stress-Tagebuch in diesem Kapitel ausgefüllt haben, dann sollten Sie bereits einen guten Überblick darüber bekommen haben, was in Ihrem Leben zu chronischem Stress und Brain Fog beiträgt.

Wir tendieren alle dazu, nach Stressquellen in unserer Außenwelt zu suchen, und übersehen dabei oft unsere eigenen Gedanken, Überzeugungen, Verhaltensweisen und Gefühle, die sich auf unser tägliches Stresslevel auswirken. Vielleicht sind Sie ja permanent gestresst, weil Sie lange arbeiten und Überstunden schieben müssen, um Projekte abschließen zu können. Könnte es an Ihrem unnötigen Perfektionismus liegen, dass Sie mehr arbeiten, als eigentlich von Ihnen verlangt wird?

Sehen Sie sich das Stress-Tagebuch einmal genauer an und achten Sie dabei auf Ihre Gewohnheiten, Einstellungen und Beschreibungen, die Sie selbst als Erklärung für Ihren Stress anführen. Sagen Sie, Stress gehöre zum Job, zu Ihrer Beziehung, zu Ihrem Familienleben nun einmal dazu? Sagen Sie Dinge wie »Der Job ist von Natur aus stressig« oder »Hier geht es immer so chaotisch zu« oder »Ich bin einfach ein recht nervöser Mensch«? Womöglich sprechen Sie davon, dass der Stress nur vorübergehend ist (»Ach, es ist gerade nur einfach stressig«), wenn in Wahrheit Ihr Leben einfach immer stressig ist. Sehen Sie chronischen Stress inzwischen als normal und gewöhnlich an? Oder übernehmen Sie vielleicht keine Verantwortung für den Stress in Ihrem Leben, sondern beschuldigen andere Menschen oder Dinge, die Ihnen einfach »so passieren«?

Um Kontrolle zu erlangen und chronischen Stress zu vermeiden, müssen Sie die Verantwortung erkennen und annehmen, die Sie für diesen Zustand tragen. Es mag einige Zeit dauern, bis Sie das aufgedröselt haben. Zusätzlich zum Ausfüllen des Stress-Tagebuchs in diesem Buch kann es hilfreich sein, auf Dauer ein solches Tagebuch zu führen. So können Sie Muster und wiederkehrende Thematiken erkennen, und Sie merken schneller, wenn Sie zurück in alte Gewohnheiten und stressige Denkmuster fallen. Neben den Punkten, die Sie im Stress-Tagebuch festhalten, bietet es sich ebenfalls an aufzuschreiben, wie Sie sich in der jeweiligen Situation emotional, körperlich und kognitiv fühlten und was Sie gemacht haben, um sich besser zu fühlen.

Wenn Sie der Überzeugung sind, dass alles, was in Ihrem Leben geschieht, durch Kräfte von außen kontrolliert wird, dann haben Sie eine externale Kontrollüberzeugung. Glauben

Sie hingegen, dass Sie der Herrscher über Ihr eigenes Schicksal sind, dann haben Sie eine internale Kontrollüberzeugung. Wie Sie Ihre eigene Fähigkeit einschätzen, die Kontrolle über wichtige Aspekte in Ihrem Leben zu haben, wirkt sich auf Ihre Einstellung aus.

Betrachten Sie Ereignisse als etwas, das Sie passiv erleiden müssen, bestimmt durch Glück, Schicksal oder Zufall? Oder haben Sie das Gefühl, Ihr Schicksal selbst in der Hand zu haben, und sehen sich in einer sehr aktiven Rolle, was die Erfolge und Misserfolge in Ihrem Leben sowie die eigenen Gestaltungsmöglichkeiten angeht? Menschen, die das Gefühl haben, Ihr Leben aktiv selbst zu gestalten, sind meistens glücklicher, weniger gestresst und weniger deprimiert als Menschen, die die Kontrolle nicht bei sich selbst sehen, sondern als etwas von außen. Angstgefühle sind eng mit unserer Kontrollwahrnehmung verbunden, weshalb Menschen mit externaler Kontrollüberzeugung anfälliger für Angst und Furcht sind.

2. Üben Sie sich in Akzeptanz

Akzeptanz ist weder passiv noch ein Zeichen von Schwäche. Akzeptanz ist eine aktive Antwort, die uns Stärke abverlangt und unsere Resilienz fördert. Während ein Stressauslöser wie etwa der Verlust eines geliebten Menschen unausweichlich ist, ist die Akzeptanz dieses Verlusts der stressärmste Ansatz und unserer Gesundheit am zuträglichsten. Globale Ereignisse, die Stress auslösen, wie eine Wirtschaftskrise, eine Pandemie oder eine Naturkatastrophe, liegen außerhalb unserer Kontrolle, deshalb bringt es nichts, sich ihretwegen aufzuregen oder zu stressen. Weder Flucht noch Kampf ist hier eine Option. Besser konzentriert man sich in solchen Fällen auf die Dinge, die man kontrollieren kann, zum Beispiel wie wir auf den Stressor reagieren und wie wir uns der neuen Situation anpassen und überleben.

Akzeptanz und Vergebung sind eng miteinander verbunden. Ich glaube nicht, dass es unserer Gesundheit zuträglich ist, wenn wir jemandem gegenüber Groll hegen oder einer Person nicht verzeihen können oder wollen. Vielmehr befreien wir uns von unnötigem Stress und negativer Energie, wenn wir die Tatsache akzeptieren, dass die Welt nun einmal nicht perfekt ist und Menschen schlichtweg Fehler machen. Deshalb: Befreien Sie sich von angestauter Wut und Verbitterung. Dafür braucht es keine großen Gesten. Sie müssen der Person nicht persönlich vergeben (außer Sie möchten das gern), sondern es reicht, wenn Sie all diese negativen Gefühle und Gedanken abschütteln, die bei Ihnen für Stress sorgen.

Gibt es in Ihrem Leben einen Stressor, den Sie nicht beeinflussen oder ändern können, dann denken Sie daran: Sie können sich selbst ändern! Ändern Sie Ihre Einstellung oder Erwartung, so erhalten Sie eine gewisse Kontrolle zurück. Sehen Sie immer das große Ganze und verlieren Sie sich nicht in Details. Wie wichtig ist dieser eine Stressor in Bezug auf das große Ganze? Die Erfahrung der Corona-Pandemie hat vielen Menschen geholfen, ihre Sicht auf das Leben zu ändern. Viele der Dinge, die uns vor Corona gestresst haben, wurden bedeutungslos.

Wenn Sie merken, dass Stress aufkommt, dann fragen Sie sich möglichst schnell: Wie wichtig ist das hier? Wird es nächsten Monat oder nächstes Jahr noch wichtig sein, und ist es den

Ärger wert? Wenn die Antwort nein ist, dann lassen Sie davon ab und richten Sie Ihre Energie auf etwas anderes, auf etwas, das wichtig ist. Diese Art, Stressoren neu zu beurteilen, kann sehr hilfreich sein. Nutzt man die Zeit, die man im Feierabend im Stau steht, um herunterzufahren und zu entspannen, einen Podcast, ein Hörbuch oder Musik zu hören, dann bewertet man ihn nicht länger als Zeitverlust, sondern als wertvolle Zeit für sich selbst.

3. Sehen Sie die guten Seiten

Versuchen Sie, das Positive im Leben zu sehen. Müssen Sie mit einem starken Stressor fertigwerden, wie etwa der Tatsache, dass Sie entbehrlich sind oder entlassen werden, dann versuchen Sie, dies als eine Chance zu sehen. Das mag nach einer Plattitüde klingen, ist aber ernst gemeint. Ich selbst kann das bestätigen. Während ich dieses Buch schreibe, befinden wir uns mitten in einer Pandemie. Da meine Forschungsarbeit persönlichen Kontakt erfordert, kann ich aktuell nicht forschen, weshalb mein Forschungsteam und ich diese Woche von der Universität entlassen wurden. Die Tatsache, dass mein Team freigestellt wurde, war ein Stressor, nicht die Tatsache, dass ich entlassen wurde. Hoffentlich werden wir, wenn dieses Buch erscheint, wieder weiterforschen und die Mitglieder des Teams erneut einstellen können. Wer weiß, wann ich wieder Vorträge halten oder reisen können werde? Aber trotz allem hat das Ganze etwas Positives: Ich arbeite nicht länger an der Universität, sondern allein von zu Hause aus, was bedeutet, dass ich in der erzwungenen Selbstisolation mehr Zeit habe, dieses Buch zu schreiben und meinen Podcast *Super Brain* aufzunehmen. Es bringt nichts, sich wegen etwas aufzuregen, das bereits geschehen ist. Ich konzentriere mich auf das Hier und Jetzt und vertraue darauf, dass meinem Gehirn ein Post-Pandemie-Plan einfällt, der es mir ermöglicht, meine Mission weiterzuverfolgen trotz der Beschränkungen und Maßnahmen der »neuen Normalität«.

Eine so einfache Veränderung der Perspektive kann viel ausmachen im Hinblick darauf, wie wir mit Stress umgehen und für welche Gedanken wir uns entscheiden. Schließen Sie einmal kurz die Augen und überlegen Sie, wie es sich in der Bauchgegend anfühlt, wenn Sie unter Stress stehen, sich aufregen oder Panik bekommen. Spüren Sie ganz genau, wie sich dieser Stress anfühlt und wo genau Sie ihn in Ihrem Körper wahrnehmen. Öffnen Sie dann die Augen und löschen Sie dieses Gefühl.

Atmen Sie ein.

Schließen Sie erneut die Augen und überlegen Sie, wie es sich anfühlt, wenn Sie sich freuen, wenn Sie wissen, etwas Positives wird passieren. Denken Sie an die Schmetterlinge im Bauch, die Sie spüren, wenn Sie jemanden sehen, der Ihnen gefällt, für die Sie schwärmen. Spüren Sie diesem Gefühl nach und notieren Sie, wie es sich anfühlt.

Öffnen Sie Ihre Augen und vergleichen Sie ganz bewusst diese beiden Gefühle, den Stress und die freudige Erregung.

In Wahrheit ist der einzige Unterscheid zwischen diesen zwei Gefühlen ihre Benennung: Stress versus freudige Erregung. Jede Benennung umfasst Unmengen von Gefühlen, physiologischen Veränderungen und gesundheitliche Konsequenzen, positiv wie negativ, je nach Benennung. Somit sind diese zwei Emotionen ein gutes Beispiel für die Macht unseres

Denkens, dafür, wie wir Ereignisse und Gefühle wahrnehmen. Wenn Sie also das nächste Mal so ein flaues Gefühl im Magen bekommen, versuchen Sie, es als freudige Erregung zu sehen, nicht als Stress. Diese Gefühle sind im Grunde identisch, somit ist es allein Ihre Wahl.

Stress gehört von Natur aus zu unserem Leben dazu. Er sorgt dafür, dass wir motiviert bleiben, und ermöglicht es, uns zu verändern und widerstandsfähiger zu werden. Ohne Herausforderungen, Ungewissheiten und neue Dinge wäre das Leben langweilig und statisch. Wie sähe unser Leben ohne erste Dates, Vorstellungsgespräche und wichtige Auftritte oder Reden vor Publikum aus? Solange wir unseren Stress und die auslösenden Faktoren im Griff haben, uns gut vorbereiten und uns, wenn nötig, helfen lassen, können mit Stress behaftete Ereignisse eine Chance sein, persönlich zu wachsen und etwas zu erreichen. Oft haben wir Angst oder verspüren das Bedürfnis zu fliehen, doch wenn ein solches Ereignis überstanden ist, genießen wir die Belohnung, wir fühlen uns stärker, lebendiger und sind stolz. Zudem können wir zurückblicken auf diese Momente in unserem Leben und uns von ihnen anspornen lassen. Diese kleine Verschiebung der Perspektive, von Angst zu Erregung, kann einen großen Unterschied machen. Denken Sie dran: Mut erwächst aus Angst.

Mein Lieblingsmittel gegen Stress ist Lachen. Gemeinsam mit anderen Menschen zu lachen ist eine Bereicherung, es sorgt für Bindung, reduziert Stress und Angstgefühle. Zwar sind die neuralen Grundlagen des Lachens noch nicht ausreichend erforscht, man nimmt jedoch an, dass Lachen in gewisser Hinsicht wie ein Antidepressivum wirkt, indem es den Serotoninspiegel im Gehirn erhöht und so unsere Stimmung hebt. Ist das Gehirn mit Informationen überfordert, so sucht es Biofeedback vom Körper. Indem Sie lachen, senden Sie Signale an Ihr Gehirn, Wirkstoffe freizusetzen, die Stress und Angstgefühle auflösen. Lachen Sie also ruhig über sich selbst oder lächeln sich selbst an. Gestresste Menschen mit einem starken Sinn für Humor werden seltener depressiv und panisch als solche mit einem weniger stark ausgeprägten Sinn für Humor.

4. Seien Sie praktisch

Seien Sie in Bezug auf das, was Sie erreichen können, realistisch. Erkennen Sie, wenn »gut genug« besser ist als »perfekt«. Und seien Sie ebenfalls realistisch in Bezug auf das, was die Menschen um Sie herum – Kollegen, Angestellte, Freunde und Familie – leisten können. Wenn Ihr Ehemann immer eine Sache von der Einkaufsliste vergisst oder regelmäßig die falsche Marke kauft, dann können Sie das entweder so akzeptieren und darüber lachen (so läuft es bei uns in der Familie), oder Sie greifen ein und ändern es, indem Sie ihm zum Beispiel Listen mit genaueren Beschreibungen oder Fotos der gewünschten Produkte schicken. Sollte auch das nicht klappen, können immer noch Sie selbst das Einkaufen übernehmen und Ihren Ehemann mit einer anderen Aufgabe betrauen, mit der er besser klarkommt.

Eine Freundin enttäuscht Sie regelmäßig, weil sie nicht zu Veranstaltungen kommt, die Ihnen wichtig sind, sodass Sie deswegen vorher, währenddessen und im Nachhinein verärgert oder gestresst sind. Fragen Sie sich in diesem Fall, warum Sie sie immer wieder fragen, ob sie mitkommt. Ihr Verhalten in der Vergangenheit wird Ihr Verhalten in der Zukunft bestimmen, wodurch sich dieses Muster wahrscheinlich so lange weiterzieht, bis Sie jemand anders an ihrer Stelle fragen oder eben allein zu den Veranstaltungen gehen. Vielleicht stellen Sie dann überraschend fest, wie gut sich diese Veranstaltungen anfühlen, wenn Sie nicht ständig auf die Tür starren und darauf warten, dass Ihre Freundin auftaucht. Wenn Sie Stress reduzieren wollen, dann müssen Sie entweder das Verhalten anderer akzeptieren, Ihr Verhalten entsprechend anpassen oder Ihre Erwartungen ändern. Denn all diese Dinge können Sie steuern. Die Wahl liegt bei Ihnen.

Strebt man nach Perfektion, ist Stress vorprogrammiert. Denn sie ist nur selten zu erreichen, und womöglich stellen Sie fest, dass Sie in den normalen Arbeitsstunden bereits etwas schaffen, was die Erwartungen der anderen übertrifft. Ich sage voller Überzeugung: Ich bin eine reformierte Perfektionistin. Als Kind glaubte ich, alles, was nicht die volle Punktzahl bekam, sei ein Misserfolg. Perfektionismus war ein positives Ideal für mich. Doch ich lag damit falsch – Perfektionismus bringt einen Großteil an vermeidbaren Stress hervor, denn Perfektionisten sind bei allem, was sie tun, prädestiniert fürs Scheitern. Da Perfektion nie erreicht wird, werden ihre Erwartungen nie erfüllt. Da ist es weitaus besser, sich vernünftige, realistische Ziele zu setzen und zu lernen, mit »gut genug« zufrieden zu sein, anstatt ständig enttäuscht zu sein, wenn man selbst oder der andere nicht perfekt ist. Und ehrlich gesagt ist »gut genug« für einen Perfektionisten im Normalfall schon ein relativ hoch angesetztes Ziel.

Lernen Sie mit Ihrer Zeit effektiver umzugehen. Das kann eine Weile dauern, aber wirklich helfen, unnötigen Stress zu vermeiden. Passen Sie Ihren Zeitplan und Ihren Alltag entsprechend an, um Ihre Zeit besser zu nutzen. So fällt Ihnen auch das Setzen von Grenzen in allen Lebensbereichen leichter. Sie müssen lernen, nein zu sagen, wenn Sie schlichtweg keine Zeit haben oder die angefragte Aktivität selbst für Stress sorgen würde, anstatt eine Bereicherung zu sein. Kennen Sie Ihre Grenzen und respektieren Sie diese. Nehmen Sie sich mehr vor, als Sie schaffen können, dann ist Stress garantiert. Wenn Sie Ihre Beweggründe kennen, zu einer Sache ja zu sagen, dann können Sie leichter zwischen den Aktivitäten unterscheiden, die Sie tun sollten, tun müssen oder tun wollen. Überfordern Sie sich selbst, so kann das dazu führen, dass Sie sich nur auf Dinge konzentrieren, die Sie stressen, und andere Aktivitäten ignorieren, wie Hobbys, Sport, andere Menschen treffen, die dabei helfen würden, Stress abzubauen.

Häufig sind die Spalten der Terminkalender nach Stunden unterteilt, sodass wir eine Besprechung nach der anderen einplanen, ohne Pause für die Toilette oder dafür, sich zwischen zwei Terminen kurz zu entspannen. Es gibt keinen Grund, ein Meeting immer zu genau der vollen Stunde beginnen zu lassen – gönnen Sie sich etwas mehr Pausen und planen Sie eine Besprechung zum Beispiel um 10:10 Uhr ein oder lassen Sie sie um 10:50 Uhr enden, um selbst etwas Zeit für sich oder für die Toilette zu haben.

Priorisieren Sie Aufgaben, teilen Sie Projekte in mehrere, machbare Schritte auf und geben Sie wenn immer möglich Verantwortung ab. Kürzen Sie Ihre To-do-Liste, indem Sie Aufgaben streichen, die weder wichtig noch dringend sind. Passen Sie Ihre Umgebung an oder verändern Sie sie, denn Sie können einige Faktoren Ihrer äußeren Umgebung kontrollieren.

Wenn die Push-Nachrichten oder Kommentare in den sozialen Medien Sie stören, dann stellen Sie die Benachrichtigungen auf lautlos. Schalten Sie das Radio oder den Fernseher aus, unterdrücken Sie neue Benachrichtigungen auf Ihrem Smartphone und melden Sie sich von den sozialen Medien ab. So gewinnen Sie wertvolle Zeit für weniger stressbehaftete Beschäftigungen. Wenn Sie der Verkehr nervt, dann denken Sie über andere Möglichkeiten nach, zur Arbeit zu kommen, suchen Sie eine andere Route oder fahren Sie gegebenenfalls zu anderen Zeiten.

Ihr Körper mag Regelmäßigkeit, er braucht das innere Gleichgewicht, um seine Gesundheit aufrechtzuerhalten. Stress kann dieses Gleichgewicht stören und schwerwiegende Konsequenzen für Ihre Gesundheit haben. Essen und bewegen Sie sich regelmäßig. Ernähren Sie sich tagsüber gesund und ausgewogen, dann behalten Sie einen klaren Kopf und geben Ihrem Hirn die Energie, die es braucht, um mit stressbehafteten Zeiten fertigzuwerden. Gehen Sie jeden Abend zur selben Zeit zu Bett, und geben Sie Ihrem Körper Zeit, sich nach stressreichen Ereignissen auszuruhen und zu regenerieren. Setzen Sie Grenzen, um eine gute Balance zwischen Arbeit und Privatleben zu finden. Stellen Sie sicher, dass Sie Zeit für soziale Aktivitäten, Familienleben, Aufgaben, Alleinunternehmungen und Erholung haben. Schalten Sie E-Mail-Benachrichtigungen zum Beispiel aus und lesen Sie diese nur zu bestimmten Zeiten.

Betrachten Sie Arbeit nach Möglichkeit als einen Ort, nicht als eine Sache. Meine erste Vollzeitstelle war bei einer großen Lebensversicherung, deren Büros im Stadtzentrum lagen. Es gab damals noch keine Mobiltelefone und keine E-Mails, und niemand arbeitete von zu Hause aus. Arbeit war ganz einfach das, was ich tat, wenn ich im Büro war. Außerhalb dieses Raumes war ich nicht erreichbar. Niemand hätte je daran gedacht, diese Grenze zwischen Arbeit und Privatleben zu überschreiten. All das hat sich in den letzten Jahrzehnten massiv geändert. Die meisten Menschen fühlen sich heutzutage permanent ansprechbar und erreichbar. Moderne Technologie respektiert keine Grenzen. Natürlich schätze ich die Vorteile dieser Erreichbarkeit und des Arbeitens im Home-Office, aber die konkreten Wände eines Arbeitsplatzes, die als tatsächliche Grenzen für die Arbeit fungierten, hatten auch etwas für sich. Drehen Sie die Zeit zurück, falls Sie dies können, und verbinden Sie Arbeit mit einem bestimmten Ort und einer bestimmten Tageszeit. Sie können Stress reduzieren, indem Sie auf berufliche E-Mails und Anrufe nur reagieren, wenn Sie sich an diesem bestimmten Ort innerhalb Ihrer Arbeitszeit befinden.

Nehmen Sie sich Zeit für Hobbys, soziale Aktivitäten und Entspannung. Manchmal laufen wir aufgrund von Stress mit Scheuklappen durch die Welt und vergessen die Dinge, die uns interessieren. Hobbys scheinen dann unwichtig zu sein, ja beinahe ein dekadenter Zeitvertreib, wo wir doch so viel anderes zu erledigen haben. Dabei sind Hobbys, die uns wirklich interessieren und uns Freude bereiten, ein wunderbares Antistressmittel. Sie sorgen für Erfolgserlebnisse, wenn wir uns unterfordert fühlen und gleichzeitig überfordert sind von anderen Aspekten unseres Lebens. Hobbys können unser Hirn herausfordern und eine Gelegenheit sein, um Neues zu lernen sowie Spaß zu haben. Gleichzeitig machen wir dabei von unseren Stärken und Fähigkeiten Gebrauch und können so in ihnen aufgehen, dass wir das Zeitgefühl verlieren und Abstand zu all den Stressfaktoren in unserem Leben gewinnen.

Schaffen Sie etwas Zeit für sich. Verwöhnen Sie sich, nehmen Sie sich Zeit für Spaß und Entspannung. Lassen Sie nicht zu, dass Arbeit, Verpflichtungen und Aufgaben diese Zeiträume okkupieren. Sie müssen, frei von Anforderungen und Ansprüchen, Zeit haben, Ihre Batterien wieder aufzuladen. Machen Sie deshalb jeden Tag mindestens eine Sache, die Ihnen Freude bereitet. Auch wenn es nur etwas Kleines ist, wie das Anzünden einer Duftkerze, deren Aroma Sie entspannt.

Ziehen Sie das Erlernen von Entspannungstechniken wie Yoga, Atemübungen oder Meditation in Erwägung. Auch sich selbst mit Aromatherapie-Ölen oder einer einfachen Feuchtigkeitscreme zu massieren kann entspannend sein. Tragen Sie das Öl oder die Creme langsam mit den Fingern auf und massieren Sie es in die Haut ein. Massieren Sie Fußsohlen, Füße, Waden, Oberschenkel und Arme besonders sorgfältig, und vergessen Sie nicht Ihre Hände. Legen Sie dazu einen Arm mit der Handfläche nach oben auf die Oberschenkel. Beginnen Sie mit dem Oberarm und fahren Sie mit dem Handballen und sanftem Druck nach unten zum Handgelenk, sodass Wärme entsteht. Wiederholen Sie dies entlang des Daumenansatzes und über den Handteller hin zu den Fingern mehrere Male. Massieren Sie anschließend die andere Hand genauso. Um Ihren Rücken zu massieren, bietet sich eine Schaumstoffrolle oder auch ein Tennisball an, die Sie zwischen sich und den Boden klemmen. Bewegen Sie sich sanft auf und ab oder von links nach rechts, sodass die Bereiche massiert werden, die verspannt sind. Eine Schaumstoffrolle eignet sich auch gut für die Oberschenkel.

Wenn ich zum Friseur gehe, freue ich mich am meisten auf die Kopfmassage. Das ist so entspannend, dass ich am liebsten den ganzen Tag beim Friseur bleiben würde. Kürzlich habe ich gelernt, wie ich mich selbst massieren kann. Natürlich ist das nicht das Gleiche wie beim Friseur, aber es kann unglaublich entspannend sein. So geht es: Massieren Sie einige Minuten lang mit den Fingerspitzen die Kopfhaut so, als würden Sie Ihre Haare waschen. Zeichnen Sie kleine Kreise entlang des Haaransatzes, über den Augenbrauen und entlang der Wangen. Legen Sie je einen Handballen an die Schläfen. Ziehen Sie die Kopfhaut etwas nach oben, halten Sie so für einige Augenblicke still und lassen Sie dann los. Arbeiten Sie sich so einmal um den Kopf herum. Greifen Sie einige Büschel Haare und ziehen Sie leicht daran. Genießen Sie es!

Entwickeln Sie eine Strategie, um Stress im Hier und Jetzt zu reduzieren. Atmen Sie tief ein, nutzen Sie Ihre Sinne oder machen Sie eine beruhigende Bewegung. Manchmal muss man dazu etwas herumexperimentieren, um etwas zu finden, das gut funktioniert. Das Einatmen eines aromatischen Dufts oder das Anzünden einer Duftkerze wirkt bei mir geradezu Wunder. Genauso gut kann es aber auch Pfefferminzkaugummi, Musik, ein Foto oder eine Kuscheleinheit mit dem Hund sein. Oder man stellt sich bildhaft einen schönen Ort vor. Greifen Sie in keinem Fall auf Drogen, Alkohol, ungesundes Essen oder zwanghafte Verhaltensweisen zurück, um Stress zu reduzieren, denn das alles führt letzten Endes nur zu mehr Stress bei Ihnen und den Menschen in Ihrer Umgebung.

Auch Tanzen, Joggen oder Sit-ups können helfen, Stress abzubauen. Körperliche Betätigung und Sport reduzieren Stress und setzen Endorphine frei, die dafür sorgen, dass wir uns gut fühlen. Zudem verbessert Bewegung die mentale Gesundheit und reduziert Angstgefühle. Sitzt man den Großteil des Tages still, anstatt sich zu bewegen, kann das Angstzustände verstärken – sorgen Sie also für ausreichend Bewegung in Ihrem Tagesablauf. Schon fünf Minuten Gymnastik pro Tag wirken sich aus.

5. Leben Sie im Augenblick

Stehen wir unter Stress, fällt es uns meist schwer, uns auf eine Aufgabe zu konzentrieren. Sind wir fokussiert und präsent bei der Sache, die wir gerade tun, so ist das ein natürliches Gegenmittel gegen durch Stress verursachte Unkonzentriertheit. Im Hier und Jetzt zu sein hilft uns außerdem, negative Gedanken oder Erinnerungen, die zu Angstzuständen, Stress und Depressionen führen könnten, auszublenden. Den eigenen Körper bewusst wahrzunehmen – zu spüren, wie die Fußsohlen beim Gehen den Boden berühren, oder sich auf das Ein- und Ausatmen zu konzentrieren – hilft Ihnen, ganz in der Gegenwart zu leben.

6. Bleiben Sie sozial verbunden

Widerstehen Sie dem Drang, sich bei Stress zurückzuziehen. Suchen Sie stattdessen Halt und Unterstützung bei Freunden und Familie sowie – wenn nötig – bei einem Experten. Überlegen Sie gut, mit wem Sie Ihre Zeit verbringen – Sie brauchen Unterstützung und niemanden, der noch mehr Stress in Ihren Alltag bringt. Verursacht eine Person ständig Stress in Ihrem Leben, dann denken Sie darüber nach, mit dieser Person weniger Zeit zu verbringen oder den Umgang mit ihr komplett zu vermeiden.

Reden Sie mit jemandem, dem Sie vertrauen. Darüber zu sprechen, was Sie gerade durchmachen, ist unglaublich hilfreich. Manchmal hilft es schon, etwas nur laut auszusprechen, um eine Sache zu relativieren oder zu begreifen, dass wir etwas vollkommen missverstanden haben. Selbst oder gerade wenn wir nichts gegen einen Stressor unternehmen können, empfinden wir das Gespräch mit jemandem darüber als klärend, ja sogar befreiend. Wir brauchen andere Menschen, um uns sicher zu fühlen. Freiwillig für eine wohltätige Organisation zu arbeiten kann helfen, die eigenen Sorgen zu relativieren. Sich auf andere zu konzentrieren, nicht länger auf sich selbst, kann ebenfalls Stress reduzieren.

Sprechen Sie lieber früher als später über Ihre Gefühle. Warten Sie nicht, bis sich alles angestaut hat und die Emotionen zu einem ungünstigen Zeitpunkt mit Ihnen durchgehen. Stört Sie etwas auf der Arbeit, sprechen Sie den Punkt sachlich, respektvoll und selbstbewusst an. Suchen Sie lieber nach Lösungen, anstatt zu warten, bis Sie verbittert werden. Seien Sie kompromissbereit, oft reicht schon ein Mittelweg, um Stress zu reduzieren.

Direkte zwischenmenschliche Interaktionen können die Ausschüttung von Hormonen auslösen, welche die physiologische Stressreaktion ausschalten. Achten Sie darauf, regelmäßig ein festes Netzwerk von Menschen zu treffen, denen Sie vertrauen und die für Sie nur das Beste wollen. Machen Sie sich keine Sorgen, dass Sie diesen Menschen zur Last fallen könnten; die meisten Menschen sind sehr froh, ja fühlen sich sogar geschmeichelt, wenn man sich ihnen anvertraut oder um Hilfe bittet. Revanchieren Sie sich, indem Sie ebenfalls ein guter Zuhörer sind und ein offenes Ohr für die Sorgen anderer haben.

Sie müssen die Probleme anderer gar nicht lösen, sondern einfach nur für die Menschen da sein. Hört man die Sorgen anderer, sieht man auch den eigenen Stress anders und findet womöglich Lösungen. Können Sie sich Ihrer Familie oder Ihren Freunden nicht anvertrauen, dann sprechen Sie mit Ihrem Hausarzt oder einem Stresstherapeuten.

Das Wichtigste aus diesem Kapitel

- Vergesslichkeit, der Verlust des Sinns für Humor, schlechter Schlaf, ungesunde Ernährungsgewohnheiten und das Gefühl von Einsamkeit sind Anzeichen von Stress.
- Die Stressreaktion ermöglicht es uns, auf einen Stressor zu reagieren und wieder optimale Bedingungen für unseren Körper zu schaffen.
- Psychischer Stress entsteht, wenn jemand das Gefühl hat, die an ihn oder sie gestellten Ansprüche nicht erfüllen zu können.
- Dauerhafter Stress oder der falsche Umgang mit chronischem Stress können sich negativ auf die Gesundheit, das Verhalten und die Hirnfunktionen auswirken.
- Der richtige Umgang mit Stress kann uns helfen, uns unserer Umgebung anzupassen und unsere Resilienz zu erhöhen.
- Chronischer Stress kann unseren zirkadianen Rhythmus und unseren Schlaf beeinträchtigen.
- Das wiederholte Auslösen und Steigern der Stressreaktion kann das biochemische Gleichgewicht des Körpers stö-

ren und Brain Fog und zahlreiche andere Erkrankungen hervorrufen.

- Bei chronischem Stress wechseln unsere Verhaltensmuster von langsamen, bedachten Reaktionen zu schnellen, reflexartigen, emotionalen Reaktionen.
- Stress beeinträchtigt die kognitiven Funktionen, denn die Ressourcen, die gewöhnlich für kognitive Aufgaben eingesetzt werden, werden aufgebraucht, um sich mit dem Stressor zu befassen.
- Verändern wir unser Denken, unsere Wahrnehmung und unsere Einstellungen, dann verbessern wir unseren Umgang mit Stress.
- Akzeptanz ist eine wertvolle, aktive und angemessene Reaktion auf Stressoren, die sich unserer Kontrolle entziehen.
- Lachen und Lächeln sind natürliche Antistressmittel.
- Perfektionismus ist ein Garant für andauernden Stress.
- Seien Sie zufrieden, wenn Sie »gut genug« sind, und seien Sie realistisch in Bezug auf das, was Sie und andere schaffen können.
- Sorgen Sie für Ausgeglichenheit aller Aspekte Ihres Lebens: Sport, Ernährung, Schlaf, Arbeit, Freizeit und Entspannung.
- Widerstehen Sie dem Drang, sich sozial abzuschotten, wenn Sie gestresst sind; wenden Sie sich stattdessen lieber an Freunde und Familie, um Unterstützung zu erhalten.
- Falls nötig, wenden Sie sich an einen Arzt oder Stresstherapeuten.

Vorbereitungen für das 30-Tage-Programm

Halten Sie folgende Dinge bereit, bevor Sie mit dem 30-Tage-Programm beginnen.

1. Stellen Sie sich ein Wohlfühlpaket zusammen, das all Ihre Sinne anspricht, mit:

a) etwas, das Sie gern riechen,
b) etwas, das Sie gern berühren,
c) etwas, das Sie gern ansehen,
d) etwas, das Sie gern essen,
e) etwas, das Sie gern hören.

Legen Sie all diese Gegenstände in eine Dose, eine Schachtel oder eine Schublade in Ihrem Schlafzimmer oder Badezimmer, in jedem Fall an einen Ort, der für Sie morgens leicht zugänglich ist.

2. Kaufen Sie sich ein Notizbuch

Legen Sie das Notizbuch zusammen mit einem Stift auf Ihren Nachttisch. Dabei kann es sich um einen einfachen Block oder um ein schickes Tagebuch handeln – Hauptsache, Sie können darin etwas schriftlich festhalten. Ich mag Notizbücher, die einen Stoffeinband haben, denn so nehme ich das Buch gern in die Hand, fühle den Stoff und sehe es mir gern an.

9

Veränderung: Bewegung

Bewegen Sie sich ausreichend?

Wann haben Sie das letzte Mal etwas Neues ausprobiert? Ich meine nicht neue Kleidung oder Schuhe. Sondern, im Ernst, wann haben Sie sich bewusst angestrengt, Ihr Gehirn zu trainieren? Schließlich müssen wir unser Gehirn stimulieren, damit neue Hirnzellen und die Verbindungen zwischen ihnen wachsen.

Was ist mit Ihrem Körper? Bewegen Sie sich ausreichend? Vielleicht haben Sie aufgehört, Sport zu treiben, weil Sie so erschöpft sind? Eine schlechte Idee, denn körperliche Inaktivität kann Brain Fog verschlimmern. Egal, wie müde Sie sind, wenn Sie den Gehirnnebel besiegen wollen, müssen Sie in Bewegung bleiben. Je mehr Schritte Sie tun (und das ist wortwörtlich gemeint!), um fitter zu werden, desto gesünder wird auch Ihr Gehirn.

Ernestine Shepherd ist eine 86-jährige Bodybuilderin und Läuferin. 2010, im Alter von 74 Jahren, wurde sie von *Guinness World Records* zur ältesten Wettkampf-Bodybuilderin erklärt. Doch im Alter von 56 Jahren war Ernestine Shepherd ein »gut gepolsterter Faulpelz« (Zitat von ihrer Webseite) und hatte noch nie Sport getrieben. Als sie mit ihrer Schwester Badeanzüge kaufen ging, mussten die zwei Damen lachen, als sie sich im Spiegel sahen, und beschlossen gemeinsam, ins Fitnessstudio zu gehen, um fitter zu werden. Leider starb Ernestines Schwester kurz darauf plötzlich. Ernestine ging aus Kummer nicht mehr zum Sport. Doch einige Monate später schlug ihr eine Freundin vor, dass sie doch wieder trainieren sollte, um das weiterzuführen, was sie und Velvet, ihre Schwester, begonnen hatten. Der Rest – so sagt man – ist Geschichte.

Im Internet finden sich unglaubliche Bilder von Ernestine: eine Frau in den Achtzigern mit ausgeprägten Muskeln und einem definierten Sixpack. Mitte fünfzig begann sie mit Sport unter der Anleitung eines professionellen Trainers und veränderte so nicht nur ihren Körper, sondern auch ihr gesamtes Leben. Ernestine, die so erfolgreich ist, seit sie Sport treibt, sagt, sie sei nie glücklicher gewesen. Sie hat mehr Energie als je zuvor, und das, obwohl sie jeden Morgen rund 15 Kilometer läuft und vier Tage die Woche Krafttraining macht.

Zahlreiche Studien belegen: Aerobes Training (wie laufen, tanzen, Bahnen schwimmen, Rad fahren usw.) stärkt unser Gehirn und optimiert diverse kognitive Funktionen, unter anderen auch jene, die klassischerweise von Brain Fog beeinträchtigt werden. Die Forschung hat ebenfalls gezeigt, dass regelmäßiges aerobes Training und Resistenztraining, so wie Ernestine es macht, die kognitiven Funktionen bei Erwachsenen über fünfzig verbessert.

Legen Sie dieses Buch kurz zur Seite und spannen Sie Ihren Bizeps an. Nur Muskeln, die sich bewegen? Keineswegs! Natürlich sind auch Muskeln involviert, wenn Sie den Bizeps bewegen, aber ebenso beteiligt an diesem komplexen neuro-muskulären Vorgang ist das zentrale Nervensystem. Denn sobald Sie meine Aufforderung gelesen hatten, reisten elektrische Signale mit Warp-Geschwindigkeit von Ihrem Gehirn zur Wirbelsäule und weiter zu den Muskeln. Jedes Vorhaben, sich zu bewegen, ob es ein Fingerschnipsen oder das Anspannen des Bizeps ist, beginnt im Gehirn.

Besondere Zellen in unserem ZNS, die sogenannten Motoneuronen, sind an den Bewegungen, die wir ausführen, beteiligt. Unser Gehirn sendet die erwähnten Signale mithilfe der oberen Motoneuronen an die Wirbelsäule. Anschließend werden die Signale an die unteren Motoneuronen weitergeleitet, entlang von Kommunikationssträngen von der Wirbelsäule bis zur Skelettmuskulatur (also Beine, Arme, Finger, Zehen), wo sie direkt auf die Muskelfasern treffen. Muskelfasern sind eigentlich nichts anderes als Muskelzellen, nur eben unglaublich große. Trifft das elektrische Signal auf eine Muskelfaser, dann schüttet das Motoneuron zahlreiche Chemikalien aus, die dafür sorgen, dass sich die betroffene Muskelfaser anspannt – Ihr Bizeps tritt hervor.

Als Ernestine mit regelmäßigem Resistenztraining, also Gewichtheben, begann, passten sich die Zellen ihrer Muskeln und ihres ZNS derart an, dass ihre Muskeln größer und stärker wurden. Wissenschaftler kennen nicht die genauen Mechanismen, aber sie wissen, dass als Reaktion auf den wiederholten Stress des Trainings die Zellen in den aktivierten Muskeln wachsen und die Motoneuronen mehr Muskelzellen einsetzen, während gleichzeitig die Muskelfasern aktiviert werden, was wiederum dazu beiträgt, dass der entsprechende Muskel trainiert wird. Dieser Prozess ist ein ganz anderer, als wenn wir lediglich einen Muskel bewegen, den wir noch nie trainiert haben. Denn dabei werden die Zellen in der Muskelfaser aktiviert. Aufgrund dieser sequenziellen statt synchronen Aktivierung sind untrainierte Muskeln schwächer als trainierte.

Bewegung stärkt nicht nur unsere Muskeln – auch andere Systeme und Organe, darunter das Gehirn, profitieren von Bewegung. Wenn Sie an Brain Fog leiden, vor allem am Symptom Erschöpfung, dann denken Sie womöglich, dass Bewegung und Sport einfach zu anstrengend sind. Und da haben Sie recht: Sport ist anstrengend und herausfordernd, aber genau darum geht es, deshalb tut Sport so gut. Wenn wir joggen, normal spazieren gehen oder uns anderweitig bewegen, dann benötigen unsere Muskeln mehr Sauerstoff, weshalb die Lunge und das Herz mehr arbeiten müssen. Doch dadurch werden sie mit der Zeit auch stärker. Das kardiovaskuläre System reagiert zum Beispiel auf den wachsenden Bedarf der Muskeln damit, dass das Herz größer wird und neue Blutgefäße entstehen. Werden wir körperlich fitter, dann gelangt Sauerstoff effizienter in unseren Blutkreislauf und zu unseren Muskeln, die wiederum ebenfalls größer werden.

Auch unser Gehirn profitiert von einem gesunden, leistungsfähigen Herz-Kreislauf-System, denn so wird es konstant, effizient und verlässlich mit Sauerstoff und Nährstoffen versorgt, die es benötigt, um optimal zu funktionieren. Körperliche Betätigung erhöht zudem die Wachstumsrate neuer Neuronen im Gehirn – ein positiver Effekt, denn auch bei Hirnzellen gilt: je mehr, desto besser.

Mentale Herausforderungen sind genauso wichtig, denn sie bestimmen, wie diese neuen Neuronen eingesetzt werden und wie sie überleben. Regelmäßiges Gewichtheben fordert unsere Muskeln, setzt sie unter Stress, sodass sie sich anpassen müssen und stärker werden. Dasselbe Prinzip gilt auch für unser Gehirn: Wollen wir uns anpassen und stärker werden, dann müssen wir es regelmäßig herausfordern. Indem wir unsere Muskeln durch regelmäßiges Gewichtheben herausfordern, stärken wir unsere Muskelfasern und das Bindegewebe in den Muskeln. Auf ähnliche Weise müssen wir das Gehirn durch regelmäßiges Training herausfordern, denn so stärken wir das Bindegewebe zwischen den einzelnen Hirnzellen, sodass sie schneller und besser arbeiten können. Diese sogenannte Neuroplastizität – die Fähigkeit des Gehirns, sich Herausforderungen und Veränderungen anzupassen – ist ein erstaunliches Phänomen, durch das unser Gehirn seine Fähigkeiten erweitern, Brain Fog bekämpfen und schneller und schärfer denken kann.

Sie können Ihr Gehirn verändern

Neuroplastizität ist entscheidend für Lernen und Erinnern.

Es braucht drei bis vier Jahre, um das »Wissen« zu erlangen, das man für die Zulassung als Taxifahrer in London benötigt. Die Tatsache, dass man die Verläufe von 25 000 Straßen und den schnellsten Weg von A nach B kennt, ist ein grandioser Lernerfolg, der die menschliche Fähigkeit zeigt, den Stadtplan einer komplexen Metropole zu verinnerlichen und darin navigieren zu können. Im Jahr 2000 begann die irische Psychologin Eleanor Maguire mit einer Reihe aufschlussreicher Studien, bei denen sie die Hippocampi von zugelassenen Londoner Taxifahrern untersuchte. Der Hippocampus ermöglicht unter anderem unsere räumliche Orientierung und erlaubt es uns so, uns in der Welt zurechtzufinden, egal ob wir die Kinder zur Schule bringen, zur Arbeit laufen, den richtigen Hörsaal suchen oder uns an den schnellsten Weg zum Flughafen erinnern, damit wir unseren Flug nicht verpassen.

Die Hippocampi bei Vögeln, die um des Überlebens willen wissen müssen, wo sie Nahrung gelagert haben, sind im Vergleich zur Gesamtgröße ihres Gehirns größer. Bei manchen Vogelarten vergrößern sich die Hippocampi sogar saisonal, das heißt in der Zeit, in der die Vögel stärker auf ihr räumliches Gedächtnis angewiesen sind (wenn sie sich öfter erinnern müssen, wo sie Nahrung finden oder gelagert haben).

Maguires erste Studie zeigte, dass in den Hippocampi der Taxifahrer mehr graue Substanz vorhanden ist als in den Hippocampi der Kontrollgruppe, die keine Taxifahrer umfasste. Da die graue Substanz aus Hirnzellen besteht und die weiße Substanz die Verbindungen zwischen diesen Zellen anzeigt, könnte man vereinfacht sagen: In den Hippocampi der Taxifahrer fanden sich mehr Hirnzellen. Die Studie ergab auch, dass die graue Substanz im Laufe der Jahre weiter anwuchs. Maguire spekulierte, dass sich diese Unterschiede ergeben, weil Taxifahrer die räumliche Vorstellung des Londoner Straßennetzes benutzen und immer wieder aktualisieren. Trotzdem konnte Maguire nie ausschließen, dass Fahrpraxis, Stress und die Möglichkeit von bereits vorher bestehenden anatomischen Unterschieden die Differenzen in den Hirnstrukturen verursacht haben können.

Maguire und ihr Team führten deshalb weitere Studien durch, bei denen sie ausgebildete Taxifahrer mit Busfahrern verglichen. Sie begleiteten außerdem Taxifahrer in der Ausbildung über einen längeren Zeitraum. Ihr Team scannte die Gehirne von Busfahrern, die entlang festgelegter Routen durch London fahren, und stellte fest, dass ihre Hippocampi nicht mehr graue Substanz enthalten als jene der Kontrollgruppe von Nicht-Busfahrern. Anschließend verglich es Busfahrer mit Taxifahrern, die über die gleiche Fahrpraxis verfügten und deren

Stresslevel ähnlich hoch war. Im hinteren Bereich der Hippocampi der Taxifahrer fand sich mehr graue Substanz als in denen der Busfahrer, sodass die Forscher annahmen, dass das räumliche Wissen der Grund für diesen Unterschied war und nicht Stress oder Fahrpraxis.

Maguires Team führte auch eine Studie durch, bei der es die Gehirne und Erinnerungen von Auszubildenden vor und nach der vierjährigen Ausbildung untersuchte. Für die Zulassung müssen die zukünftigen Taxifahrer eine Reihe anspruchsvoller Prüfungen absolvieren, bei denen ihr räumliches Gedächtnis abgefragt wird, und zwar in einem Radius von rund zehn Kilometern um den Bahnhof Charing Cross. Maguire fand heraus, dass bei den erfolgreichen Prüflingen die graue Substanz im hinteren Teil ihres Hippocampus selektiv zunahm. Auch ihr Gedächtnisspeicher veränderte sich. Die Fahrer, die nicht bestanden, wiesen hingegen wie die Kontrollgruppe keinerlei strukturelle Veränderungen im Gehirn auf. Somit zeigt die Studie anhand von Erwachsenen mit einem durchschnittlichen IQ, die sich in der realen Welt zurechtfinden müssen, dass Lernen unser Gehirn formen kann, genauso wie Training unsere Muskeln formt.

Der Begründer der Neurowissenschaft, Santiago Ramón y Cajal, sagte einmal: »Man könnte die Hirnrinde als Garten bezeichnen, in dem unzählige Bäume stehen – die Pyramidenzellen –, die dank intelligenter Anpflanzung ihre Zweige vermehren und ihre Wurzeln tiefer in den Grund wachsen lassen können, um immer vielfältigere und hochwertigere Blüten und Früchte hervorzubringen.« Betrachten Sie also Ihr Hirn als einen großen Wald, in dem 86 Milliarden neuronale Bäume stehen. Während jeder neuronale Baum über dieselbe Grundstruktur verfügt – Zellkörper (Kontrollzentrale), Dendriten (Empfänger) und Axone (Kommunikationskabel) –, treten die Neuronen wie Bäume in verschiedenen Varianten auf.

Im Amazonas-Regenwald gibt es schätzungsweise 16 000 verschiedene Baumarten. Es handelt sich dabei um den größten Regenwald der Welt, der vierzig Prozent von Südamerika bedeckt und etwa 390 Milliarden Bäume umfasst. Bis heute wurden Hunderte verschiedene Arten von Neuronen bestimmt. Ebenso wie sich Bäume im Wind biegen und zur Sonne wachsen, passt sich das menschliche Gehirn im Laufe des Lebens den äußeren Gegebenheiten an. Obgleich sich das Hirn im Alter immer weniger verändert, bleibt es doch nicht statisch, was bedeutet, dass Neuronen bis zu unserem Tod noch immer neu gebildet werden können.

Unser Gehirn hat sogar seinen eigenen Dünger, den Wachstumsfaktor BDNF (brain-derived *neurotropic factor*), der bereits in früheren Kapiteln erwähnt wurde. Dieser verbessert die neuronale Funktion, schützt Zellen vor Stress und Zellsterben und fördert das Wachstum neuer Neuronen, genauso wie ein Dünger Pflanzen hilft zu wachsen. BDNF ist essentiell für das Lernen. Die gute Nachricht lautet: Aerobes Training steht im Zusammenhang mit einer höheren BDNF-Konzentration und einer gesteigerten kognitiven Funktion.

Wie wächst der Garten in unserem Gehirn?

1949 beobachtete der kanadische Psychologe Donald Hebb, dass benachbarte Neuronen gleichzeitig und gemeinsam als ein Netzwerk aktiv werden, ähnlich wie Muskelfasern, die zusammenarbeiten. Er vermutete, dass dieses gemeinsame Wirken letztendlich zu einer andauernden, stärkeren Kommunikation zwischen den Neuronen dieses Netzwerks führen würde: »Befindet sich ein Axon der Zelle A nahe genug an Zelle B, um Letztere zu aktivieren oder konsistent zu stimulieren, dann finden in einer oder beiden Zellen Wachstum oder metabolische Veränderungen statt, sodass die Effizienz von Zelle A, die wiederum Zelle B antreibt, erhöht wird.«

Das bedeutet: Kommunizieren Hirnzellen regelmäßig miteinander, so wird die Verbindung zwischen ihnen stärker und effizienter. Reisen Signale immer wieder entlang derselben Pfade, erhöht sich ihre Effizienz sowie die Geschwindigkeit, mit welcher sie Informationen übermitteln. So etwas Ähnliches passiert, wenn Sportler regelmäßig Krafttraining machen – wieder und wieder sendet das Gehirn Signale zu den Muskeln, und es entstehen feste Pfade. Wenn das geschieht, prägen sich die Abläufe und Techniken der Übungen ein, die Bewegungen automatisieren sich zunehmend, und der Athlet braucht sich nicht länger intensiv zu konzentrieren, auch wenn ihm anfangs die Bewegungen schwerfielen.

Nutzen Sie neue Erfahrungen

In den 1940er-Jahren nahm Donald Hebb einige seiner Laborratten mit nach Hause und gab sie seinen Kindern, damit sie mit ihnen wie mit Haustieren spielen konnten. Eine fragwürdige Entscheidung, aber darum soll es an dieser Stelle nicht gehen. Mehrere Wochen später verglich er die Leistung der Ratten mithilfe von Problemlösungstests und stellte fest, dass die »Haustierratten« den »Laborratten« überlegen waren. Er interpretierte dieses Ergebnis dahingehend, dass frühe, bereichernde Erfahrungen einen starken und permanenten Effekt auf Hirnentwicklung und -funktion haben können. Hebb sagte dazu: »Je reicher die Erfahrungen der Haustier-Gruppe [...], desto besser konnten sie im Alter von neuen Erfahrungen profitieren.«

Auch wenn Hebb mit seiner Annahme, Erinnerungen würden geformt, wenn synaptische Verbindungen gefestigt werden, seiner Zeit voraus war, so war er nicht der Erste, der auf diese Idee kam. 1780 untersuchten der Naturforscher Charles Bonnet und der Chirurg Michele Vincenzo Malacarne die These, dass mentales Training Hirnwachstum auslösen könne, mithilfe von Hunden und Vögeln, indem sie jeweils ein Tier eines Paares trainierten. Post mortem fanden die Forscher mehr Falten in den Kleinhirnen der trainierten Tiere als bei den nicht trainierten Tieren. Das Kleinhirn oder Zerebellum (das tennisballgroße Stück hinten am Hirn) ist entscheidend für das Erlernen motorischer Fertigkeiten, für das Anpassen und Feinjustieren von akkurateren Bewegungen durch Versuch und Irrtum, was ein Hund etwa lernt, wenn er eine Frisbee-Scheibe fangen soll, oder ein Mensch, wenn er den Baseball treffen, den Tennisball zurückschlagen, den Fußball schießen, den Rugbyball fangen oder den Basketball in den Korb werfen oder wenn er einen bestimmten Tanzstil neu erlernen möchte.

Vergleicht man die Gehirne von gesunden Probanden mit denen von Menschen, die im Karate den schwarzen Gürtel haben und nach jahrelangem Training schnelle und komplexe Bewegungen auszuführen imstande sind, dann haben Letztere signifikant mehr Kommunikationskabel (weiße Substanz) im

Kleinhirn und im motorischen Kortex als die Kontrollgruppe. Da bei dieser Art Studie nur die Gehirne zu einem festen Zeitpunkt verglichen wurden, lässt sich nicht sicher sagen, dass die Unterschiede direkt auf das Karatetraining zurückzuführen sind. Möglicherweise wurden die Profis mit der entsprechenden Veranlagung geboren, jene motorischen Fertigkeiten schneller und einfacher als andere zu erlernen. Um zu bestätigen, dass die Unterschiede im Kleinhirn wirklich auf das Karatetraining zurückzuführen sind, müsste man die Gehirne von Profis und Kontrollgruppe zu mehreren Zeitpunkten scannen. Studien, die Menschen beim Erlernen von Jonglieren begleiteten, zeigten, dass dieses Training zu einer erhöhten Anzahl von Hirnzellen (graue Substanz) in einer Hirnregion führte, in der sensorische Neuronen für Bewegung zuständig sind, sowie zu einer erhöhten Anzahl von Kommunikationskabeln (weiße Substanz) in einer Hirnregion, die entscheidend ist für die Koordination von Arm- und Augenbewegungen.

So faszinierend Neuroplastizität auch ist, manchmal kann sie fehlangepasst sein. Andauernder Schmerz wie in Kapitel 5 beschrieben kann dazu führen, dass sich die Schaltkreise neu organisieren, die an der Verarbeitung und Übermittlung von Schmerzreizen an das Gehirn beteiligt sind. Diese Veränderungen halten auch noch an, nachdem die Ursache der Schmerzen beseitigt ist, führen zu chronischen Schmerzen und stehen in Verbindung mit Brain Fog. Drogen und verschreibungspflichtige Medikamente können die Systeme in unserem Gehirn stören, die zuständig sind für Belohnung, Motivation, Gewohnheiten, Furcht, Angst und Emotion, und so zu Heißhungerattacken, Zwangs- und Suchtverhalten führen.

Zusammengefasst: Um Neuroplastizität auszunutzen und

Brain Fog zu besiegen, sollten Sie erstens Ihr Gehirn regelmäßig herausfordern und zweitens neue Dinge ausprobieren und erleben.

Trainieren Sie Ihr Gehirn

Neue Erfahrungen zu machen, neue Leute kennenzulernen und sich in neuen Situationen zurechtzufinden ist eine sehr gute Methode, um die Neuroplastizität unseres Gehirns voll auszuschöpfen und die Verbindungen zwischen den Hirnzellen zu festigen. Man muss deshalb nichts Weltbewegendes tun: Unser Gehirn profitiert, sobald etwas Neues passiert, weshalb wir uns bewusst bemühen sollten, in vielen Lebensbereichen etwas zum ersten Mal zu machen. Das kann etwas ganz Einfaches sein, wie einen neuen Musikstil anzuhören oder ein Buch eines für Sie neuen Buchgenres zu lesen oder einen Abschnitt der Zeitung zu lesen, den man sonst nie liest. Hören Sie einen anderen Radiosender als üblich, oder lesen Sie etwas über Kulturen oder Standpunkte, die Ihnen bis dato nicht bekannt waren. Probieren Sie ein neues Restaurant aus oder bestellen Sie etwas Neues von der Speisekarte in Ihrem Lieblingslokal – am besten etwas, das Sie noch nie zuvor gegessen haben. Schlagen Sie eine neue Route auf dem Weg zu Ihrer Arbeit ein. Ändern Sie Ihre Joggingstrecke. Fangen Sie mit einer neuen Sportart an, erlernen Sie ein neues Handwerk oder neue Techniken bei Ihren Lieblingshobbys oder künstlerischen Betätigungen. Besuchen Sie neue Orte, machen Sie Gelegenheiten ausfindig, neue Leute kennenzulernen, werden Sie zum Touristen in Ihrer eigenen Stadt. Die Gelegenheiten sind unendlich – Ihrer Fantasie sind keine Grenzen gesetzt.

Vergessen Sie nicht: Die Neuronen in unserem Gehirn brauchen Herausforderungen, um sich effektiv neu zu organisieren. Engagieren wir uns durch mental anspruchsvolle Aktivitäten, dann fördert das die Verbindungen zwischen den Hirnzellen und somit vor allem die Neuroplastizität. Routinemäßige Aktivitäten fordern das Gehirn nicht heraus, wir müssen uns schon bemühen, teils an unsere Grenzen gehen, etwas Neues ausprobieren oder erlernen. Wenn wir das erste Mal ein Kreuzworträtsel lösen, lernen wir etwas Neues, wodurch unser Hirn profitiert. Sobald wir aber jeden Tag ein Kreuzworträtsel lösen, es also zur Routine wird, sind die Effekte davon sehr gering. Sie müssen die Latte schon höher legen, wenn Sie Neuroplastizität fördern möchten. So könnten Sie sich ein schwierigeres Kreuzworträtsel vornehmen oder sich für das Lösen ein Zeitlimit setzen. Sie müssen sich schon etwas strecken und sich aus Ihrer Komfortzone und Ihrem Alltagstrott herausbewegen, um Neuroplastizität zu fördern und Ihr Gehirn zu stärken. Nehmen Sie die Herausforderung an und heben Sie Ihr Hobby auf das nächsthöhere Level: Kochen oder backen Sie nach anspruchsvolleren Rezepten, lernen Sie eine neue handwerkliche Fertigkeit oder Technik, spielen Sie neue Musikstücke oder lösen Sie komplexere Sudokus.

Fordern wir unser Hirn heraus, wirkt sich das auch positiv auf unsere Stimmung aus. Dopaminneuronen im Gehirn werden aktiviert, wenn etwas Gutes unerwartet passiert. Die Freude, die wir empfinden, wenn wir eine aufwendige Torte gebacken haben, wenn wir es schaffen, auf dem Surfbrett stehen zu bleiben, ein neues Stück auf dem Klavier beherrschen oder unsere Führerscheinprüfung bestehen, führt dazu, dass Dopamin ausgeschüttet wird, wir uns gut fühlen und positiver gestimmt und weniger deprimiert sind. Wenn Sie eine neue Herausforderung suchen, dann entscheiden Sie entsprechend Ihren derzeitigen Fähigkeiten und nicht anhand Ihrer Fähigkeiten vor dem Brain Fog. Überschreiten Sie nur ein wenig die Grenze Ihrer Komfortzone. Ihre Ziele sollten realistisch und erreichbar sein. Greifen Sie nicht nach den Sternen, bleiben Sie am Boden und arbeiteten Sie sich Schritt für Schritt vor.

Bei einer Belohnung, wie etwa leckerem Essen oder schöner Musik, wird Dopamin ausgeschüttet, ebenso wenn wir eine Herausforderung meistern. Dopamin informiert unser Gehirn darüber, dass wir von einer bestimmten Erfahrung mehr wollen. Das kann dabei helfen, unsere Verhaltensweisen dahingehend zu verändern, dass wir mehr solcher Belohnungen erhalten und unsere Ziele erreichen wollen.

Das Ziel künstlicher Intelligenz (KI) ist das Schaffen intelligenter künstlicher Systeme, die unabhängig funktionieren können, wie das menschliche Gehirn. Letzteres benutzt Neuronen und Netzwerke, um neue Dinge zu lernen. Wir Menschen können uns an die Vergangenheit erinnern. Wir benutzen Daten vergangener Erfahrungen, um Modelle der Welt zu erschaffen und Vorhersagen zu treffen. Das Gehirn greift in den aktuellen Status der Welt ein, indem es in der Vergangenheit erlernte Dinge mit den über die Sinne wahrgenommenen Reizen, die neue Informationen über die Welt um uns herum liefern, kombiniert. So können wir in unserer Umgebung funktionieren und laufen beispielsweise nicht gegen den Schreibtisch in unserem Büro.

Decken sich die neu einströmenden Informationen nicht

mit dem anhand von Erfahrungen aus der Vergangenheit geschaffenen Modell, wird sich die Vorhersage des Gehirns als falsch entpuppen. Dieser Fehler sorgt für neues Erlernen, weil das Gehirn sein internes Modell mit den neuen Sinneswahrnehmungen aktualisieren muss, damit wir uns effizient und sicher in unserer Welt bewegen können. Verschiebt jemand die Büromöbel, sodass wir nicht mehr den gewohnheitsmäßigen Weg vom Schreibtisch zur Kaffeemaschine gehen können, dann lernt unser Gehirn etwas Neues, aktualisiert das bestehende Modell, indem es neue Muster erkennt und diese durch Versuch und Irrtum erprobt. Je mehr Informationen es bezüglich unserer Umgebung vorliegen hat, desto besser kann das Gehirn die verschiedenen Erfahrungen miteinander vergleichen und die Wahrscheinlichkeit verschiedener Szenarien vorhersagen. Deshalb sind Neuerungen so wichtig für uns – jede neue Erfahrung liefert unserem Gehirn neue Informationen, mit deren Hilfe es das interne Modell aktualisieren und anschließend genauere Vorhersagen über die Welt treffen kann.

Da die Struktur der sensorischen Informationen vorhersehbar ist, muss unser Gehirn den Dingen, die es vorhersehen kann, weniger Ressourcen widmen. Das erspart es dem Gehirn, jedes Detail einer visuellen und auditiven Information zu verarbeiten und im Gedächtnis zu speichern. Somit geht es effizient mit seinen Ressourcen um, was uns zugutekommt. Denken Sie einmal zurück an Ihre ersten Fahrstunden. Anfangs kostete es unglaublich viel Kraft und Energie, all die neuen Dinge zu lernen und gleichzeitig die sensorischen Informationen zu verarbeiten (andere Verkehrsteilnehmer, Ampeln, Straßenschilder, Straßenmarkierungen). Das kann Angstgefühle hervorrufen und beispielsweise zu Schweißausbrüchen führen. Aber je öfter Sie fuhren, je mehr Fehler Sie machten, desto mehr Daten lieferten Sie Ihrem Gehirn, mithilfe derer es sein Konzept des Fahrens aktualisieren und sicherere Vorhersagen treffen konnte, die sich mit der Zeit in einem entspannten, sicheren Fahrstil niederschlugen. So konnten Sie nach einer gewissen Zeit unversehrt zu Ihrem Ziel fahren, ohne sich kognitiv erschöpft zu fühlen. Je mehr Fahrerfahrung wir haben, je unterschiedlicher Wetter, Straßenqualität und Verkehrslage sind, desto präziser werden die Vorhersagen unseres Gehirns und desto besser fahren wir.

Paradoxerweise treibt das Bedürfnis nach Planbarkeit unser Gehirn dazu, Neues zu suchen. Unser Belohnungssystem spricht am meisten auf Neues und Unvorhersehbares an, da es das innere Modell des Gehirns weiterentwickelt. Durch die Belohnungen neuer Ereignisse begreifen wir unsere Umgebung besser. Ein neues Ereignis sorgt zudem dafür, dass das Gehirn Noradrenalin ausschüttet, das die Bildung neuer Hirnverbindungen unterstützt.

Lernen ist eine wirksame Droge, die das Gehirn verändert, indem sie neue Gehirnzellen hervorbringt, die Netzwerke im Gehirn erweitert und neue Pfade eröffnet, die unser Gehirn nutzen kann, um Schäden zu kompensieren. Lebenslanges Lernen hat vielerlei Vorteile zur Folge, unter anderem eine stärkere mentale und soziale Aktivität und eine höhere Lebensqualität sowie Wohlbefinden. Es dient zudem unserer Gehirngesundheit. Das menschliche Gehirn ist auf Lernen und Veränderungen ausgerichtet, damit wir uns einer sich stets wandelnden Welt anpassen können. Unser Gehirn verleiht uns die Fähigkeit, morgen das zu tun, was wir heute nicht tun konnten. Lernen ist nicht nur etwas für junge Menschen, sondern für jeden.

Lernen ist Leben, und Leben ist Lernen. Und: Lernen muss nicht akademisch sein, kann es aber sein.

Für das Gehirn gilt: *Use it or lose it* – was wir nicht nutzen, geht verloren. Vernachlässigen wir mentale Aktivitäten, so kann das zu Hirnatrophie und zum Verlust kognitiver Funktionen führen. Ungenutzte Neuronen nehmen Schaden und sterben, nicht aktivierte Verzweigungen in unserem Gehirn verkümmern, während regelmäßig geforderte Verbindungen gestärkt werden. Ein fittes, gesundes, dicht und gut vernetztes Gehirn ist die beste Verteidigung gegen Brain Fog.

Praktische Tipps, wie Sie Ihr Gehirn trainieren können

Wann haben Sie zum letzten Mal eine neue Erfahrung gemacht oder bewusst eine Herausforderung angenommen (und sich nicht nur herausgefordert gefühlt)? Machen wir es uns immer leicht und kommen nicht mehr aus dem Trott heraus, dann ist unser Gehirn nicht mehr an Veränderungen oder Herausforderungen gewöhnt. Kommt Ihnen das bekannt vor? Kann es sein, dass Ihr Gehirn so unterfordert ist, dass Sie sich bei tatsächlichen Herausforderungen sofort überfordert fühlen?

1. Finden Sie die Freude am Lernen wieder

Genau wie Kinder treibt uns Neugier an. Wir stellen Fragen, und wenn die Antwort unsere Neugier nicht stillt, fragen wir immer weiter. Wir interagieren mit der Welt und gebrauchen dabei all unsere Sinne. Wir versuchen, Dinge allein herauszufinden. Wenn wir etwas Neues sehen, wollen wir es gleich ausprobieren. Leider geht im Laufe des Lebens oft die Freude am Lernen und Entdecken verloren, wenn wir auswendig lernen oder uns auf Tests und Prüfungen vorbereiten müssen. Infolgedessen assoziieren wir Lernen häufig mit negativen Emotionen, wie unangenehmer Stress, Scheitern oder sogar Langeweile. Wenn wir in akademischer Hinsicht erfolgreich sind, dann entspringt unsere Zufriedenheit der Belohnung in Form von akademischen Graden, Qualifikationen, Auszeichnungen oder Beförderungen und nicht der Freude am Lernen.

Wenn Sie diese wahre, ursprüngliche Freude am Lernen verloren haben, dann ist es wahrscheinlich an der Zeit, Ihre Neugier erneut zu entfachen. Schreiben Sie auf eine Liste all die Dinge, die Sie schon immer fasziniert haben, und nehmen Sie sich fest vor, mehr darüber zu erfahren. Seien Sie neugierig und entdecken Sie die Welt, in der Sie leben. Versuchen Sie, die Welt durch die Augen eines Kleinkindes oder eines Außerirdischen zu sehen. Nehmen Sie sich die Zeit, darüber zu staunen, wie Dinge funktionieren, oder zu hinterfragen, warum wir bestimmte Sachen so machen, wie wir sie machen. Gehen Sie Ihren Fragen und Fragen von anderen nach. Finden Sie Antworten in Büchern, Podcasts oder über Google. Lassen Sie sich von Alltäglichem verzaubern. Vermeiden Sie zynisches Achselzucken und Antworten wie »Von mir aus« oder »Was soll's«. Überprüfen Sie, ob Ihre Annahmen stimmen. Beschränken Sie Ihre Welt nicht nur auf das Ihnen Bekannte. Gönnen Sie sich den Luxus, Unbekanntes zu entdecken. Erweitern Sie Ihre Interessen. Nehmen Sie nicht einfach an, Ihre Sichtweise oder Ihr Weltbild seien korrekt, hinterfragen Sie diese, informieren Sie sich und entwickeln Sie sich weiter. Seien Sie neugierig gegenüber anderen Sichtweisen, Weltbildern und Kulturen. Lassen Sie sich von der Welt und den Menschen um Sie herum bezaubern und begeistern.

LEBENSLANGES LERNEN

Verpflichten Sie sich zu lebenslangem Lernen. Sie wissen ja, dass Neuroplastizität die Fähigkeit des Gehirns ist, sich durch Lernen zu verändern. Das kann formell oder informell stattfinden, online oder als Präsenzveranstaltung, aus Gründen der persönlichen Erfüllung oder um des beruflichen Erfolgs willen. Wenn Sie etwas erlernen, das Sie interessiert und Ihnen Spaß macht, sind Ihre Erfolgsaussichten besser. Ich persönlich kann es nur empfehlen, noch einmal zu studieren. Natürlich ist mir klar, dass die Rückkehr zu einem Vollzeitstudium für die meisten Menschen aus finanziellen oder zeitlichen Gründen keine Option ist, aber es gibt so viele Möglichkeiten – viele davon gratis.

Auch online finden sich zahlreiche kostenfreie Kurse, darunter Hunderte von MOOCs (*Massive Open Online Courses*) von verschiedenen Institutionen. Das Angebot deckt alle Interessen und Geschmäcke ab: Sprachen, Literatur, Politik, Wirtschaft, Kultur, Wissenschaft, Psychologie, Natur, Geschichte, bildende Kunst, Technik, Programmieren und vieles mehr. Viele MOOCs sind Lernplattform und soziales Medium in einem, denn dort lernt man, indem man miteinander spricht; die Teilnehmer eines Kurses kommunizieren untereinander und mit dem Kursleiter über Online-Foren. Die Online-Kurse, für die man oft nicht allzu viel Zeit investieren muss (zwei bis drei Stunden pro Woche), haben die verschiedensten Formen: Videos, Textdateien, Quiz usw. Ganz egal, ob Sie beim Lesen auf ein Thema stoßen, das Sie interessiert, ob Sie an einem Abendkurs teilnehmen, einen Lesezirkel oder einen Geschichtsverein aufsuchen oder noch einmal studieren – lassen Sie sich unbedingt auf dieses lebenslange Lernen ein. Es wird Ihnen Freude bringen, und Ihr Gehirn wird immens davon profitieren.

2. Sorgen Sie für Herausforderungen

Hier liegt die Kunst darin, Herausforderungen zu finden, die Sie nur ein Stück weit aus Ihrer Komfortzone locken, Sie aber nicht zu weit hinauskatapultieren. Das richtige Maß variiert von Mensch zu Mensch. Besser klappt diese Herausforderung, wenn Sie sich etwas aussuchen, das Sie gern tun, oder wenn es dabei um ein Ziel geht, das Sie unbedingt erreichen wollen. Sie können auch einfach eine neue Aktivität aufnehmen, die Ihre Denkweise herausfordert.

Wenn Sie allerdings schon eine kognitiv stimulierende Aktivität ausüben, warum wagen Sie sich dann nicht einen Schritt weiter? Spielen Sie etwa ein Musikinstrument, so versuchen Sie sich einmal an einem schwierigeren Stück, das Sie an die Grenzen Ihrer musikalischen Fähigkeiten bringt, treten Sie bei einem Konzert auf oder denken Sie über das Erlernen eines weiteren Instruments nach. Nach diesem Prinzip können Sie auch bei allen anderen Fertigkeiten, Aktivitäten, Künsten, kreativen Ambitionen, Sportarten, Hobbys, Freizeitbeschäftigungen oder intellektuellen Aktivitäten vorgehen.

Inzwischen sind Spiele zum Thema Gehirnjogging oder Gehirntraining ein großes Thema. Deshalb sei an dieser Stelle ein offener Brief von 75 Wissenschaftlern aus dem Jahr 2014 erwähnt, der sich mit der Gehirnjogging-Industrie beschäftigt. Darin erklärten sie, dass, auch wenn einige Gehirntrainingsprogramme statistisch signifikante Verbesserungen der jeweils trainierten Fähigkeiten bewirken, die Versprechungen und die Werbung der Hersteller von vielen Gehirntrainingsprogrammen und -spielen übertrieben und bisweilen irreführend sind. Das heißt nicht, dass sie nicht irgendwann in der Zukunft Effekte zeigen, sondern lediglich, dass es noch weiterer Forschung auf diesem Gebiet bedarf und dass die Ergebnisse durch unabhängige Forscher, die keine finanziellen Interessen an den entsprechenden Produkten haben, verifiziert werden müssen.

Natürlich kann jeder von uns sein Gehirn ohne derart kommerzielle Spiele oder Programme trainieren. Jede neue Erfahrung, die mentale Anstrengungen erfordert, führt zu Veränderungen im neuralen System, die schließlich das Erlangen der neuen Fähigkeit unterstützen. Deshalb führen Computerspiele zu Veränderungen, doch diese vollziehen sich auch bei jeder anderen neuen, mental stimulierenden Aktivität, etwa wenn man eine neue Sprache oder ein neues Instrument lernt, sich mit Fotografie oder Innenarchitektur beschäftigt oder man sich, etwa im Urlaub, in einer neuen Stadt zurechtfinden muss. Der erwähnte offene Brief der Wissenschaftler spiegelt meine Ansicht wider, dass die Zeit, die wir mit Computer- oder Videospielen verbringen, Zeit ist, die wir eben nicht mit anderen Aktivitäten wie sozialer Interaktion, Sport oder Lesen verbringen, die wiederum unsere körperliche, mentale und zerebrale Gesundheit fördern.

Trainieren Sie Ihren Körper

Körperliche Betätigung ist einer der wichtigsten Faktoren, wenn es um die Verbesserung von Gehirngesundheit und -funktionen geht. Es gibt kein Zaubermittel, um unsere Gedächtnisleistung ad hoc zu steigern, aber regelmäßige körperliche Betätigung wie Wandern oder ein energischer Fußmarsch kann unser Gehirn fördern und nähren. Gleiches gilt für Tanzen, Gartenarbeit oder Arbeiten im Haushalt, denn jede Form der körperlichen Betätigung wirkt sich sofort positiv auf Funktionen und Struktur unseres Gehirns aus. Ein sesshaftes, bewegungsarmes Leben hingegen ohne körperliche Aktivität beeinträchtigt irgendwann unsere Gehirnfunktionen.

Das Gehirn ist das Organ im Körper, das am meisten Energie benötigt. Auch wenn es, betrachtet man sein Gewicht, nur zwei Prozent unseres gesamten Körpergewichts ausmacht, verbraucht es täglich 20 bis 25 Prozent unserer Körperenergie. Es braucht sechs Kalorien, um eine Milliarde Neuronen zu steuern. Dies entspricht 516 Kalorien von den täglich aufgenommenen Kalorien, die somit nur dafür eingesetzt werden, unsere 86 Milliarden Neuronen am Laufen zu halten. Unser Gehirn verbraucht große Mengen an Sauerstoff und Nährstoffen und muss permanent über die Bedürfnisse und verfügbaren Ressourcen unseres Körpers in Kenntnis gesetzt werden. Es ist auf ein breites, neuronales Netzwerk angewiesen, um diese Informationen zu erhalten. Unsere Fähigkeit, zu lernen, zu denken und sich zu erinnern, ist eng verknüpft mit unserem Blutzuckerspiegel und der Fähigkeit unseres Gehirns, diese Energiequelle effizient zu nutzen.

Wie zuvor in diesem Kapitel erwähnt, braucht man ein wirklich gesundes Herz-Kreislauf-System, um Körper und Gehirn mit ausreichend Sauerstoff und Nährstoffen zu versorgen und so alle Funktionen zu gewährleisten. Körperliche Aktivität ist gut für die Gehirnfunktionen, denn sie hilft, den Blutfluss und die Versorgung des Gehirns mit Sauerstoff und Nährstoffen aufrechtzuerhalten. Wird die Versorgung mit Sauerstoff für einige Minuten unterbrochen, stirbt das Gehirn. Treiben wir Sport, transportiert das Blut, das ins Gehirn fließt, zusätzlichen Sauerstoff und Nährstoffe zu den Neuronen, wodurch wiederum die Bildung neuer Hirnzellen angeregt wird. Zudem reduziert körperliche Betätigung das Risiko von Herz-Kreislauf-Erkrankungen und Schlaganfällen, die zu Brain Fog und schweren kognitiven Beeinträchtigungen führen können.

Wahrscheinlich kennen Sie die offiziellen Empfehlungen, man solle pro Woche fünfmal dreißig Minuten lang eine moderate körperliche Aktivität ausüben. Bedenken Sie aber: Diese Empfehlungen beziehen sich auf die Bewegung in der Freizeit. Das heißt, sie gelten zusätzlich zu der körperlichen Bewegung, die Teil Ihres Alltags ist. Höhere Aktivitätslevel bedeuten größere Gesundheitsvorteile. Die zuvor erwähnten Untersuchungen zu den Vorteilen sowohl von aerobem Training als auch von Resistenztraining basierten auf mindestens 45 bis 60 Minuten moderater Aktivität an möglichst jedem Tag. Körperliche Aktivität reduziert auch die Effekte von Giftstoffen, denen man ausgesetzt ist, auf das Gehirn und das Risiko von Übergewicht und Typ-2-Diabetes – beides Erkrankungen, die im Zusammenhang mit Brain Fog stehen.

Sie müssen nicht immer gleich laufen oder ins Fitnessstudio gehen. Suchen Sie andere Möglichkeiten, wie Sie körperliche Betätigung in Ihren Alltag integrieren können. Arbeiten im Haushalt zählen als moderate körperliche Aktivität, machen Sie diese mit Begeisterung. Drehen Sie die Musik auf, wenn Sie das Essen kochen oder putzen. Legen Sie Ihr Lieblingslied auf und tanzen Sie in Küche, Schlafzimmer oder Arbeitszimmer.

Körperliche Aktivität verändert das Gehirn, im wahrsten Sinne des Wortes. Anscheinend verstärkt sie nämlich die Verknüpfungen im Gehirn, indem die Ausschüttung des Wachstumsfaktors BDNF angeregt wird. Zudem stärkt sie die Gehirnzellen und unterstützt das Wachstum neuer Zellen, was in gewisser Weise auch erklärt, warum unser Gehirn im Alter weniger schrumpft, wenn wir körperlich aktiv bleiben.

Körperliche Aktivität macht unser Gehirn zudem plastischer. Das bedeutet, dass unsere Hirnregionen (wie Hippocampus und präfrontaler Kortex) der Herausforderung des Lernens besser gerecht werden und Gedächtnis, Konzentration und Geschwindigkeit, mit der wir Informationen verarbeiten, sich steigern.

Bewegung hilft auch dabei, dass die Verknüpfungen zwischen den Neuronen in unserem Gehirn besser funktionieren. Sind emotionales Zentrum (Amygdala) und Kontrollzentrum (präfrontaler Kortex) stark miteinander verknüpft, dann ist es für uns leichter, ein gesundes Körpergewicht zu halten. Denn durch die stärkeren Verbindungen bekommen wir eine bessere Kontrolle über unsere Impulse und Gefühle, wozu natürlich auch unsere Impulse und Gelüste in Bezug auf Essen zählen. Selbstverständlich hilft Bewegung auch in Sachen Gewicht, denn dabei verbrennen wir auch Fett. Diese Vorteile können Sie spielend nutzen, indem Sie einfach aktiv mit Ihren Kindern, Enkelkindern, Nichten oder Neffen spielen.

Das Ausüben einer aktiven Sportart kann körperliche Betätigung reizvoller machen, der Wettkampfgedanke das Gefühl einer Belohnung verstärken. Wenn Sie einen Teamsport praktizieren, dann sind Sie zugleich sozial und verbringen Zeit mit anderen. Suchen Sie sich einen Partner für Tennis oder Golf; Sport gemeinsam mit Freunden zu treiben steigert meistens die Freude daran. Und so bleibt man auch länger am Ball.

Immer mehr Studien legen nahe, dass körperliche Betätigung in Kombination mit kognitiven Ansprüchen mehr Vorteile bringt als Betätigung, die keinerlei kognitive Ansprüche an uns stellt. Untersuchungen mit Mäusen zeigen: Bewegung allein fördert das Wachstum von Neuronen im Hippocampus, doch die Kombination aus Bewegung und kognitiver Herausforderung in einem stimulierenden Umfeld sorgt für ein stärkeres Wachstum (mehr neue Neuronen) und auch für langlebigere Neuronen. Kombiniert man Sport mit kognitiven Herausforderungen, so wird mehr BDNF (Wachstumsfaktor) ausgeschüttet, als würden wir nur Sport allein treiben. Üben wir also sportliche Aktivitäten aus, die kognitive und aerobe Anforderungen kombinieren, so kommen wir in den Genuss dieser zusätzlichen Vorteile. Komplexe Tanz- oder Martial-Arts-Kombinationen bieten sich hier zum Beispiel an. Wenn ich bei Aerobic-, Tanz- oder Cross-Training-Kursen neue Kombinationen oder Schritte lerne, fühle ich mich stark kognitiv herausgefordert. Studien an Menschen zeigen: Cross-Country-Läufer von Universitäten, die ausgiebig in der freien Natur trainieren, verfügen über weitreichendere Verknüpfungen zwischen den einzelnen Hirnregionen, die an der exekutiven Funktion beteiligt sind, als ihre sesshaften Kommilitonen. Eine kognitive Herausforderung zu schaffen ist gar nicht schwer: Laufen Sie beispielsweise einfach draußen anstatt auf dem Laufband.

Sport sorgt für die Ausschüttung von Glückshormonen im Gehirn, den Endorphinen. Diese heben unsere Stimmung und reduzieren die Symptome von Depressionen, Angst und Stress – alle drei Faktoren, die Brain Fog hervorrufen oder verstärken können. Körperliche Aktivität kann auch einige der negativen Auswirkungen von chronischem Stress auf das Gehirn ausgleichen, denn sie senkt die Kortisolspiegel. Wenn Sie also Sport treiben oder sich regelmäßig bewegen, dann haben Sie mehr Energie für die Dinge, die Sie gern tun, zur Verfügung, nicht weniger. Das sollten Sie insbesondere bedenken, wenn Sie sich ständig erschöpft fühlen. Auch wenn es erst paradox erscheint: Bewegung hilft gegen die Erschöpfung. Sind wir aktiv, schlafen wir auch besser. Sport bringt unser Gehirn auf Trab, aber auch unseren Hintern.

Körperliche Aktivität ist überaus wichtig und wird Ihre Gehirnleistung merklich steigern, aber achten Sie ebenso auf ausreichend Ruhe und Erholung. Schlaf, Flüssigkeitszufuhr und Nahrungsaufnahme sind wichtige Aspekte der Regeneration. Wollen Sie mit Resistenztraining anfangen, wie Gewichtheben, dann empfiehlt es sich, langsam einzusteigen und mit einem erfahrenen Trainer zusammenzuarbeiten, um mögliche Schäden zu vermeiden. Trinken Sie ausreichend, um die ausgeschwitzte Flüssigkeit wieder zuzuführen, und essen und schlafen Sie gut, damit Ihre Energie- und Nährstoffspeicher wieder aufgefüllt werden. Werden Sie nicht zu ehrgeizig und vergessen Sie das Dehnen nicht. Wärmen Sie sich vor dem Training auf; machen Sie dynamische Dehnübungen vor dem Training und statische danach.

Tägliche Bewegung entsprechend den allgemeinen Empfehlungen mag gut für Hirn und Herz sein, doch das ist nur die halbe Miete, denn körperliche Untätigkeit und ein sehr bewegungsarmes Leben mit viel Sitzen stellen bereits Gesundheitsrisiken per se dar. Somit ist es zwar gut und schön, wenn wir eine halbe Stunde Sport pro Tag treiben, aber es ist ebenso wichtig, was wir den restlichen Tag über tun. Gehen Sie morgens eine Runde laufen und sitzen Sie dann den ganzen Tag vor dem Computer, ohne sich zu bewegen, oder gehen Sie nach Feierabend eine Stunde ins Fitnessstudio und liegen Sie anschließend den Rest des Abends vor dem Fernseher?

Den allgemeinen Empfehlungen für körperliche Betätigung nachzukommen reicht nicht aus. Sie müssen auch bedenken, wie viel Zeit Sie körperlich inaktiv sind, denn auch durch die vielen Stunden, die wir sitzend verbringen, erhöht sich unser Risiko für chronische Krankheiten, von denen einige in Verbindung mit Brain Fog stehen. Ein inaktiver, schlapper Körper führt zu einem inaktiven, schlappen Gehirn. Körperliche Untätigkeit steht im Zusammenhang mit Typ-2-Diabetes und Depressionen. Sie beschleunigt den Alterungsprozess, während körperliche Betätigung ihn verzögert. Die Entscheidung liegt bei Ihnen.

Wir müssen weniger sitzen. Längeres Sitzen verlangsamt unseren Metabolismus und schwächt die Fähigkeit des Körpers, den Blutdruck und den Blutzucker eigenständig zu regulieren und Körperfett abzubauen, was zu einem erhöhten Risiko für Herz-Kreislauf-Erkrankungen, Typ-2-Diabetes und Übergewicht führt. Auch wenn wir uns 150 Minuten pro Woche bewegen, birgt zu viel Sitzen noch immer gewisse Risiken. Zusätzlich zu den Stunden, in denen wir schlafen, verbringen wir durchschnittlich im Wachzustand pro Tag sieben Stunden sitzend oder liegend. Wie sieht es mit Ihrer »Sitzzeit« aus im Vergleich mit dem Durchschnitt? Den Großteil des Tages sitzen wir auf unserem Hintern vor dem Computer, am Schreibtisch, vor dem Fernseher, im Auto oder im Bus, in der Straßenbahn oder im Zug. Die Tendenz, zu Hause zu arbeiten, verschlimmert das alles noch, da nicht einmal mehr der Weg zur Arbeit für etwas Aktivität im Alltag sorgt.

Sitzt man als Kind bereits viel, bleiben diese Verhaltensmuster auch im Erwachsenenalter bestehen, weshalb es nicht nur wichtig ist, unsere eigenen Gewohnheiten zu ändern, sondern auch unsere Kinder und Enkelkinder dazu zu bringen, sich mehr zu bewegen und weniger zu sitzen. Erwachsene, die täglich nach eigenen Angaben mehr als vier Stunden vor einem Bildschirm sitzen, sind anfälliger für Herzinfarkte im Vergleich zu Erwachsenen, die täglich weniger als zwei Stunden vor einem Fernseher oder einem anderen Bildschirmmedium sitzen. Übergewichtige Menschen sitzen täglich zwei Stunden und 15 Minuten länger als schlanke Menschen. In der Vergangenheit aßen schlanke Menschen deutlich mehr als wir heute, aber sie verbrannten auch mehr Energie als wir, da sie sich mehr zu Fuß bewegten. Das ist keine komplizierte Wissenschaft. Wenn wir sitzen, verbrennen wir im Schnitt eine Kalorie pro Minute. Im Stehen sind es zwei Kalorien und vier, wenn wir gehen.

Sitzen wir also stundenlang an demselben Platz, dann reduzieren sich durch den Bewegungsmangel die Durchblutung unseres Gehirns sowie die Menge an Sauerstoff, die ins Gehirn transportiert wird. Folglich können wir uns schlechter konzentrieren. Hocken wir mit eingezogenen Schultern zusammengekauert am Schreibtisch, dann sorgt diese gekrümmte Haltung dafür, dass sich die Lunge nicht richtig ausdehnen kann. Der Brustraum ist verkleinert, sodass unsere Lunge weniger Sauerstoff aufnimmt. Wenn Sie also über einen längeren Zeitraum sitzen, dann verbrennen Sie Fett nicht so gut, wie wenn Sie sich bewegen, denn langes Sitzen deaktiviert vorübergehend das Enzym, das Fett abbaut. Zudem kann stundenlanges Sitzen die Arterien in den Beinen verengen und so die Durchblutung behindern. Das wiederum erhöht den Blutdruck und kann über längere Zeit zu Herzkrankheiten führen, die – abgesehen davon, dass sie ein allgemeines Gesundheitsrisiko sind – sich ebenfalls negativ auf die Gesundheit des Gehirns auswirken.

Praktische Tipps, wie Sie Ihren Körper trainieren können

Leiden Sie an einer der zahlreichen chronischen Erkrankungen, die mit Brain Fog in Zusammenhang stehen, dann fühlt es sich womöglich so an, als wäre Sport keine Option. Wenn Ihr ganzer Körper nach Ruhe verlangt, fällt es schwer zu glauben, körperliche Aktivität verleihe einem mehr Energie, mindere den Schmerz und verbessere die Laune. Aber das stimmt tatsächlich. Chronische Krankheit führt zu einem niedrigeren Aktivitätslevel und somit zu einer geringeren körperlichen Fitness, zu Abgeschlagenheit, Schmerzen, Steifheit, Angstzuständen und Depressionen – körperliche Betätigung hingegen hilft gegen all diese Probleme.

Sprechen Sie mit Ihrem Hausarzt, um gegebenenfalls an einen Physio- oder Ergotherapeuten überwiesen zu werden, der Ihnen helfen kann, ein Fitnessprogramm auf Ihre Bedürfnisse abzustimmen. Sie müssen klein beginnen, Art und Dauer der körperlichen Aktivität sollte sich nach der Schwere der

Erkrankung und der Schmerzen und nach möglichen Bewegungseinschränkungen richten. Ganz egal, auf welchem Level Sie beginnen, empfiehlt es sich immer, Flexibilität, Kraft und Ausdauer (aerobe Fitness) zu trainieren.

Einfache Dehnübungen sind ein guter Start, denn sie sorgen nicht nur für flexible Gelenke und Muskeln, sondern reduzieren zudem auch Schmerz und Steifheit. Yoga und Tai-Chi eignen sich hervorragend für die Verbesserung Ihrer Flexibilität; Dehnen ist außerdem unverzichtbar als Vorbereitung für andere Sportarten.

Durch längere Bettlägerigkeit aufgrund chronischer Erkrankungen sind Muskeln untrainiert. Mittels Gewichttraining können sie gestärkt werden, doch zu Beginn empfehlen sich einfache Armbewegungen oder auch das Aufrichten im Bett mithilfe der Armmuskeln. Anschließend kann nach und nach mehr Muskelkraft aufgebaut werden, bis Sie wieder auf der Bettkante sitzen können. Dann können Sie sich eigenständig erheben und schließlich die ersten Schritte wagen.

Wenn es um aerobe Fitness geht, zählt jede Aktivität, auch Anziehen, Hausarbeiten und Einkaufen. Auf diesem ganz persönlichen Weg gilt es das richtige Gleichgewicht zu finden – körperliche Fitness aufzubauen, aber Erschöpfung oder gar Schmerzen nach dem Training zu vermeiden. Gehen Sie gern spazieren oder walken, dann lassen Sie die Hausarbeit zunächst liegen. Ihr Ziel ist es, Lunge und Herz zu stärken, was wiederum Erschöpfung und Schmerzen reduziert, Ihren Schlaf verbessert und Ihre Ausdauer stärkt, sodass Sie mit der Zeit immer aktiver werden können – und womöglich täglich ein gesundes Aktivitätslevel erreichen.

1. Bewegen Sie sich

Wir alle sollten täglich Sport treiben. Denn Sport ist ein wahres Multitalent: gut für Körper, Geist und Gehirn. Daher sollte Sport nicht nur eine Option und auch kein Luxusgut sein, sondern vielmehr eines der wichtigsten Dinge, die Sie für Ihr Gehirn tun können. Machen Sie Sport zu einem Teil Ihrer Alltagsroutine, und Sie werden deutliche Verbesserungen Ihrer Konzentrationsfähigkeit feststellen, die Brain-Fog-Symptome werden nachlassen.

Pro Woche sollten Sie mindestens 150 Minuten moderate aerobe Aktivitäten oder 75 Minuten intensive körperliche Aktivitäten absolvieren. Leitlinien empfehlen, dies auf fünf Tage aufzuteilen, was an sich ein guter Rat ist, doch in meinen Augen kein Grund dafür, zwei Tage faul zu sein. Seien Sie lieber jeden Tag körperlich aktiv, egal in welcher Form. Leiden Sie an keinen chronischen Erkrankungen, waren aber längere Zeit inaktiv? Dann beginnen Sie mit Spazieren – warum nicht 15 Minuten nach dem Abendessen heute?

Unterschätzen Sie nicht die positiven Auswirkungen von Gehen. Menschen, die mehr und länger spazieren gehen, schlafen besser und länger. Gehen ist assoziiert mit schärferem Denken, größerer Kreativität und besserer Stimmung. Außerdem kann es helfen, die kognitive Leistungsfähigkeit zu steigern und unser Gehirn zu verjüngen.

2. Sitzen Sie weniger

Längere Sitzphasen sollten Sie unterbrechen, indem Sie sich zwischendurch mindestens ein oder zwei Minuten bewegen. Wenn Sie bei Ihrer Arbeit viel und lange sitzen, dann stehen Sie spätestens alle zwei Stunden auf und laufen Sie ein wenig herum, wenn Sie ein junger Erwachsener sind, und jede Stunde, wenn Sie ein älterer Erwachsener sind. Sie haben sicher schon gehört, dass Menschen sagen, sie müssten spazieren gehen, um einen klaren Kopf zu bekommen. Das funktioniert wirklich. Wenn Sie mental blockiert sind, hilft es, eine Runde um den Block zu gehen, denn so fließt mehr Glukose und Sauerstoff ins Gehirn, und der Nebel lichtet sich.

Es ist sehr wichtig, zu Hause oder im Büro lange Sitzphasen vor dem Bildschirm zu vermeiden. Wenn Sie an einem Schreibtisch arbeiten, dann bleiben Sie nicht für jede Aufgabe sitzen. Öffnen Sie Ihre Post und telefonieren Sie im Stehen. Wenn Kollegen regelmäßige »Raucherpausen« einlegen dürfen, dann machen Sie doch einfach Bewegungspausen, in denen Sie ein Stück zu Fuß gehen, um Ihre Sitzzeiten zu reduzieren. In Tee- oder Kaffeepausen sollten Sie auch lieber herumlaufen, anstatt zu sitzen. Stehen Sie nach dem Mittagessen vom Tisch auf und laufen Sie ein wenig, bleiben Sie nicht über die gesamte Mittagspause sitzen.

Versuchen Sie, nicht zu lange vor dem Fernseher, Computer oder der Spielkonsole zu sitzen. Wenn Sie Probleme damit haben, sich täglich eine halbe Stunde zu bewegen, ist es ziemlich verrückt, täglich mehr als eine oder zwei Stunden fernzusehen. Warum schließen Sie keinen Pakt mit sich selbst, dass Sie nicht mehr fernsehen als Sport treiben? Das Leben ist zu kurz und wertvoll dafür. Fernsehen ist toll, verstehen Sie mich nicht falsch – ich liebe meine moderne TV-Anlage! Doch es ist und bleibt eine passive Tätigkeit, die unser (im wahrsten Sinne des Wortes) »sesshaftes« Verhalten verstärkt und unser Gehirn nicht herausfordert. Es geht ja nicht darum, Fernsehen oder ähnliche Aktivitäten komplett aus dem Leben zu verbannen, sondern um ein gesundes Gleichgewicht und darum, dass wir uns bewusst entscheiden, wie wir unsere kostbare Zeit nutzen wollen. Überlegen Sie im Vorhinein, ob Sie sich selbst Grenzen setzen wollen. Achten Sie bewusst darauf, wie lange Sie sitzen, ohne sich zwischendurch zu bewegen. Stehen Sie in den Werbepausen oder nach einer Folge einer Serie oder nach dem Abschluss eines Levels in einem Spiel auf, laufen Sie etwas herum, gehen Sie die Treppe hinauf und wieder herunter. Wenn Sie Sport im Fernsehen schauen, dann tun Sie dies teils im Stehen. Denken Sie sich, dass Sie live an der Seitenlinie stehen würden. Wenn Sie gern zu Hause Binge-Watching betreiben, dann zwingen Sie sich dazu, zwischen zwei Folgen aufzustehen und ein wenig herumzulaufen. Sie werden sehen: So widerstehen Sie der Versuchung, an einem einzigen Abend die ganze Staffel zu schauen.

3. Stehen Sie mehr

Verbringen Sie mehr Zeit im Stehen, aber übertreiben Sie es nicht. Zu langes Stehen ohne die Möglichkeit, sich kurz zu setzen, ist auch nicht gesund. Die Kunst besteht darin, beim Stehen und Sitzen abzuwechseln und sowohl zu langes Stehen als auch zu langes Sitzen zu vermeiden. Versuchen Sie, Stehen als eine Form von Sport zu sehen. Wenn Sie die Zeit, die Sie täglich mit Sitzen verbringen, von acht auf sechs Stunden reduzieren, indem Sie zwei Stunden davon stehen, dann hat diese Veränderung über das Jahr den gleichen Effekt, wie wenn Sie im Jahr sechs Marathons laufen würden. Nehmen Sie sich fest vor, bei bestimmten Tätigkeiten zu stehen, zum Beispiel beim Telefonieren und auf dem Weg zur Arbeit im Bus oder in der Bahn. Stehen Sie dabei nicht zu lange in der gleichen Körperhaltung, und tragen Sie keine hohen Schuhe, wenn Sie längere Zeit stehen müssen.

Tatsächlich funktioniert unser Gehirn besser, wenn wir stehen. Langes Sitzen ist nicht nur schlecht für unsere Gesundheit, sondern kann außerdem auch zu geistiger Erschöpfung führen, und Bewegungsmangel kann unseren Körper sogar in den Schlafmodus versetzen. Stehschreibtische sind eine tolle Erfindung, doch Sie müssen nicht gleich einen kaufen: Improvisieren Sie einfach, indem Sie Ihren Laptop auf eine Kiste auf Ihrem Schreibtisch stellen. Vielleicht können Sie Besprechungen oder Gespräche im Stehen absolvieren.

Achten Sie auch auf Ihre Körperhaltung, wenn Sie gehen. Rollen Sie über den gesamten Fuß ab, von der Ferse bis zu den Zehen, spannen Sie Bauch- und Gesäßmuskeln leicht an, sodass Sie gerade stehen beziehungsweise gehen. Vermeiden Sie, mit krummem Rücken zu gehen oder auf Ihre Füße oder Ihr Smartphone zu schauen. Stecken Sie Ihr Mobiltelefon bewusst in die Jacken- oder Handtasche, bevor Sie aus dem Haus gehen. Nehmen Sie die Welt um sich herum wahr. Gehen ist eine wunderbare Gelegenheit, unsere Sinne zu nähren und unsere Umgebung aufmerksam wahrzunehmen – und kann wie eine Meditation wirken. Wenn Sie im Rahmen Ihres Bewegungsprogramms laufen gehen, halten Sie dabei den Kopf gerade, blicken Sie geradeaus, beugen Sie den Oberkörper nicht zu weit vor, rollen Sie die Schultern nicht ein und heben Sie die Knie nicht zu hoch an. Je mehr Zeit Sie im Stehen oder in Bewegung verbringen, desto positiver wirkt sich das auf Ihren Schlaf aus.

4. Bewegung im Alltag

Integrieren Sie so viel Bewegung wie möglich in Ihren Alltag. Steigen Sie ein paar Bus- oder Bahnhaltestellen eher aus. Parken Sie absichtlich etwas weiter von Ihrem Ziel entfernt. Wenn möglich, gehen oder fahren Sie mit dem Rad zur Arbeit. Nehmen Sie so oft wie möglich die Treppe. Gehen Sie etwas herum, während Sie telefonieren. Gehen Sie zu einem Kollegen, wenn Sie mit ihm sprechen müssen, anstatt ihm eine E-Mail zu schreiben. Treffen Sie sich mit Freunden auf einen Spaziergang statt zum Kaffeetrinken. Reduzieren Sie die Zeit, die Sie vor dem Bildschirm verbringen, und ersetzen Sie diese Zeit durch ein aktives Hobby wie Gartenarbeit, Basteln, Tanzen, Trommeln, Wandern, Vögel beobachten oder Sport treiben. Hauptsache, es gefällt Ihnen, und Sie fühlen sich gut dabei! Vielleicht ist es auch eine Option, sich bei Aktivitäten der Gemeinde zu engagieren, sich einer Walking-Gruppe anzuschließen, Tanzstunden zu nehmen oder bei Reinigungsaktionen im Park oder am örtlichen Strand freiwillig mitzumachen.

Zu oft sehen wir Sport als etwas an, das wir tun müssen. Ein weiterer lästiger Punkt auf der To-do-Liste, etwas Unangenehmes, das abgehakt werden muss. Mein Vorschlag ist: Lächeln Sie, wenn Sie Sport treiben. Diese kleine Veränderung kann wirklich etwas bewirken. Wenn Sie beim Sport lächeln, dann reduzieren Sie die Muskelspannung, verbessern die Effizienz Ihrer Anstrengungen und sorgen dafür, dass sich die Übungen leichter anfühlen und mehr Spaß machen.

Das Wichtigste aus diesem Kapitel

- Indem wir unser Gehirn herausfordern, fördern wir Neuroplastizität.
- Neues, neue Erfahrungen, neue Menschen und neue Situationen sind entscheidend für die Neuroplastizität.
- Lernen wirkt wie eine starke, lebensverändernde Droge, die neue Hirnzellen erschafft, die Netzwerke im Gehirn erweitert und neue Wege eröffnet, mit deren Hilfe das Gehirn Schäden kompensieren kann.
- *Use it or lose it.* Neuronen, die nicht genutzt werden, nehmen Schaden und sterben ab.
- Bewegung hilft, den Blutfluss aufrechtzuerhalten und das Gehirn mit Sauerstoff und Nährstoffen zu versorgen.
- Körperliche Aktivität hilft auch, wenn das Gehirn neurotoxischen Stoffen ausgesetzt ist.
- Körperliche Betätigung sorgt für das Wachstum neuer Neuronen im Hippocampus und verbessert die Funktionsweise der Verbindungen zwischen den einzelnen Neuronen.
- Körperliche Untätigkeit hängt mit Depressionen, Diabetes und einer Anzahl anderer chronischer Erkrankungen zusammen, die wiederum mit Brain Fog assoziiert werden.
- Körperliche Untätigkeit beschleunigt den Alterungsprozess, während Bewegung ihn verzögert.

Vorbereitungen für das 30-Tage-Programm

- Treiben Sie regelmäßig Sport, informieren Sie sich auch online darüber, wie Sie sicher trainieren können, welche unterschiedlichen Intensitätslevels es gibt und welche Arten von Training sich am besten anbieten.
- Wenn Sie eine Weile nicht sportlich aktiv waren, dann informieren Sie sich online oder bei Experten über den richtigen Wiedereinstieg.
- Holen Sie Ihre Sportsachen hervor, achten Sie darauf, dass sie sauber sind und heil. Schließlich ist gute Vorbereitung die halbe Miete.
- Sind Ihre Sportsachen in die Jahre gekommen, dann investieren Sie in neue Kleidung. Sie muss weder teuer noch extravagant sein. Hauptsache, die Kleidung ist bequem, und die Sachen, insbesondere die Schuhe, sitzen gut.
- Reinigen Sie sämtliche Sportausrüstung, die Sie benötigen, und schauen Sie, ob alles noch richtig funktioniert.

10

Veränderung: Ernährung

Wie ernähre ich mein Gehirn?

Wenn Sie Nahrungsmittel einkaufen, bestellen oder im Restaurant essen, denken Sie dann daran, was die Speisen mit Ihrem Gehirn machen? Höchstwahrscheinlich nicht. Eher berücksichtigen wir alle nämlich unsere Vorlieben, Abneigungen, worauf wir gerade Appetit haben, wie groß unser Hunger ist, wie wir uns fühlen und andere Dinge wie Weltanschauung und Lebensphilosophie. Je nach Gewicht, Gesundheitszustand und Motivation achten wir vielleicht auf die Kalorien, den Fett- und Zuckergehalt, Allergene wie Gluten, Zusatzstoffe und Konservierungsmittel. Wenn Sie also das nächste Mal einkaufen gehen, bedenken Sie, dass Sie auch für Ihr Gehirn einkaufen.

Unser Gehirn benötigt permanent Energie, die wiederum über Nahrung aufgenommen wird. Was wir essen, beeinflusst unser Gehirn und seine Funktionsweise direkt. Wählt man sorgfältig aus, was man isst, dann zahlt sich das auch eine Etage höher im Kopf aus – wir können unser Gehirn verbessern, indem wir das Richtige essen. Die Redewendung »Du bist, was du isst« gilt also auch für das Gehirn!

Das Gehirn benötigt viel Flüssigkeit, um richtig funktionieren zu können. Es besteht zu 73 Prozent aus Wasser, während der Rest aus Makronährstoffen (Proteine, Fette, Kohlenhydrate) und Mikronährstoffen (Vitamine und Mineralien) besteht, die wiederum die Hirnentwicklung, die Hirnfunktionen, unsere Energielevel und unsere Stimmung bestimmen.

Nährstoffe

Mithilfe einer gesunden Ernährung erhalten Körper und Gehirn ganz einfach die Nährstoffe, die sie brauchen. Multivitaminpräparate ersetzen keinen gesunden Speiseplan für das Gehirn. Es gibt keine verlässlichen Studien dazu, dass Multivitaminpräparate oder andere Nahrungsergänzungsmittel die Gehirngesundheit von Erwachsenen ohne diagnostizierte Mängel verbessern würden. Vitamin-D-Mangel und zu niedrige Folsäurewerte hingegen können die kognitive Funktion schwächen und daher mithilfe entsprechender Nahrungsergänzungsmittel ausgeglichen werden. Erwachsene, die keine Mängel aufweisen, brauchen jedoch keinerlei Ergänzungspräparate zu nehmen – es gibt dafür keine Evidenz. Haben Sie das Gefühl, an Vitaminmangel oder Ähnlichem zu leiden, so wenden Sie sich an Ihren Hausarzt. Nehmen Sie keine Zusatzpräparate für ein »fittes Gehirn«, ohne vorher mit Ihrem Arzt zu sprechen. Während zahlreiche Vitamine und Mineralien in geringen Dosen der Gesundheit – auch der Ihres Gehirns – zuträglich sind, können zu hohe Dosen schweren Schaden anrichten. Die Qualität der Bestandteile von Nahrungsergänzungsmitteln schwankt beträchtlich, diese können gesundheitsschädliche Stoffe enthalten. Ich rate Ihnen dringend, die vagen und völlig überzogenen Versprechungen auf den Verpackungen von Nahrungsergänzungsmitteln mit Vorsicht zu genießen. Weltweit ist der Markt der Nahrungsergänzungsmittel ein riesiges Geschäft, er wurde 2018 auf 140 Milliarden US-Dollar geschätzt. Daher appelliere ich an Sie: Verschwenden Sie Ihr Geld nicht an diese Industrie, sondern investieren Sie lieber in hochwertige, frische Nahrungsmittel, um die Fitness Ihres Gehirns zu verbessern. Ein mediterraner Speiseplan liefert Ihnen alle wichtigen Nährstoffe für ein gesundes Gehirn. Im Folgenden erfahren Sie, was Sie über Nahrungsmittel wissen müssen, die auch gut für Ihr Gehirn sind.

FETTE

Fett gehört zu einer gesunden Ernährung dazu, aber für unsere Gesundheit ist es wichtig, welche Art von Fetten wir zu uns nehmen. Am besten ist es, sich auf einfach und mehrfach ungesättigte Fettsäuren zu beschränken. Vermeiden Sie Transfette, da sie keinen gesundheitlichen Nutzen haben. Sie sind in einigen Ländern bereits verboten. Transfette erhöhen das schlechte Cholesterin und reduzieren das gute. Für jeden Anteil von zwei Prozent Kalorien, die wir über Transfette aufnehmen, erhöht sich unser Risiko einer Herzerkrankung um 23 Prozent. Transfette, die sich unter anderem in Backwaren, frittiertem Essen, Tiefkühlkost, Margarine und Tiefkühlpizza finden, erhöhen die Entzündungswerte und können zu Insulinresistenz führen. Forscher aus Harvard fanden heraus, dass Frauen, die vorwiegend gesättigte Fettsäuren aßen (wie etwa in Butter und Fleisch), kognitiv die schlechtesten Leistungen erbrachten, während Frauen, die vorwiegend einfach ungesättigte Fettsäuren (wie in Olivenöl und Nüssen) aßen, die besten Leistungen erzielten. Wissenschaftler vermuten, dass die durch die gesättigten Fettsäuren verursachten Entzündungen zu Schäden in den Hirnarterien führen, was wiederum in kognitiver Beeinträchtigung resultiert.

Das Gehirn kann Fett nicht in Energie umwandeln, deshalb hat es keine Verwendung für gesättigte Fettsäuren. Stattdessen braucht es Omega-3- und Omega-6-Fettsäuren, sogenannte mehrfach ungesättigte Fettsäuren. Ein Mangel an Omega-3-Fettsäuren äußert sich meistens in Form von Gedächtnisproblemen, Abgeschlagenheit, Stimmungsschwankungen, Depressionen. Omega-3-Fettsäuren sind entscheidend für die Gehirnfunktionen und gesunde Hirnzellen. Sie können Entzündungen reduzieren, die wiederum im Zusammenhang mit Brain Fog stehen. Da unser Körper Omega-3-Fettsäuren nicht selbst herstellen kann, müssen wir sie mit der Nahrung aufnehmen. Omega-3-Fettsäuren stecken vor allem in fetthaltigen Kaltwasserfischen (Lachs, Makrele, Thunfisch, Sardinen), in Nüssen und Samen (Walnüsse, Chiasamen, Leinsamen) und in einigen pflanzlichen Ölen (Leinöl, Rapsöl). Einige Nahrungsmittel, wie bestimmte Joghurts, Milch, Säfte, Pulvermilch für Säuglinge, werden mit Omega-3-Fettsäuren angereichert – beachten Sie die Beschriftungen auf den Verpackungen. Der britische National Health Service (NHS) empfiehlt, pro Woche mindestens zweimal Fisch zu essen, um den Omega-3-Bedarf eines Erwachsenen zu decken.

Omega-6-Fettsäuren sind ebenfalls wichtig, doch beinhalten die meisten westlich geprägten Speisepläne viel zu viel davon. Manche Amerikaner essen im Verhältnis 30-mal so viel Omega-6- wie Omega-3-Fettsäuren. Dabei sollte ein gesundes

Verhältnis 2:1 betragen. Um weniger Omega-6-Fettsäuren aufzunehmen, sollten Sie auf verarbeitete Lebensmittel möglichst verzichten, ebenso auf Fastfood und Erdnüsse, Mais sowie sehr fettiges Essen wie Speck und Geflügelhaut.

Künstliche Transfette sind die schlimmsten – machen Sie um diese einen großen Bogen. Leider schleichen sich diese ungesunden Stoffe überall ein, und man muss sie erst einmal aufspüren. Vor allem finden sie sich in verarbeiteten Lebensmitteln. Ich persönlich meide alle verarbeiteten Lebensmittel pauschal, doch wenn dies keine Option für Sie sein sollte, dann müssen Sie die Etiketten genau studieren. Verzichten Sie auf die Produkte, in denen gehärtete oder teilweise gehärtete Fettsäuren, Backfett, DATEM (Mono- und Diacetylweinsäureester von Mono- und Diglyceriden) enthalten sind, denn bei diesen handelt es sich um die schädlichen Transfette. Ist Ihnen der Blick auf die Zutatenliste zu kompliziert, dann verzichten Sie einfach auf Donuts, Fertigkuchen, Kekse, Knabbereien wie Chips, Tiefkühlpizza, Margarine und fette Brotaufstriche.

CHOLESTERIN

Cholesterin ist ein für die Gesundheit und die Gehirnfunktionen sehr wichtiges Steroid. Es bildet Bausteine für Hormone, inklusive Kortisol, Testosteron und Östrogen. Sowohl unsere Leber als auch unser Gehirn stellen Cholesterin her. Die Leber kann tatsächlich das Cholesterin, das unser Körper für das Ausführen der vielen grundlegenden Aufgaben braucht, selber produzieren und für einen gesunden Cholesterinspiegel im Blut sorgen. Mithilfe von Cholesterin stellt das Gehirn Myelinhaut her, welche die Axone umhüllt und die rasche Weiterleitung neuraler Signale gewährleistet. Im Gehirn ist die Cholesterinkonzentration am höchsten. Es stellt sein eigenes Cholesterin her, denn das in der Leber hergestellte kann die Blut-Hirn-Schranke nicht überwinden. Wir brauchen also kein Cholesterin über Nahrungsmittel zusätzlich aufzunehmen.

PROTEINE

Um gut zu funktionieren, benötigen unser Gehirn und unser Nervensystem außerdem eine angemessene Versorgung mit Aminosäuren, die in proteinreichen Lebensmitteln stecken. Diese Aminosäuren sind das Rohmaterial, das wir brauchen, um Neurotransmitter herzustellen, die chemischen Botenstoffe, die Signale durch unser Gehirn leiten. Aminosäuren, die Bausteine der Proteine, die wir essen, sind im Grunde die Vorläufer der Neurotransmitter. So enthalten proteinreiche Lebensmittel wie Geflügel, Soja, Eier, Milchprodukte und Gemüse eine Aminosäure namens Tyrosin. Nehmen wir die genannten Lebensmittel zu uns, können Enzyme in unserem Körper die Aminosäure Tyrosin in den Neurotransmitter Dopamin umwandeln, der an einer Vielzahl Hirnfunktionen wie Gedächtnis, Aufmerksamkeit, Stimmung, Belohnung und Schlaf beteiligt ist.

VITAMINE UND MINERALIEN

Unser Gehirn profitiert von Spurenelementen, Vitamin B und Antioxidantien[26]. Mineralien wie Eisen, Kupfer, Zink und Natrium im richtigen Maß sind entscheidend für ein gesundes Gehirn und die kognitive Entwicklung.

Eisen erfüllt viele wichtige Funktionen in unserem Körper – unter anderem transportiert und speichert es Sauerstoff und steuert unseren Energieumsatz. Unser Gehirn bekommt durch Eisen einen wahrhaftigen Schub, denn schließlich braucht es Sauerstoff, um gut zu funktionieren. Blut transportiert lebenswichtige Sauerstoffmengen zu unseren Hirnzellen, und für diesen Vorgang wird Eisen benötigt.

Durch Eisenmangel hervorgerufene Blutarmut (Anämie) ist eine Erkrankung, bei der ein Mensch über zu wenige rote Blutzellen verfügt. Brain Fog, mentale Erschöpfung und Müdigkeit können auftreten, wenn die roten Blutzellen nicht ausreichend Sauerstoff in das Gewebe und in die Organe, wie das Gehirn, transportieren. Es gibt verschiedene Arten Anämien, jede mit einer anderen Ursache. Die häufigste ist durch Eisenmangel bedingt, andere werden durch Vitamin-B_{12}-Mangel oder Folsäuremangel ausgelöst. Auch kann Blutarmut zusammen mit einer Erkrankung wie SLE (systemischer Lupus erythematodes) auftreten, mit bestimmten Krebserkrankungen oder als Nebenwirkung von Krebstherapien.

Vitamin B_{12} spielt eine entscheidende Rolle bei der Herstellung und Erhaltung der Myelinhüllen um die Axone im Gehirn, die dafür sorgen, dass neurale Signale schnell und effektiv übertragen werden. Da unser Körper dieses Vitamin nicht selbst herstellen kann, müssen wir es mit Fleisch, Eiern, Geflügel, Milchprodukten oder anderen tierischen Produkten aufnehmen. Als Veganer oder Vegetarier leidet man schnell unter Vitamin-B_{12}-Mangel, es sei denn, man ernährt sich von entsprechend angereicherten Produkten. Ein solcher Mangel kann Symptome von Brain Fog wie Gedächtnisprobleme und Schwierigkeiten beim Denken und Argumentieren hervorrufen. Zöliakie und Morbus Crohn beeinflussen die Nährstoffaufnahme und können so ebenfalls Mängel auslösen. Wenn wir altern, können Veränderungen im Verdauungstrakt dafür sorgen, dass weniger Vitamin B_{12} absorbiert werden kann. Außerdem können unsere Vitamin-B_{12}-Spiegel sinken, weil wir im Alter meistens weniger essen als in jüngeren Jahren.

Wenn Sie vermuten, an Eisen- oder Vitamin-B_{12}-Mangel zu leiden, sprechen Sie mit Ihrem Arzt und lassen Sie sich testen. Eisenmangel kann mit Eisentabletten oder einer entsprechenden Ernährung behandelt werden. Eisenhaltige Nahrungsmittel umfassen Fleisch, grünes Blattgemüse, Bohnen, Nüsse, Aprikosen, Pflaumen, Rosinen und entsprechend angereicherte Lebensmittel. Beachten Sie, dass bestimmte Getränke (Tee, Kaffee, Milch) und Nahrungsmittel (Vollkornmüsli) sowie einige Arzneimittel (Magensäuremittel, Protonenpumpeninhibitoren) die Aufnahme von Eisen durch den Körper erschweren. Bei Vitamin-B_{12}-Mangel empfiehlt sich die tägliche Einnahme von Ergänzungspräparaten oder Injektionen, um die kognitiven Auswirkungen umzukehren.

Stecken Sie Ihr Geld bitte nicht in Ergänzungspräparate, die eine Steigerung Ihrer Gedächtnisleistung versprechen. Ihr Gehirn bekommt alle nötigen Nährstoffe durch gesundes, frisches Essen. Nur wenn ein Arzt Ergänzungspräparate verschreibt, benötigen Sie diese wirklich.

ANTIOXIDANTIEN

Antioxidantien, die vorwiegend in Obst und Gemüse stecken, sind Experten in Sachen Schadensbegrenzung: Sie verhindern an vorderster Front Zellschäden, indem sie freie Radikale ausschalten, die Hirnzellen beschädigen und zerstören können. Die häufigsten Mikronährstoffe, die als Antioxidanten wirken, sind Beta-Carotin und Vitamin C und Vitamin E. Unser Körper kann diese nicht selbst herstellen, deshalb müssen wir auch sie über unsere Nahrung aufnehmen. Pflanzliche Nahrungsmittel wie Obst, Gemüse, Vollkornprodukte, Nüsse, Samen, Kräuter und Gewürze sind die besten Lieferanten von Antioxidantien.

GLUKOSE

Unser Gehirn verbraucht unglaublich viel Energie. Unser Verdauungssystem wandelt die über die Nahrung aufgenommenen Kohlenhydrate (Zucker und Stärke) in Glukose um, die im Magen und Dünndarm absorbiert wird und in den Blutkreislauf gelangt. Unser Gehirn nutzt fast ausschließlich Glukose als Energiequelle. Glukose kann leicht die Blut-Gehirn-Schranke zur Versorgung der Milliarden Neuronen im Gehirn überwinden, die etwa ein Fünftel des Sauerstoffs und der gerade im Blutkreislauf befindlichen Glukose verbrauchen. Während die meiste Energie für die Kommunikation zwischen den Neuronen verwendet wird, geht ein Drittel in die Pflege und Instandhaltung, damit Hirnzellen und -gewebe gesund bleiben.

Ohne ausreichend Glukose im Gehirn kann die Kommunikation zwischen den Neuronen nicht aufrechterhalten werden, weil keine Neurotransmitter produziert werden. In diesem Fall kann es schnell zu Brain-Fog-Symptomen kommen. Bei niedrigem Blutzuckerspiegel bekommen wir häufig stechende Kopfschmerzen, und Brain Fog setzt ein. Um dies zu vermeiden, sollten Sie darauf achten, dass Ihr Gehirn immer ausreichend mit Glukose versorgt ist und Ihr Blutzucker stabil bleibt. Am besten erreicht man das, indem man komplexe Kohlenhydrate zu sich nimmt wie Vollkorn oder braunen Reis statt einfacher Kohlenhydrate wie Honig oder Fruchtsaftkonzentrat, die zwar schnell reichlich Energie liefern, den Glukosespiegel jedoch nur kurzfristig stark ansteigen lassen. Komplexe Kohlenhydrate hingegen liefern über einen längeren Zeitraum Energie, weil es dem Körper schwerfällt, sie zu zerlegen. Donuts, Kuchen, weißes Brot und Nudeln eigen sich somit nicht wirklich, wenn Sie Brain Fog bekämpfen wollen. Tut mir leid!

Die glykämische Last bezeichnet, wie schnell ein Nahrungsmittel den Blutzucker im Verhältnis zu den enthaltenen Ballaststoffen erhöht. Ballaststoffe sind wichtig, denn sie mindern die Auswirkungen von Nahrungsmitteln auf Insulin. Gesunde Lieferanten von ballaststoffreichen, komplexen Kohlenhydraten sind Süßkartoffeln, Rüben, Beeren, Grapefruit, Karotten, Butternusskürbis, Hülsenfrüchte (Bohnen, Linsen) und Vollkornprodukte.

Ein niedriger Glukosespiegel (Hypoglykämie), eine Komplikation von Diabetes, steht im Zusammenhang mit schwachen kognitiven Leistungen und Aufmerksamkeitsproblemen. Die Frontallappen reagieren so empfindlich auf ein Absinken der Glukosespiegel, dass die Veränderung der mentalen Funktion als ein erstes Anzeichen von Glukosemangel gesehen wird.

Zuckerreiche Speisepläne fördern oxidativen Stress und beeinträchtigen Hirnfunktionen. Eine ausgewogene Ernährung mit reichlich Vitaminen, Mineralien und Antioxidanten kann unser Gehirn vor oxidativem Stress schützen.

WASSER

Unser Gehirn besteht zum Großteil aus Wasser. Wir brauchen es in unserem Blut zum Transport von Sauerstoff, Nährstoffen und Abfallprodukten. Die meisten Menschen trinken schlichtweg nicht genug. Ist der Wasserspeicher unseres Gehirns voll, dann können wir uns konzentrieren, schneller und klarer denken. Wasser ist auch wichtig für den Transport von Nährstoffen. Bei mangelnder Flüssigkeitsversorgung können Nährstoffe und Sauerstoff nicht effizient ins Hirn transportiert werden, sodass die Hirnfunktionen beeinträchtigt werden. Achten Sie also immer darauf, tagsüber ausreichend zu trinken, damit Ihr Gehirn genügend Flüssigkeit sowie die nötigen Nährstoffe und Energie bekommt. Wasser sorgt auch dafür, dass Toxine, darunter toxischer Abfall, aus dem Gehirn gespült werden. Häufig hört man, wir sollten acht Gläser Wasser pro Tag trinken. Doch das ist etwas zu einfach gedacht. Halten Sie sich lieber an diese Faustregel: pro Kilogramm Körpergewicht 30 bis 40 Milliliter Flüssigkeit trinken.

Trinken Sie vor, während und nach dem Sport. Trinken Sie bei warmem Wetter mehr, um die ausgeschwitzte Flüssigkeit auszugleichen. Ändert sich etwas in Bezug auf die Häufigkeit Ihrer Toilettengänge, kann das auf eine Infektion hindeuten. Versuchen Sie nicht, weniger zu trinken, um weniger häufig auf die Toilette zu müssen, denn das kann zu Dehydration führen, vor allem, wenn Sie an einer Nieren- oder Harnleiterinfektion leiden. Trinken Sie ausreichend, und wenn häufiger oder verstärkter Harndrang ein Problem ist, wenden Sie sich an Ihren Arzt.

Praktische Tipps, wie Sie mit der richtigen Ernährung Ihr Gehirn stärken

1. Machen Sie es mediterran

Sie brauchen nicht mit einer detaillierten Liste aller Makro- und Mikronährstoffe, die Ihr Gehirn benötigt, in den Supermarkt zu gehen. Wählen Sie lieber einen weitgefassten Ansatz und orientieren Sie sich an einem mediterran geprägten Speiseplan.

Ein mediterraner Speiseplan ist gesund und nachhaltig, zudem fördert er ein gesundes Herz und beugt chronischen Erkrankungen vor. Ein wichtiger Aspekt der mediterranen Küche ist die Tatsache, dass Mahlzeiten gesellschaftliche Ereignisse sind, die man gemeinsam mit Freunden und der Familie zelebriert. Was gut für unser Herz ist, ist auch gut für unser Gehirn, denn das Gehirn ist auf ein gut funktionierendes kardiovaskuläres System angewiesen.

Ein mediterraner Speiseplan basiert auf der täglichen Einnahme von Gemüse, Obst, Vollkornprodukten, Nüssen, Samen und Olivenöl. Ferner gilt es, pro Woche einmal Fisch, Geflügel,

Bohnen und Eier zu essen und den Verzehr von rotem Fleisch einzuschränken. Gesunde, ungesättigte Fette anstelle von gesättigten oder Transfetten sind ein Hauptbestandteil des mediterranen Speiseplans. Es gibt zwei Arten ungesättigte Fettsäuren – einfach und mehrfach ungesättigte. Olivenöl, ein einfach ungesättigtes Fett, ist das am meisten gebrauchte Fett dieses Speiseplans.

Nahrungsmittel mit einem hohen Gehalt an Omega-3-Fettsäuren, wie Vollkornprodukte, frisches Obst und Gemüse, Fisch und Knoblauch, sind ebenfalls ein zentraler Bestandteil der mediterranen Küche. Omega-3-Fettsäuren helfen, Entzündungen zu reduzieren, während Omega-6-Fettsäuren im Übermaß Entzündungen verstärken. Ein mediterraner Speiseplan weist ein gesünderes, ausgewogeneres Verhältnis zwischen diesen zwei Fettsäuren auf als andere westlich geprägte Ernährungspläne. Isst man ausreichend Antioxidantien (in Obst, Gemüse und Nüssen), so nutzt man auch den hohen Ballaststoffgehalt und die vielen enthaltenen Vitamine und Mineralien dieser Lebensmittel, die gleichzeitig arm an Cholesterin und gesättigten Fettsäuren sind.

Vegetarier, die sich mediterran ernähren wollen, können Proteinmangel vorbeugen, indem sie ausreichend Nüsse, Samen, Bohnen, Eier und proteinreiche Vollkornprodukte wie Quinoa zu sich nehmen.

Was wir essen, wirkt sich auf die Leistungsfähigkeit unseres Gehirns aus. Deshalb sollten wir bewusst und aufmerksam essen, viel selbst kochen, auf hochverarbeitete Produkte verzichten und frische Zutaten verwenden. Lassen sich Fertigprodukte nicht vermeiden, lesen Sie aufmerksam die Inhaltsstoffe und seien Sie vorsichtig mit gesättigten Fettsäuren.

Ihr Gehirn liebt nichts mehr, als ausgiebig Sauerstoff zu erhalten, wenn Sie Sport treiben. Doch um die Vorteile dieser Aktivität voll zu nutzen, benötigt Ihr Körper ausreichend Eisen im Blut. Das bedeutet, dass Sie genügend grünes Blattgemüse wie Spinat, Vollkornprodukte, Hülsenfrüchte und Fleisch zu sich nehmen sollten.

Wählen Sie weise aus, was Sie trinken. Verzichten Sie gegebenenfalls auf Tee während der Mahlzeiten, denn dieser verhindert die Aufnahme von Eisen. Vermeiden Sie außerdem zuckerhaltige Getränke und Koffein. Genießen Sie alkoholhaltige Getränke in Maßen. Unkontrollierter Alkoholgenuss schadet der Gesundheit des Gehirns. Außerdem wirkt er sich negativ auf Ihr Körpergewicht und Ihr Schlafverhalten aus.

2. Achten Sie auf ein gesundes Körpergewicht

Wollen Sie Ihre Hirnfunktionen verbessern, so müssen Sie ein gesundes Körpergewicht erreichen beziehungsweise halten. Je nach Alter kann Über- oder Untergewicht negative Auswirkungen auf die Arbeitsweise unseres Gehirns haben. Zudem steht Adipositát im Zusammenhang mit Hirnatrophie, dem Verlust von Hirnzellen und -verbindungen.

Der Body-Mass-Index (BMI) berechnet sich auf Basis von Körpergewicht und -größe und gibt an, ob Ihr Gewicht im gesunden Bereich liegt. Ein zu hoher BMI korreliert mit einem reduzierten Hirnvolumen. Verliert man Hirnvolumen, verliert man auch Hirnfunktionen. Insbesondere steht ein hoher BMI in Zusammenhang mit dem Verlust von Hirnzellen und den Verbindungen zwischen den Hirnzellen in Hirnregionen, die für Gedächtnisleistung und kritisches Denken zuständig sind. Übergewicht und ein hoher BMI gehen häufig mit zahlreichen Gesundheitsproblemen einher, wie Bluthochdruck und Typ-2-Diabetes, die wiederum mit kognitiven Störungen assoziiert werden. Daher fällt es schwer, den Zusammenhang zwischen Übergewicht und einer geschwächten Hirnfunktion vom Zusammenhang zwischen kognitiven Beeinträchtigungen und Erkrankungen, die mit Übergewicht assoziiert werden, zu trennen. Nichtsdestoweniger ist Übergewicht ein Risikofaktor für die Beeinträchtigung all jener Funktionen, an denen die Frontallappen (wie etwa exekutive Funktion und Arbeitsgedächtnis) und der Hippocampus (Lernen und Erinnern) beteiligt sind.

Menschen mit Übergewicht leiden mitunter an einem Mangel eines bestimmten Proteins, das gegen Entzündung schützt, sodass chronische Entzündungen und Stoffwechselerkrankungen auftreten können, die sich beide auf die Hirnfunktionen auswirken und Brain Fog hervorrufen können. Die Gehirne von übergewichtigen Menschen mittleren Alters sind zehn Jahre »älter« als die der Menschen mit einem normalen Körpergewicht. Untersuchungen legen nahe, dass das mittlere Alter eine entscheidende Zeit in Sachen Hirnalterung darstellt, in der wir gegenüber Schäden, die von Übergewicht ausgelöst werden, besonders anfällig sind, sogar anfälliger als im höheren Alter.

Entscheidend ist, dass Sie Ihr Idealgewicht bestimmen, erreichen und halten. Dazu sollten Sie immer dran denken: Kleine Veränderungen können einen großen Unterschied machen. Kleine Veränderungen können große Wirkungen entfalten. Schon eine andere Tellerfarbe oder Tellergröße kann dazu führen, dass Sie bei einer Mahlzeit weniger oder mehr essen. Legen

Sie jede Woche einen Tag ohne Snacks und Zucker ein. Oder versuchen Sie, Ihre Portionen um zehn Prozent zu reduzieren. Nehmen Sie sich eine kleinere Portion, essen Sie diese auf und warten Sie einige Minuten. Wenn Sie dann noch hungrig sind, fassen Sie nochmals nach, doch womöglich stellen Sie fest, dass Sie eigentlich bereits satt sind. Achten Sie auf regelmäßige Mahlzeiten. Denn wenn Sie regelmäßig essen, haben Sie nicht so einen Riesenhunger, sind schneller satt und essen angemessene Portionen.

Versuchen Sie, mehr Zeit für die Vorbereitung einer Mahlzeit aufzuwenden, als Sie brauchen, um die Mahlzeit zu essen. Wenn Sie zu viele Kalorien aufnehmen, erhöhen Sie Ihr Risiko für Gedächtnisverlust. Das Risiko für Einschränkungen der Gedächtnisleistung ist bei Menschen, die über 2000 Kalorien täglich aufnehmen, doppelt so hoch wie bei Menschen, die weniger als 1500 Kalorien zu sich nehmen. Ersetzen Sie einfach kalorienreiche, zuckerhaltige Snacks durch gesündere Alternativen.

Versuchen Sie, bewusster zu essen und genau zu erkennen, wann und warum Sie essen. Das kann Stress, Langeweile oder Panik sein. Wenn Sie erkennen, in welchen Momenten Sie essen, ohne wirklich Hunger zu haben, dann ist das der richtige Impuls, um Ihre ungesunden Essgewohnheiten zu ändern. Dazu lesen Sie mehr in Kapitel 11. Wenn Sie aus Angst oder Panik essen, widmen Sie sich der Angstursache und anderen emotionalen Gründen dieses Verhaltens.

Leiden wir an Schlafmangel, so können wir Versuchungen schlechter widerstehen, und wir haben verstärkt Hungergefühle, weil unsere Endocannabinoidspiegel erhöht sind. Wir neigen dann auch dazu, ungesünder zu essen und zwischen den Mahlzeiten häufiger zu Snacks zu greifen. Wenn Sie ernsthaft Gewicht verlieren wollen, müssen Sie ausreichend Schlaf bekommen.

Sportliche Aktivität hilft Ihnen beim Abnehmen, abgesehen davon, dass es auch gesund ist für Ihr Gehirn und Ihr Herz. Sie verbrennen dabei nicht nur Kalorien, sondern stärken auch die Verknüpfungen im Gehirn, die wiederum zu einer besseren Kontrolle von Impulsen und Emotionen beitragen – inklusive des Impulses zu essen. Werden Sie also aktiv, damit Sie der Versuchung, Fastfood zu essen, widerstehen können.

3. Sorgen Sie für eine ausgeglichene Mikrobiota

Es gibt ein paar ganz einfache Dinge, die uns helfen, eine gesündere Mikrobiota aufzubauen. Sport ist eines dieser Dinge. Gehen wir einen Kilometer (15 Minuten), dann hilft das bereits, die Mikrobiota ins Gleichgewicht zu bringen. Achten Sie auf ausreichend Ballaststoffe in Ihrem Speiseplan. Viele von uns essen nicht genug Ballaststoffe – Frauen sollten täglich 25 Gramm, Männer 38 Gramm zu sich nehmen, denn diese sind Nahrung für die »guten« Darmbakterien in unserem Körper. Zudem helfen Ballaststoffe gegen Verstopfung und können mitunter den Blutzucker senken.

Greifen Sie häufiger auf ballaststoffreiches Obst und Gemüse zurück und essen Sie diese am besten täglich. Fast alle Gemüsesorten enthalten reichlich Ballaststoffe – Artischocken sind der absolute Spitzenreiter, aber natürlich bieten sich auch Broccoli, Rosenkohl, Spinat, Grünkohl oder Möhren an. Auch Avocados und Himbeeren enthalten viele Ballaststoffe, ebenso

Äpfel und Birnen – allesamt gesunde und leckere Ballaststofflieferanten.

Wenn Sie häufig Appetit auf ungesunde Snacks wie Donuts, Kuchen oder Schokolade verspüren, dann greifen Sie stattdessen lieber zu Erdbeeren, Himbeeren oder Blaubeeren. Nach einer Weile wird es Ihnen leichter fallen, und Ihre Mikrobiota wird es Ihnen danken. Denken Sie immer daran, neue Dinge und neue Kombinationen auszuprobieren. Zwar sind wir Gewohnheitstiere und beschränken uns oft nur auf unsere Favoriten (obwohl wir inzwischen Zugang zu allen möglichen Nahrungsmitteln haben), aber essen Sie nicht immer nur dieselbe Handvoll Gerichte zu Mittag oder zu Abend. Indem wir nämlich Abwechslung in den Speiseplan bringen, verhindern wir, dass bestimmte Mikroben uns zu ungesunden Essgewohnheiten verleiten.

Das Wichtigste aus diesem Kapitel

- Was Sie essen, beeinflusst direkt Ihr Gehirn, ebenso wie gut es funktioniert.
- Omega-3-Fettsäuren sind wichtig für Hirn- und Gedächtnisleistung und können Entzündungen reduzieren.
- Ihr Körper produziert das Cholesterin, das er braucht, selbst. Sie brauchen *keine* Lebensmittel zusätzlich zu essen, die Cholesterin enthalten.
- Eisen und Vitamin B_{12} sind entscheidend für ein gesundes, funktionierendes Gehirn. Wenn Sie vermuten, Eisen- oder Vitamin-B_{12}-Mangel zu haben, dann sprechen Sie mit Ihrem Arzt.

- Nehmen Sie ausreichend Flüssigkeit zu sich. Wenn das Gehirn genügend Wasser gespeichert hat, dann kann es sich gut konzentrieren und besser, schneller und klarer denken.
- Adipositas und ein hoher BMI stehen im Zusammenhang mit kognitiven Störungen.
- Um Ihr Gehirn fit zu halten, sollten Sie sich mediterran ernähren und auf ein gesundes Körpergewicht achten.
- Mithilfe von körperlicher Aktivität und einer ballaststoffreichen Ernährung sorgen Sie für eine ausgewogene Mikrobiota.

Vorbereitungen für das 30-Tage-Programm

- Räumen Sie ungesunde Lebensmittel aus Ihrer Küche. Gehen Sie die Produkte eines nach dem anderen durch. Lesen Sie die Inhaltsstoffe und schmeißen Sie alle Lebensmittel weg, die:
  - einen hohen Verarbeitungsgrad aufweisen*,

---

* Es gibt verschiedene Formen der Verarbeitung von Lebensmitteln wie Einfrieren, Vakuumieren, Backen und Trocknen. Nicht alle verarbeiteten Lebensmittel sind per se schlecht. Manche, wie Milch, müssen verarbeitet werden, damit sie ungefährlich sind. Doch viele verarbeitete Lebensmittel sind sehr kalorienreich und enthalten Zusatzstoffe wie Fett, Salz und Zucker, damit sie besser schmecken oder länger haltbar sind. Achten Sie auf die Ampeln auf den Verpackungen und kaufen Sie grüne und gelbe Produkte, verzichten Sie auf rote. Lesen Sie die Inhaltsstoffe und entscheiden Sie sich dann für zuckerarme (unter 5 g Zucker pro 100 g), salzarme (unter 0,3 g Salz oder 0,1 g Natrium), fettarme (Gesamtfett: 3 g oder weniger pro 100 g; gesättigte Fette: 1,5 g oder weniger pro 100 g) Produkte.

  - zugefügten Zucker oder zugefügtes Salz enthalten,
  - abgelaufen sind.
- Vermeiden Sie endokrin wirksame Substanzen. Mehr dazu in Kapitel 3.

Sie müssen diese Schritte nicht alle auf einmal ausführen, sondern einfach nur versuchen, Ihr Bestes zu tun, egal wie klein die Veränderung auch sein mag. Ein Schritt nach dem anderen – Hauptsache, Sie bleiben am Ball.

Teil vier

ZUKUNFT

11

Zukunft: Das 30-Tage-Programm

Wissen ist Macht. Wenn Sie Ihr Verhalten ändern, können Sie Ihr Gehirn in Zukunft frei von Nebel halten. Mithilfe dieses 30-Tage-Programms eignen Sie sich für Ihr Gehirn gesunde Gewohnheiten an, die Brain Fog bekämpfen, und verändern Ihr Leben. Halten Sie sich an die richtigen Gewohnheiten, dann gibt es nichts, was Sie nicht tun können. Anfangs kann es schwerfallen, aber wenn Sie sich an dieses 30-Tage-Umbauprogramm halten, dann werden Sie schon bald mühelos und ganz automatisch ein gesundes, Ihrem Gehirn förderliches Leben führen. Denn das ist die Natur von eingeübten Gewohnheiten.

Ein paar Worte zu Gewohnheiten

Im Laufe unseres Lebens treffen wir alle Entscheidungen, die irgendwann zu Gewohnheiten werden. Einige dieser Gewohnheiten fördern unsere Gesundheit, andere nicht. Unverkennbar tragen einige unserer Entscheidungen – vor allem solche, die Schlaf, Stress, Bewegung und Ernährung betreffen – zu unserem Brain Fog bei. Mit der Lektüre dieses Buches haben Sie mehr über Ihre Symptome erfahren, über Ihr Gehirn, Ihre Biologie und Ihre Verhaltensweisen, die Ihren Brain Fog womöglich verstärken. Ihr Auftrag für die nächsten 30 Tage ist es, neue, andere Entscheidungen zu treffen und neue Routinen zu entwickeln, um die Brain-Fog-Symptome wenigstens zu reduzieren oder gar ganz verschwinden zu lassen. Wenn Sie verstehen, wie Ihre ungesunden Gewohnheiten entstanden sind, wird Ihnen das helfen, sie abzulegen, zu ersetzen oder zu ändern. Ich sage nicht, dass das leicht wird, aber es ist machbar, und die Belohnung – das Wiedererlangen Ihrer Gehirngesundheit und Ihres Selbst – ist es wert.

Gewohnheiten entstehen, weil unser Gehirn effizient und ökonomisch mit seinen Energiereserven umgehen will. Sehen wir uns noch einmal Tim an, seine Cornflakes und seinen Bluttest weiter vorn im Buch. Vor mehreren Jahren sah Tim eine TV-Werbung, die behauptete, Cornflakes seien mit Vitaminen angereichert und deshalb gut für einen gesunden Darm. Das gefiel Tim, denn in letzter Zeit hatte er sich schlecht gefühlt, seine Verdauung war etwas träge geworden. Also kaufte er beim nächsten Supermarktbesuch eine große Packung der beworbenen Flakes, weil diese im Verhältnis zu der kleinen günstiger war. Zu Hause stellte er fest, dass die Flakes etwas fade schmeckten. Er akzeptierte das jedoch um seiner Darmgesundheit willen, gab deshalb etwas Zucker hinzu und aß die Packung leer, weil er nicht gern Essen wegwarf. Allerdings bemerkte er keine Verbesserung seines Befindens. Trotzdem griff er morgens automatisch zu der Flakes-Packung, zu Milch und Zucker, lange bevor die Packung überhaupt leer war, denn dieses Verhaltensmuster war von Tims Gehirn erkannt und automatisiert worden. So wurden Flakes mit Milch und Zucker zu seiner Frühstücksgewohnheit.

Unser Gehirn unterscheidet nicht zwischen guten und

schlechten Gewohnheiten oder ob Gewohnheiten dem eigentlichen Zweck unserer Entscheidung dienen oder nicht. Das Gehirn sucht einfach nur Muster, die automatisiert werden können, um neurale Ressourcen zu sparen. Sobald sich eine Gewohnheit herausgebildet hat, muss sich das denkende Gehirn nicht länger an Entscheidungen diese Gewohnheit betreffend beteiligen, sondern leitet diese an die Regelmäßigkeit liebenden Basalganglien weiter. Sobald eine Gewohnheit erst einmal etabliert ist, fällt es schwer, sie zu verändern oder zu ersetzen. Gewohnheiten bleiben hängen und können sich auch nach längerer Zeit, in der man sich ihrer nicht bedient hat, wieder einstellen. Allgemein gesprochen ergibt das durchaus einen Sinn, schließlich wollen wir nach einem Sommer in Sandalen nicht erst neu lernen müssen, wie man Schnürschuhe bindet. Um eine alte, hinderliche Gewohnheit zu ersetzen, muss man gerade am Anfang hart gegen die Tendenz des Gehirns, bestimmte Abläufe zu automatisieren, ankämpfen. Doch sobald wir uns bemühen, jeden Tag die neue Verhaltensweise durchzusetzen, wird diese schnell zur neuen Gewohnheit und sich irgendwann mühelos anfühlen. Mithilfe von Wiederholung wird aus einem Verhalten eine Gewohnheit.

Gehen wir noch einmal zurück zu den Ratten im Labor des MIT und mischen das Experiment gedanklich etwas auf: Wir tauschen das Klicken durch eine Glocke aus, lassen das T-Labyrinth und den Schirm stehen, aber dieses Mal legen wir das Stück Schokolade in die rechte anstatt in die linke Ecke des T-förmigen Gangs. Wie bei dem ursprünglichen Experiment werden auch hier die Ratten mit der Zeit und mithilfe von Wiederholung lernen, den Gang entlangzulaufen und scharf rechts abzubiegen, sobald die Glocke erklingt und der Schirm sich hebt. Dann ersetzen wir eines Tages die Glocke durch das Klicken. Was passiert? Die Ratten biegen links ab. Die alte Gewohnheit ist noch immer da. Das dürfen Sie nicht vergessen, wenn Sie das 30-Tage-Programm durchlaufen. Ihre alten Verhaltensmuster lauern noch immer im Hintergrund, doch Sie haben die Kontrolle, Sie können neue Entscheidungen treffen, die mit bewusster Anstrengung und regelmäßiger Wiederholung zu neuen Gewohnheiten werden, welche die alten, schlechten Gewohnheiten in die Tiefen Ihres Gehirns verbannen.

Dekonstruiert man einmal, wie Gewohnheiten funktionieren, kann das helfen, jene neuen Gewohnheiten zu zerlegen und neu zusammenzusetzen, die Brain-Fog-Symptome reduzieren. Zunächst einmal gibt es einen Auslöser (ein lautes Klicken, eine Glocke oder Ähnliches), der dem Gehirn befiehlt, dass es auf Autopilot schaltet und welche Gewohnheit es anwenden soll (links oder rechts abbiegen). Dann gibt es die Routine (den Gang entlanglaufen und anschließend links oder rechts abbiegen) und schließlich die Belohnung (Schokolade), die dem Gehirn sagt, ob diese bestimmte Abfolge von Ereignissen es wert ist, erinnert oder wiederholt zu werden.

Mit der Zeit und mit der Wiederholung wird diese Abfolge, bestehend aus Auslöser, Routine, Belohnung, immer stärker automatisiert. Auslöser und Belohnung verschmelzen miteinander, eine Art Vorfreude entsteht ebenso wie ein bestimmtes Verlangen, und eine Gewohnheit bildet sich heraus. Einmal im Gehirn implantiert, verschwinden Gewohnheiten nie wirklich und können jederzeit reaktiviert werden. Tatsächlich passiert dies wahrscheinlicher unter Stress. Deshalb spielt der richtige Umgang mit Stress bei diesem Programm auch eine so zentrale Rolle. Schlaf ebenfalls, und zwar nicht nur aufgrund des Zusammenhangs zwischen Schlaf und Stress, sondern auch, weil schlechter Schlaf uns eher in alte Verhaltensmuster zurückfallen lässt.

Für die Laborratten war ein Geräusch der Auslöser ihrer Gewohnheit. Unsere Auslöser oder Trigger können viele Gestalten annehmen. Sie können etwas Visuelles sein, wie der Anblick eines Schokoriegels, wenn man an der Kasse im Supermarkt steht, oder der Geruch von Paprikachips, eine Werbung im Radio oder das Geräusch von Eiswürfeln in einem Glas, eine bestimmte Tageszeit, ein Ort, eine Person, eine Gruppe Menschen, eine Veranstaltung, eine Stimmung, ein Gefühl oder auch nur ein Gedanke. Routinen können wirklich einfach oder aber sehr komplex sein, vom Griff nach den Cornflakes, dem Öffnen des Kühlschranks, dem Eingießen der Milch und dem Streuen von Zucker auf die Flakes bis hin zu komplexeren Handlungsabfolgen, etwa wenn man ins Auto steigt, den Motor startet und quasi auf Autopilot zur Arbeit fährt.

Für die Ratten war Schokolade die Belohnung, und das ist auch häufig bei uns Menschen der Fall. Belohnungen können verschiedene Dinge sein: Essen, Alkohol, Lob, Einkäufe, körperliche Empfindungen, Emotionen oder das Gefühl, etwas erreicht zu haben. Das Ziel dieses 30-Tage-Programms ist es, aus eigenem Willen heraus neue Gewohnheiten zur Förderung der Hirngesundheit zu etablieren, doch Sie sollten wissen, dass Gewohnheiten sich auch ohne unsere Erlaubnis einschleichen können. Seien Sie deshalb wachsam und achten Sie insbesondere auf Ihre Auslöser, Routinen und Belohnungen sowie Ihre alltäglichen Verhaltensweisen. Womöglich empfinden Sie das als erschöpfend, denn diese permanente Bewusstheit und das aktive Treffen von Entscheidungen verbraucht viele Ressourcen und ist daher kräftezehrend. Tatsächlich ist es gerade das, was Ihr Gehirn vermeiden will, wenn es gewohnheitsmäßiges Verhalten anwendet, das nämlich nur wenige Ressourcen verbraucht. Doch mit Zeit und Wiederholung wird das Gehirn ein Muster erkennen und es als Gelegenheit nutzen, um seine Ressourcen effizienter einzusetzen – die anfangs kräftezehrende Verhaltensweise wird zu einer automatisch abgerufenen Gewohnheit.

Nur über einen kurzen Zeitraum bedarf es also zusätzlicher Mühe; sobald unsere neuen Gewohnheiten etabliert sind, fühlen sie sich genauso mühelos wie die alten an. Die gute Nachricht ist: Selbst minimale Verschiebungen können ein Verhaltensmuster verändern. Selbst aufmerksam zu sein und auf sein Verhalten zu achten ist der beste Weg, um ungewünschte Gewohnheiten zu erkennen und abzulegen. Wenn Sie Ihre eigenen Auslöser und Belohnungen verstehen, dann wissen Sie auch, wie Sie Ihre Routinen ändern können. Das kann sehr erhellend sein. Wir alle tun so viele Dinge ganz automatisch. Unsere Handlungen zu hinterfragen kann nicht nur eine Offenbarung sein, sondern uns dabei auch helfen zu entscheiden, ob eine konkrete Gewohnheit eine bewusste Wahl im Hier und Jetzt ist oder nur ein Überbleibsel, das wir aus unserer Vergangenheit mitschleppen. Sie werden feststellen, dass sich viele Ihrer Gewohnheiten vor ziemlich langer Zeit etabliert haben, einige stammen sogar aus der Kindheit. Womöglich erinnern Sie sich gar nicht mehr, warum Sie sich so verhalten oder warum Sie sich damals für dieses Verhalten entschieden haben.

Um Gewohnheiten beizubehalten, braucht man einen einfachen Auslöser und eine eindeutig definierte Belohnung. Menschen, die erfolgreich gesunde Lebensgewohnheiten in ihren Alltag integrieren, wählen meistens einen spezifischen Auslöser, wie etwa morgens als Erstes Sport zu treiben, und legen dann eine klare Belohnung fest. Das ist wirklich eine sehr persönliche Entscheidung. Sharon macht gern ein komplettes Workout zur Mittagszeit, weil sie so den Kopf freibekommt und nachmittags klarer denken kann. Dave freut sich auf eine große Schüssel Porridge, nachdem er mit den Hunden eine Runde im Park gedreht hat. Schon wenige Tage, nachdem Bonnie ihre neue Routine begonnen hat, merkt sie, wie sie sich auf die Endorphine freut (Verlangen), die beim morgendlichen Lauf um 7 Uhr ausgeschüttet werden.

Wenn Sie diesem Programm folgen, dann werden auch Sie Ihre ganz persönlichen Auslöser und Belohnungen bestimmen. Jede neue Routine, die Sie langfristig in eine gesunde Gewohnheit verwandeln wollen, muss zwischen Auslöser und Belohnung passen. Die Erfolgschancen steigen, wenn sie von bereits bekannten Aktivitäten oder Dingen eingerahmt ist. Das Geheimnis, eine alte Angewohnheit durch eine neue, gesunde auszutauschen, besteht darin, Auslöser und Belohnung beizubehalten, aber die Routine zu ändern.

Eine Gewohnheitsschleife, eine Sequenz bestehend aus Auslöser, Routine und Belohnung, wird immer durch ein Verlangen ausgelöst. Sobald einmal das Verlangen im Spiel ist, wird es schwieriger, die Gewohnheitsschleife zu durchbrechen, denn wir assoziieren den Auslöser direkt mit der Belohnung und antizipieren Letztere. Serviert Ihre Mutter Ihnen stets eine große Schüssel warme, hausgemachte Suppe, wenn Sie sie am Mittwoch besuchen, dann freuen Sie sich schon auf der Busfahrt zu ihr auf diese Mahlzeit und würden enttäuscht sein, wenn es dann doch keine Suppe gäbe. Wahrscheinlich würde das sogar Ihren Besuch mit einer negativen Konnotation versehen. Erhalten wir die erwartete Belohnung nicht, dann wird unser Verlangen nicht befriedigt, und wir sind frustriert, fühlen uns wütend und enttäuscht, ja sogar dieser Belohnung beraubt. Das ist einer der Gründe, warum Gewohnheiten einen so starken Einfluss auf uns und unser Wohlbefinden haben. Das Verlangen kann obsessiv werden, wie eine Sucht, und automatisches Verhalten triggern, obwohl wir wissen, wie schädlich dieses Verhalten sein kann – für unsere Gesundheit, unsere Beziehungen und unser Leben.

Verlangen ist also ein sehr mächtiger Antrieb, doch zum Glück gibt es bestimmte Mechanismen, mit deren Hilfe wir unser Verlangen überwinden können. Der erste Schritt besteht darin, das Verlangen zu identifizieren, es bewusst wahrzunehmen, denn nur so können wir es auch ignorieren und der Versuchung widerstehen. Für langfristige Ziele, wie etwa Gewichtsabnahme, stellen sich die Betroffenen bildhafte Langzeitziele vor, wie etwa in ein bestimmtes Outfit anlässlich einer Hochzeit zu passen.

Als mein erstes Buch erschienen war, reiste ich sehr viel, häufig innerhalb einer Woche durch mehrere Länder. Während dieser Zeit fiel es mir schwer, auf regelmäßige Bewegung zu achten und nicht zu viel zu essen. Ende des Jahres stellte ich fest, dass ich sechs Kilo zugenommen hatte. Im Januar erhielt ich die Einladung, in »Home and Family« im kalifornischen Fernsehen aufzutreten, was für mich als in den USA noch unbekannte Autorin eine Riesensache war. Also nahm ich mir vor, bis zum 24. Februar, dem Tag, an dem der TV-Auftritt stattfinden sollte, wieder mein Idealgewicht zu erreichen. Das war ganz schön knapp, aber mein Verlangen, im Fernsehen eine gute Figur zu machen, war so stark, dass ich Snacks widerstehen konnte. Ich ernährte mich gesund, ging viel zu Fuß und trainierte viermal pro Woche im Fitnessstudio. Kurz vor dem 24. Februar war ich fünf Kilo leichter und deutlich muskulöser. Ich weiß, ohne dieses konkrete Ziel hätte ich das nie in so kurzer Zeit geschafft.

Zudem ist es wichtig, ein Signal zu haben, das uns zeigt, dass die Aktivität oder Routine, für die wir uns entschieden haben, auch funktioniert und Wirkung zeigt. Tagtäglich stieg ich auf die Waage und verfolgte, wie mein Gewicht sich nach und nach reduzierte. Auch wenn die Empfehlung ist, sich nur einmal pro Woche zu wiegen, motivierte mich diese tägliche Gewichtskontrolle. Das Gleiche galt für das Aufzeichnen meiner Trainingsaktivitäten auf meiner Smartwatch. Im Prinzip kultivierte ich ein Verlangen – abzunehmen – und verfolgte es obsessiv.

Ein Verlangen zu pflegen ist relativ einfach. Wenn Sie sich vornehmen, immer zu einer bestimmten Zeit ins Bett zu gehen, dann wählen Sie beispielsweise 23 Uhr als Auslöser aus. Diesen Auslöser können Sie verstärken, indem Sie eine Erinnerung auf Ihrem Mobiltelefon einstellen. Ihre Belohnung ist, dass Sie jeden Abend vor dem Schlafengehen Ihre Lieblings-Körperlotion benutzen und so einen Wellnessmoment für sich haben. Wenn Sie tagsüber an den Geruch und die Konsistenz der Lotion denken, dann steigert das die Vorfreude auf Ihr neues Abendritual. So stärken Sie die Gewohnheitsschleife, und es fällt Ihnen leichter, um 23 Uhr vom Sofa aufzustehen und den Fernseher auszuschalten.

Ein wichtiger Bestandteil zu Beginn des 30-Tage-Programms ist es, das Verlangen zu bestimmen, das Sie etablieren oder pflegen wollen. Sie werden gleichzeitig an mehreren Gewohnheiten der Bereiche Schlaf, Bewegung und Ernährung arbeiten; jede einzelne dieser Gewohnheiten wird Ihre eigene Sequenz aus Auslöser, Routine und Belohnung haben.

Gehen Sie dabei präzise vor und vermeiden Sie, Ziele vage zu benennen wie »frei von Brain Fog sein«. Studien haben gezeigt, dass wir besser mit konkreten Zielen und eindeutigen Ergebnissen arbeiten können. Natürlich ist das Besiegen von Brain Fog Ihr ultimatives Ziel, doch dieses erreichen Sie einfacher, wenn Sie den Weg dorthin in einzelne Schritte aufteilen. Ich empfehle Ihnen, sich auf all die Dinge zu konzentrieren, die Sie aus Ihrem Leben vor dem Brain Fog am meisten vermissen. Olive möchte gern wieder lustige Witze erzählen können; Amanda wünscht sich, wieder Spaghetti bolognese ohne Rezept kochen zu können. Patsy will wieder in der Lage sein, TV-Serien mit ihrem Sohn zu schauen und dabei der Handlung selbst folgen zu können. Diese Wünsche oder Ziele sind sehr persönlich und müssen individuell bestimmt werden.

Um eine Gewohnheit zu ändern, müssen wir unser Verlangen, unser Ziel verstehen. Zur Erinnerung: Auslöser und Belohnung bleiben bestehen, aber die Routine wird ausgetauscht – so ändern wir eine Gewohnheit und kultivieren das Verlangen. Als ich das las, dachte ich, wie soll das funktionieren, wenn die Belohnung ungesund ist? Charles Duhigg liefert meiner Meinung nach die beste Erklärung hierfür in seinem Buch *Die Macht der Gewohnheit*. Er erklärt, die Anonymen Alkoholiker seien so erfolgreich, weil sie dieselben Auslöser und Belohnungen einsetzen, um das Verlangen zu befriedigen, jedoch die Routine ändern. Alkoholiker, so Duhigg, entscheiden sich für ein alkoholhaltiges Getränk, nicht weil sie betrunken sein oder sich benebelt fühlen wollen, sondern weil sie flüchten, entspannen, vergessen, Gefühle dämpfen möchten oder die Gesellschaft anderer suchen. Deshalb gehen sie zu den Treffen, wenn sie das Verlangen nach einem Drink verspüren. Bei diesen AA-Treffen sind sie in Gesellschaft, können sich entspannen und austauschen, was wiederum eine Erleichterung ist – somit zahlt sich das Treffen aus, und sie befriedigen ihr eigentliches Verlangen.

Kurz gesagt: Gewohnheiten und Verlangen sind kompliziert, und wir sollten nicht voreilige Schlüsse ziehen. Nehmen Sie nicht einfach so hin, dass Sie Snacks essen, weil Sie angeblich hungrig sind, oder dass Sie stundenlang Serien schauen, nur weil diese so spannend sind. Schauen Sie genauer hin. Essen Sie Snacks während der Arbeit, weil Sie Hunger haben oder weil Ihnen langweilig ist? Schauen Sie Folge um Folge, weil Sie sich entspannen wollen oder weil Sie nicht über bestimmte Gefühle, wie Einsamkeit oder Angst, nachdenken möchten? Gehen Sie diesen Dingen nach und finden Sie die wahren Gründe für Ihre Bedürfnisse und Gewohnheiten heraus.

Sich selbst mit etwas zu belohnen ist entscheidend für den Erfolg. Gratulieren Sie sich selbst für jeden kleinen Erfolg, belohnen Sie sich entsprechend und protokollieren Sie die erreichten Ziele. Allein das Abhaken auf einer Liste kann bereits eine Belohnung darstellen. Ich persönlich könnte nicht ohne meine To-do-Liste leben. Erstens verlagere ich so die Stressoren, was ich noch alles erledigen muss, aus meinem Kopf auf das Papier, wo ich sie wiederum nach Wichtigkeit ordnen und mit Deadlines versehen kann. Zweitens empfinde ich es tatsächlich als eine sehr große Belohnung, die einzelnen Punkte auf dieser Liste abhaken zu können. Wenn ich beispielsweise etwas von meiner Liste abhaken will, es aber vorher vergessen hatte aufzuschreiben, ist das für mich eine echte Enttäuschung! Ehrlich gesagt habe ich schon mehrere Male eine Sache noch nachträglich auf die Liste gesetzt, nur um sie gleich wieder abhaken zu können. Das mag lächerlich wirken, aber für mich ist dieses Vorgehen Motivation und Belohnung zugleich.

Achten Sie bei solchen Listen allerdings auf realistische Ziele. Ich würde nie »ein Buch schreiben« auf meine Liste setzen – das ist ein Ziel, keine Aktion –, sondern dieses Projekt in kleinere Schritte aufteilen, etwa »Recherche für Kapitel 4 abschließen«, »Wichtige Punkte für Kapitel 5 bestimmen« oder »Praktische Tipps für Kapitel 6 schreiben« und so weiter. Im Grunde schaffe ich mir so kleine Erfolgserlebnisse, befreie mich von dem überfordernden Erwartungsdruck, ein ganzes Buch schreiben zu müssen, und sorge für ein Gefühl der Zufriedenheit sowie der Kontrolle.

Unser Gehirn ist so aufgebaut, dass es sich adaptieren und verändern kann. Wenn Sie dieses Buch lesen, dann erhalten Sie das Werkzeug und Wissen, Ihren Brain Fog und sich selbst zu verstehen. Gewohnheiten, die unsere Gehirngesundheit fördern, sind der beste Weg, um Brain Fog zu besiegen. Dieses 30-Tage-Programm verhilft Ihnen zu einer helleren, gesunden Zukunft ohne Brain Fog. Die Dinge werden sich bessern – nicht auf einmal, sondern Schritt für Schritt.

Studien zeigen: Menschen, die an Veränderungen glauben, erreichen die Veränderungen, die sie anstreben, eher als Menschen, die nicht an die Möglichkeit der Veränderung glauben. Was wir denken, glauben und tun – all das sind wichtige Faktoren, die zum Erfolg führen. Genauso wichtig ist die Unterstützung von unseren Mitmenschen – fragen Sie also Ihre Freunde oder Ihre Familie. Wenden Sie sich an verschiedene Menschen, je nach Gewohnheit, an der Sie arbeiten. Gibt es einen Freund oder einen Kollegen, der mit Ihnen gemeinsam spazieren oder zum Sport gehen würde? Kann Ihnen Ihr Lebenspartner helfen, eine feste Schlafenszeit zu etablieren und sich daran zu halten? Auch einer Laufgruppe oder den Weight Watchers beizutreten kann eine große Hilfe sein.

Belohnungen müssen keine konkreten, äußeren Dinge wie Essen, Shopping oder Urlaub sein, sondern dazu können auch Gefühle, Empfindungen und Emotionen dienen. Kennen und verstehen wir unsere Motivationen, dann gelingt es uns umso wahrscheinlicher, neue Gewohnheiten erfolgreich umzusetzen. In der Psychologie spricht man von intrinsischer und extrinsischer Motivation. Tut man etwas, um einer Bestrafung zu entgehen oder eine Belohnung zu erhalten, dann ist dieses Verhalten extrinsisch motiviert. Empfindet man eine Aktivität hingegen persönlich als Bereicherung, dann spricht man von intrinsischer Motivation. Will man im Sport erfolgreich sein und Pokale gewinnen, dann liegt eine extrinsische Motivation vor, treibt man Sport aus Spaß, dann ist es eine intrinsische. Putzen Sie das Haus, weil Ihre Mutter zu Besuch kommt und Sie nicht kritisiert werden wollen, dann ist Ihr Putztrieb extrinsisch motiviert. Putzen Sie, weil Sie daran Freude haben, dann ist Ihr Verhalten intrinsisch motiviert. Studieren Sie, um einen akademischen Abschluss zu erlangen, dann liegt ein extrinsisches Motiv vor. Tun Sie es hingegen aus Spaß an der Erkenntnis, dann ist es intrinsisch. Um zu erkennen, dass die intrinsische Motivation das Ideal ist, braucht man kein Experte oder Psychologe zu sein. Es ist weitaus einfacher, etwas zu tun, weil man es genießt. Doch das ist nicht immer so einfach. Sieht man

Sport lediglich als unangenehm an und empfindet dabei keinerlei Freude, kann sich die extrinsische Motivation als äußerst hilfreich erweisen.

Während des 30-Tage-Programms wird Ihr Verhalten sowohl intrinsisch als auch extrinsisch motiviert sein. Wenn Sie versuchen, ausschließlich externe Belohnungen für all die gesunden Verhaltensweisen, die Sie gern in Gewohnheiten verwandeln wollen, zu finden, dann wird das nicht funktionieren, sondern kann sogar kontraproduktiv sein. Reservieren Sie diese extrinsischen Belohnungen für Verhaltensweisen oder Entscheidungen, die Sie nicht aus intrinsischer Motivation verfolgen. Hassen Sie beispielsweise Sport, dann belohnen Sie sich selbst. Gönnen Sie sich nach dem Laufen einen leckeren Smoothie oder schauen Sie nach dem Training im Fitnessstudio eine Folge Ihrer Lieblingsserie. Diese externe Belohnung wird den Anreiz schaffen, die gesunde Bewegungseinheit zu wiederholen. Zudem werden Sie, wenn Sie diese Aktivität häufig ausüben, eine intrinsische Motivation entwickeln – einfacher ausgedrückt: Sie werden ab einem bestimmten Zeitpunkt gern zum Sport gehen. Lob kann helfen, die intrinsische Motivation zu verstärken. Loben Sie sich für eine gelungene Aufgabe oder ein gut abgewickeltes Projekt und bitten Sie Ihre Mitmenschen (Freunde oder Familie, die Sie bei den gesunden Gewohnheiten unterstützen), Sie ebenfalls zu loben und positives Feedback zu Ihrem Fortschritt zu geben.

Empfinden Sie ein Verhalten bereits intrinsisch als lohnend, dann brauchen Sie sich keine zusätzliche externe Belohnung zu schaffen. Behalten Sie dieses Verhalten oder diese Aktivität bei, gerade weil es Ihnen Freude bereitet. Studien zeigen, dass das Hinzufügen einer externen Belohnung bei einer bereits intrinsisch als lohnend empfundenen Aktivität die intrinsische Motivation schwächen kann. Zudem kann eine externe Belohnung dazu führen, dass Sie etwas Schönes, ein Hobby oder eine Freizeitbeschäftigung als Arbeit oder Pflicht empfinden. Lesen Sie beispielsweise gern wissenschaftliche Bücher über alte Kulturen, dann kann eine Belohnung in Form von Geld für jedes gelesene Kapitel Ihnen den Spaß daran rauben. Es sei allerdings erwähnt, dass Ihre intrinsische Motivation nicht abgeschwächt wird, wenn Sie zufällig für eine Aktivität, die Ihnen Freude bereitet, eine externe Belohnung erhalten. Beschließen Sie etwa, Ihre Leidenschaft für antike Kulturen auf ein anderes Level zu bringen, und nehmen an einem Onlinekurs teil, dann wird eine Auszeichnung oder eine gute Beurteilung im Rahmen dieses Kurses Ihre ursprüngliche intrinsische Motivation für die Beschäftigung mit diesem Thema nicht beeinträchtigen. Sie müssen lediglich den richtigen Umgang mit Ihren eigenen Erwartungen, was zukünftige Belohnungen für Ihr Hobby angeht, finden.

Glauben Sie daran, dass sich Ihr Leben verbessern wird! Glauben Sie daran, dass Sie den Brain Fog besiegen können, indem Sie Ihre Gewohnheiten ändern! Glauben Sie daran, dass Sie bald schneller, klarer und besser denken werden! Glauben Sie daran, dass sich Ihr Leben wieder gut anfühlen wird! Glauben Sie daran, dass Sie Ihr Selbst wiederfinden und Herr oder Herrin über Ihr Gehirn werden! Glauben Sie daran, dass Sie eine bessere Version von sich selbst erschaffen können! Es wird nicht einfach sein, aber es wird nicht allzu lange dauern, und die Belohnung wird die Mühen wert sein. Neben Mühen, Vertrauen und Entschiedenheit benötigen Sie einen konkreten Plan. Diesen liefere ich Ihnen mit meinem 30-Tage-Programm.

Das 30-Tage-Programm

Ihr 30-Tage-Programm beginnt mit einem Planungstag und endet mit einem Tag des finalen Fortschritts. Dazwischen arbeiten Sie vier Wochen lang an neuen Gewohnheiten, dank derer Sie schneller, klarer und besser werden denken können. Jede einzelne Woche hat ein eigenes Thema und eigene Rituale.

In Woche 1 werden Sie Ihre Schlafqualität verbessern und die Rituale »Aufstehen«, »Strahlen« und »Zurückziehen« in Ihren Alltag integrieren. In Woche 2 kommt das Ritual »Lächeln« hinzu, das Ihnen hilft, besser mit Stress umzugehen. Die Rituale »Herausforderungen annehmen« und »Essen« kommen in den Wochen 3 und 4 dazu und beschäftigen sich mit den Themen Bewegung und Ernährung. Durch diesen Ansatz lassen sich die Rituale nach und nach über einen Zeitraum von vier Wochen in Ihren Alltag integrieren.

Zwar hat jede Woche ihr eigenes Thema und ihre eigenen Rituale, doch alle Teile des Programms sind miteinander verbunden und wirken gegen die unterschiedlichen Faktoren, die Brain Fog auslösen können. So helfen bestimmte Elemente des Rituals »Zurückziehen« beim Umgang mit Stress, während einige Aspekte des Rituals »Herausforderungen annehmen« Ihren Schlaf verbessern werden. Viel Erfolg und vor allem: Viel Spaß!

Planungstag – Tag 1

Ja, Sie haben es erraten – heute dreht sich alles um die richtige Planung.

1. Informationen auswerten

All die Informationen, die Sie aus den Aufgaben in den einzelnen Kapiteln erhalten haben, sind überaus wertvoll und werden Ihnen helfen, Ihr persönliches 30-Tage-Programm zu erstellen. Deshalb setzen Sie sich heute genauer mit diesen Informationen auseinander.

- Können Sie wiederkehrende Muster oder Auslöser für Brain Fog erkennen?
- Notieren Sie ungesunde Verhaltensweisen oder Gewohnheiten, die es zu ändern gilt.
- Identifizieren Sie Verlangen, Auslöser, Routinen sowie intrinsische und extrinsische Belohnungen, die Sie einsetzen können, um gesunde Gewohnheiten in Ihren Alltag zu integrieren. Wie bereits erwähnt etablieren sich neue Gewohnheiten leichter, wenn man die Routine ersetzt, Auslöser und Belohnung aber beibehält.

2. Ihr Umfeld informieren

Gewohnheiten lassen sich leichter ändern, wenn man eine gute Planung hat, ausreichend Selbstkenntnis und ein Umfeld, das einen unterstützt. Erklären Sie Ihren Liebsten, dass Sie sich auf ein 30-tägiges Abenteuer zugunsten eines gesünderen Gehirns begeben. Lassen Sie Freunde und Familie wissen, dass Sie vielleicht einmal einen Tag ungestört für sich brauchen, um Ihr Programm zu personalisieren, aber ihnen Bescheid geben, sobald Sie Unterstützung brauchen.

3. Die Macht der Routinen ausnutzen

Tägliche Rituale sind effektive Routinen, um Ihr Leben zu verändern und schneller, besser und klarer zu denken – in nur vier Wochen. Indem Sie diese sechs Rituale in Ihren Tagesablauf integrieren und sich an einen genauen Zeitplan halten, verbessern Sie Ihre Gehirnfunktionen. Dabei ist es extrem wichtig, im Einklang mit dem natürlichen Rhythmus Ihres Körpers zu arbeiten. Sind Sie kein früher Vogel, dann bringt es nichts, sich um sechs Uhr morgens zum Sport zu zwingen. Ganz egal ob Lerche oder Eule, berechnen Sie Ihre ideale Zubettgehzeit, indem Sie von der Uhrzeit, zu der Sie aufstehen müssen, zurückrechnen. Wenn Sie von Montag bis Freitag um acht Uhr aufstehen müssen, dann sollten Sie das auch am Samstag und Sonntag tun. Ich weiß, das klingt anfangs ganz schön hart, aber Ihr Gehirn wird Ihnen diese Regelmäßigkeit danken, und Sie werden schon bald von ganz allein um acht Uhr aufwachen, ohne darüber nachzudenken.

- Identifizieren Sie bereits bestehende Auslöser und Belohnungen, die Sie nutzen können, um die täglichen Rituale zu integrieren.
- Identifizieren Sie bereits bestehendes Verlangen oder Ziele, die Anreize für neue, die Gesundheit fördernde Gewohnheiten liefern. Schreiben Sie neue Bedürfnisse auf, die Sie kultivieren könnten.

4. Fortschritte dokumentieren

In der folgenden Tabelle bewerten Sie in der ersten Zeile Schlafqualität, Stresslevel, Stimmung und Energie im Durchschnitt des letzten Monats. Dann vervollständigen Sie die Tabelle am Ende jeder der vier Wochen. Denn der Vergleich Ihres Fortschritts mit Ihren Startwerten spornt Sie weiter an und sorgt dafür, dass Sie am Ball bleiben.

SCHLAFQUALITÄT:

1 – Tief geschlafen.
2 – Gut geschlafen, einmal zur Toilette, schnell wieder eingeschlafen.
3 – Einschlafen dauerte länger als 30 Minuten oder mehr als zweimal aufgewacht.
4 – Nachts aufgewacht und anschließend über 20 Minuten wach.

STRESSLEVEL:

1 – Sehr hohes Stresslevel
2 – Etwas zu gestresst
3 – Ideales Stresslevel gefunden
4 – Gelangweilt

STIMMUNG:

4 – Fantastisch
3 – Gut
2 – Okay
1 – Schlecht

ENERGIE:

4 – Topfit
3 – Gut
2 – Müde
1 – Ausgelaugt

BRAIN-FOG-SYMPTOME:

Hier können Sie Notizen zu Ihren Brain-Fog-Symptomen in dem Monat vor dem 30-Tage-Programm machen.

ALLGEMEINE BEMERKUNGEN:

Hier ist Platz für alle sonstigen Bemerkungen oder Notizen, die Sie gern festhalten möchten.

Tag	**Schlaf**	**Stress**	**Stimmung**	**Energie**	**Brain-Fog-Symptome**	**Allgemeine Bemerkungen**
Ausgangslage im Schnitt						
Woche 1						
Woche 2						
Woche 3						
Woche 4						

Tägliche Rituale

Will man für das Gehirn gesunde Lebensgewohnheiten fördern, dann sind Regelmäßigkeit und Wiederholung das A und O. Bevor Sie mit dem Programm beginnen, sollten Sie sich überlegen, welcher Zeitpunkt des Tages sich am besten für die Rituale eignet. Wenn Sie von Ihrem Zeitplan dennoch abweichen sollten, dann verfallen Sie nicht in Panik, sondern sorgen Sie einfach dafür, möglichst rasch wieder zur gewohnten Zeit zurückzukehren. Sie haben 30 Tage, um die Rituale in Gewohnheiten zu verwandeln. Die nächste Tabelle soll Ihnen helfen, das Timing der täglichen Rituale im kommenden Monat zu optimieren, unter der Berücksichtigung Ihrer natürlichen Rhythmen, Ihrer Mahlzeiten und bereits bestehender Verpflichtungen.

Routine	**Bester Zeitpunkt**
Aufwachen	
Ritual »Aufwachen«	
Ritual »Strahlen«	
Frühstück	
Mittagessen	
Abendessen	
Ritual »Sich bewegen«	
Ritual »Herausforderungen annehmen«	
Ritual »Lächeln«	
Ritual »Zurückziehen«	
Schlafen gehen	

Die Angaben zu der Dauer des jeweiligen Rituals auf den folgenden Seiten sind die empfohlenen Minima. Natürlich können Sie länger als die empfohlenen 150 Minuten pro Woche Sport treiben, Sie können so viel lachen oder lächeln, wie Sie möchten, und mehrere Aktivitäten pro Tag ausüben, die Ihnen Freude bereiten. Wenn Sie bereits 40 Minuten pro Tag Sport treiben, dann behalten Sie das bei, doch für neue Routinen gilt: Fangen Sie klein an. Sobald aus der Routine eine Gewohnheit geworden und das 30-Tage-Programm abgeschlossen ist, können Sie auf dieser inzwischen stabilen Basis aufbauen. Die von mir angegebenen Empfehlungen sind nie das Maximum, sondern sollen Ihnen als Anreiz dienen, Sie motivieren, Ihre Fantasie anregen. Sie können auch zwei Dinge miteinander verbinden – beim 30-minütigen Workout lächeln oder das die Gehirngesundheit fördernde Mittagessen im Freien einnehmen, womöglich gemeinsam mit Freunden, die Sie zum Lachen bringen. Das hier ist Ihr ganz eigenes Programm, geben Sie ihm daher eine persönliche Note durch die Dinge, die Sie gern tun.

Da es zahlreiche, noch dazu untereinander verbundene Faktoren gibt, die Brain Fog auslösen, ist es sehr wahrscheinlich, dass Ihr Gehirnnebel das Resultat mehrerer zusammenwirkender Faktoren ist. Die täglichen Rituale werden Ihnen dabei helfen, gesunde Gewohnheiten einzuüben, die viele dieser Faktoren behandeln.

Konzentriert man sich auf eine Tätigkeit, kommt das dieser zugute. Versuchen Sie daher, sich lieber auf ein neues Ritual zu konzentrieren, anstatt alten Gewohnheiten zu widerstehen. Gehen Sie die neue Gewohnheit in Gedanken durch. Allein die visuelle Vorstellung kann bereits helfen, eine neue Gewohnheit zu etablieren.

Das Integrieren der neuen, täglichen Rituale (Aufstehen, Strahlen, Zurückziehen, Lächeln, Herausforderungen-Annehmen, Sichnähren) wird Ihnen im Kampf gegen Brain Fog zugutekommen. Keine Panik, Sie müssen nicht alle Rituale auf einmal in Ihren Alltag eingliedern. Jede Woche konzentrieren Sie sich auf einen Aspekt Ihres Lebens, der maßgeblich bestimmt, wie gut oder schlecht Ihr Gehirn funktioniert.

Woche 1 – Schlaf

Ohne ausreichend Schlaf fühlen wir uns erschöpft, und unser Gehirn funktioniert schlechter, arbeitet langsamer. Die gute Nachricht ist: Sobald wir Schlaf nachholen und eine gesunde Schlafhygiene entwickeln, schlafen wir besser, und der Brain Fog wird weniger.

Ihre Mission diese Woche ist es, Schlaf jeden Tag als Priorität anzusehen. Dabei helfen Ihnen die von mir entworfenen Rituale »Aufstehen«, »Strahlen« und »Zurückziehen«, die für einen besseren Schlaf sorgen. Achten Sie die nächsten sieben Tage darauf, zur gleichen Zeit zu Bett zu gehen und aufzustehen sowie mindestens 30 Minuten Tageslicht pro Tag zu bekommen. Schaffen Sie das, dann ist das ein wahrer Erfolg, und Sie werden deutliche Unterschiede in der Qualität Ihres Denkens feststellen.

Sehen Sie sich noch einmal die Aufgabe zum Thema Schlaf aus Kapitel 7 an. Falls Sie das noch nicht getan haben, überprüfen Sie, ob Sie den Schlaf störende Dinge oder Umstände beseitigen können.

Schlaf und Stress sind nahezu untrennbar miteinander verbunden. Der richtige Umgang mit Stress ist maßgeblich für einen gesunden Schlaf und umgekehrt. Deshalb helfen bestimmte Elemente der eben genannten Rituale Ihnen ebenfalls beim Abbau von Stress, wodurch Sie wiederum besser schlafen werden. So erhalten Sie eine gute Basis für Woche 2, in der es um den richtigen Umgang mit Stress gehen wird.

Doch zunächst einmal konzentrieren wir uns diese Woche auf die Entwicklung einer regelmäßigen Schlafroutine, bei der Sie zu festen Zeiten schlafen gehen und aufstehen, auf Ihren Körper hören und mit dem natürlichen Tageslicht arbeiten. So stimmen Sie nämlich Ihren Schlaf-Wach-Zyklus erfolgreich auf Ihren zirkadianen Rhythmus und die natürlichen Hell-Dunkel-Verhältnisse ab. Träumen Sie schön!

Woche 1: Schlafrituale

RITUAL »AUFSTEHEN«

Dieses Ritual ist kürzer als ein Schlummer-Zyklus Ihres Weckers oder Smartphones. Die Reihenfolge können Sie ändern, je nachdem, was am besten für Sie passt. Es gibt nur eine Ausnahme: Stehen Sie erst aus dem Bett auf, wenn Sie gelächelt haben.

1 Öffnen Sie die Augen.

2 Lächeln Sie (es ist schön, am Leben zu sein).

3 Positive Bestätigung:
- Setzen Sie sich auf eine Bettseite.

- Wenn Ihre Füße den Boden berühren, sagen Sie leise oder laut »Heute ist ein guter Tag« oder einen anderen positiven, bejahenden Satz.

4 Gehen Sie zur Toilette.

5 16-Sekunden-Meditation
- Atmen Sie vier Zähleinheiten lang ein, halten Sie für vier die Luft an, atmen Sie für vier aus und halten Sie sie erneut für vier an.

6 Machen Sie Ihr Bett.

7 Wecken Sie Ihre Sinne auf:
- Öffnen Sie Ihr Wohlfühlpaket (siehe Seite 304) und nehmen Sie ein Objekt nach dem anderen heraus, nutzen Sie dabei all Ihre Sinne (Riechen, Berühren, Sehen, Schmecken und Hören).
- Achten Sie im weiteren Verlauf des Tages darauf, wie die Dinge um Sie herum riechen, sich anfühlen, aussehen, schmecken und klingen.

8 Dehnen Sie sich! Sie müssen keine bestimmte Yoga-Sequenz oder ein kompliziertes Gymnastikprogramm abrufen, sondern dehnen Ihren Körper einfach fünf Minuten lang, so wie es sich für Sie gut anfühlt.

Verboten:

- Aus dem Bett aufstehen, ohne vorher gelächelt zu haben!
- Nach dem Smartphone greifen.
- Mails oder soziale Medien checken, bevor Sie Ihr Ritual abgeschlossen haben. Am besten machen Sie das erst, falls möglich, nach dem Frühstück.

RITUAL »STRAHLEN«

- Öffnen Sie direkt nach dem Aufstehen Vorhänge, Jalousien oder Fensterläden.
- Wenn es draußen noch dunkel ist, machen Sie im Haus weißes Licht an.
- Verbringen Sie mindestens 30 Minuten draußen im Tageslicht. Später können Sie diese Aufgabe mit Outdoor-Sport, Denksportaufgaben, Picknicken, Meditation oder Ähnlichem kombinieren. Doch jetzt gilt erst einmal: Verbringen Sie mindestens eine halbe Stunde draußen. Wenn Sie mehr Zeit draußen sind, umso besser.
- Dimmen Sie ab 20 Uhr das Licht in Ihrem Haus und achten Sie darauf, dass bei sämtlichen Bildschirmen, die Sie nutzen, der Nachtmodus eingestellt ist. Dieser nutzt wärmere Farben und blockiert blaues Licht.
- Schalten Sie eine Stunde vor dem Schlafengehen alle Geräte aus, die blaues Licht aussenden.
- Schließen Sie Vorhänge, Jalousien und Fensterläden und schalten Sie alle Lampen aus, bevor Sie zu Bett gehen.

RITUAL »ZURÜCKZIEHEN«

- 60 bis 90 Minuten vor Ihrer optimalen Zubettgehzeit:
  - Schalten Sie alle elektronischen Geräte aus und laden Sie sie gegebenenfalls auf.
  - Schließen Sie alle Haustüren und gegebenenfalls Fenster oder Balkontüren ab.
  - Reden Sie mit Ihrem Partner, Ihren Kindern, Ihren Mitbewohnern, lesen Sie ein gedrucktes Buch oder hören Sie ein Hörbuch.

- Eine Stunde vor Ihrer optimalen Zubettgehzeit:
  - Schalten Sie die Heizung aus (sinkende Temperatur signalisiert dem Körper, dass es Zeit zu schlafen ist).
  - Putzen Sie Ihre Zähne, entfernen Sie Ihr Make-up und gehen Sie Ihrer abendlichen Badezimmerroutine nach.
  - Ziehen Sie Ihren Schlafanzug an.
  - Schreiben Sie Folgendes in Ihr Tagebuch:
    - Alles, was Sie noch beschäftigt oder Ihnen Sorgen macht, alle To-dos.
    - Etwas, das Sie am heutigen Tag erreicht haben.
    - Etwas, das Sie am heutigen Tag glücklich gemacht hat.
  - Schreiben Sie auf, welche Fortschritte Sie am heutigen Tag gemacht haben.

- 30 Minuten vor dem Schlafengehen:
  - Gehen Sie einer beruhigenden Aktivität nach, wie etwa:
    - Hören Sie entspannende Musik.

- Hören Sie eine Meditationsanweisung.
- Schauen Sie sich ASMR-Videos an (*Autonomous Sensory Meridian Response*).
- Meditieren Sie.
- Nehmen Sie ein warmes Bad oder duschen Sie warm.
- Zünden Sie ein paar Kerzen an.
- Cremen Sie sich mit Bodylotion ein.
- Lassen Sie sich von Ihrem Partner die Füße massieren oder massieren Sie sich selbst.

Was der eine als beruhigend empfindet, kann für die andere eher störend sein. Das ist sehr persönlich. Finden Sie das Ritual, das zu Ihnen am besten passt.

- Fünf Minuten vor dem Schlafengehen-
- Schalten Sie das Licht aus-
- Legen Sie sich ins Bett.

Woche 1: Schlafrituale – Fortschritte

Tragen Sie in der folgenden Tabelle die Uhrzeit ein, zu der Sie am jeweiligen Tag das Ritual beendet haben. Sollten Sie das Ritual an einem Tag übersprungen haben, dann schreiben Sie ein X in den vorgesehenen Kasten. Notieren Sie, was Ihnen wichtig erscheint: was funktioniert hat, was nicht, wie Sie sich dabei gefühlt, warum Sie ein Ritual nicht ausgeführt haben und so weiter. In das Notizbuch auf Ihrem Nachttisch können Sie weitere Anmerkungen schreiben. Konzentrieren Sie sich auf die Faktoren, die Ihren Schlaf beeinflussen. Halten Sie fest, wann

Sie aufwachen und wann Sie schlafen gehen. Es ist zudem hilfreich zu schätzen, zu welcher Uhrzeit Sie eingeschlafen sind.

Woche 1	**Schlaf**	**Aufwachen**	**Ritual »Aufstehen«**	**Ritual »Strahlen«**	**Ritual »Zurückziehen«**	**Schlafen gehen**	**Einschlafen**
Mo	Zeit						
	Notizen						
Di	Zeit						
	Notizen						
Mi	Zeit						
	Notizen						
Do	Zeit						
	Notizen						
Fr	Zeit						
	Notizen						
Sa	Zeit						
	Notizen						
So	Zeit						
	Notizen						

Woche 2 – Stress

Sind wir permanent gestresst, dann ist es praktisch nicht möglich, klar zu denken oder sich zu konzentrieren. Selbst die einfachsten Entscheidungen können uns dann vollkommen überfordern. Wir werden vergesslich, sind mit den Gedanken woanders und können nur schwer neue Informationen aufnehmen.

Ihre Mission in dieser zweiten Woche des Programms ist es, zu lächeln, zu lachen, Spaß zu haben und sich bewusst zu bemühen, im Hier und Jetzt zu sein. Das klingt doch ganz gut, oder? Es geht in dieser Woche um das Einführen und Integrieren von effektiven Strategien zum Umgang mit Stress in Ihrem Alltag, sodass die zu ganz natürlichen Gewohnheiten werden. Das wird Ihrem Gehirn guttun, und der Gehirnnebel wird sich lichten, wenn Sie ganz im Augenblick leben, viel lächeln und lachen und regelmäßig sowie ausreichend schlafen.

Ausreichend und regelmäßig regenerativen Schlaf zu bekommen ist der erste wichtige Schritt auf dem Weg zu einem gesunden Umgang mit Stress. Praktizieren Sie daher weiter die Rituale »Aufstehen«, »Strahlen« und »Zurückziehen« aus Woche 1 und achten Sie hierbei besonders auf die stressabbauenden Effekte. Natürlich können Sie jederzeit, sobald Sie sich ängstlich oder panisch fühlen, die 16-Sekunden-Meditation anwenden.

Leiden Sie derzeit unter chronischem Stress, dann sorgen Sie für Abhilfe, indem Sie jetzt besonders viel investieren, Ihr Stresssystem wieder ins Gleichgewicht zu bringen. Dies gelingt durch Selbstgespräche, die Ihr denkendes Gehirn aktivieren, das wiederum mit Ihrem emotionalen Gehirn kommuniziert und Ihrer Amygdala gut zuredet, sodass die überhöhte Alarmbereitschaft und die permanente, irrationale Angst verschwinden.

Lesen Sie Kapitel 2 noch einmal, wenn Sie das Bedürfnis haben, und machen Sie die folgenden Schritte:

- Entrümpeln Sie Ihr Gehirn.
- Entrümpeln Sie Ihre Umgebung.
- Organisieren Sie Ihr Umfeld besser.
- Beseitigen Sie Ablenkungen.
- Suchen Sie Unterstützung.
- Nehmen Sie sich Zeit, um sich mit Ihren Stressoren auseinanderzusetzen.
- Suchen Sie sich, falls nötig, professionelle Hilfe.

Legen Sie einen bestimmten Zeitpunkt in der Woche oder bei Bedarf gar täglich fest, an dem Sie sich Ihrem chronischen Stress und dessen Beseitigung widmen.

Aoife, die an Multipler Sklerose leidet, erzählte mir, dass sie nach der Diagnose nur noch an die Krankheit und an all die schrecklichen Dinge denken konnte, die mit ihrem Körper, ihrem Gehirn und ihrem Leben geschehen würden. Diese Panik fraß sie förmlich auf. Nach einem meiner Vorträge beschloss sie, ihre MS-Sorgen auf Dienstagnachmittag zwischen 15 und 16 Uhr zu legen. Sofern sie sich zu einem anderen Zeitpunkt Sorgen oder Gedanken wegen ihrer Krankheit machte, machte sie sich lediglich eine mentale Notiz, sich am Dienstag damit zu befassen. Sie können ebenfalls so vorgehen. Planen Sie eine Stunde ein, in der Sie Ihre Sorgen aufschreiben. Verschaffen Sie sich einen klaren Überblick darüber, was bei Ihnen Stress auslöst und warum. Dann überlegen Sie, was Sie daran ändern können und was nicht. Falls es nicht in Ihrer Hand liegt, dann arbeiten Sie daran, diese Umstände zu akzeptieren. Falls Sie etwas gegen die Stressoren tun können, erarbeiten Sie einen Plan zu ihrer Beseitigung und setzen Sie ihn um.

Ein irisches Sprichwort lautet: »Lachen und lange schlafen sind die zwei besten Heilmittel für alles.« Ich liebe es, wenn die Neurowissenschaft alte, weise Worte bestätigt.

Woche 2: Stressrituale

RITUAL »LÄCHELN«

Das Ziel dieses Rituals besteht darin, mehr zu lächeln und weniger gestresst zu sein. Lachen und Lächeln reduzieren nicht nur Stress, sondern stärken auch das Immunsystem. Wenn Sie sich verstärkt auf das Hier und Jetzt konzentrieren, dann verbessert sich Ihre Konzentrationsfähigkeit, und Sie werden effektiver mit Stress umzugehen lernen. Falls Sie das Gefühl haben, es ist eine Ewigkeit her, dass Sie gelächelt, gelacht oder einfach Spaß gehabt haben, dann ist das kein Grund zur Sorge, denn das geht uns allen irgendwann im Leben so, insbesondere in stressbehafteten Zeiten. Doch Lächeln, Lachen und Spaß haben sind im Grunde ganz einfache Entscheidungen, die wir treffen. Entscheiden wir uns also ganz bewusst und aktiv dafür, jeden Tag zu lächeln, zu lachen und Spaß zu haben, dann entstehen daraus Gewohnheiten. Verhalten Sie sich so, wie Sie sich fühlen wollen, und schon bald fühlen Sie sich tatsächlich so!

- Lächeln Sie ...
  - ... wenn Sie aufwachen,
  - ... wenn Sie auf die Toilette müssen,
  - ... wenn Sie duschen,
  - ... wenn Sie in den Spiegel schauen,
  - ... wenn Sie Tee oder Kaffee kochen,
  - ... wenn Sie sich zum Essen an den Tisch setzen,
  - ... wenn Sie jemand anders grüßen,
  - ... wenn Sie Sport treiben.
- Finden Sie täglich mindestens einen Grund zu lachen.
- Machen Sie täglich mindestens eine Sache, die Ihnen Spaß macht.
- Leben Sie im Hier und Jetzt.

Vorschläge für mehr Lächeln und weniger Stress in Ihrem Alltag:

- Planen Sie ein schönes Event, das Ihnen das Gefühl gibt, jemand Besonderer zu sein.
- Kleben Sie ein paar Notizzettel mit lustigen Sprüchen oder Witzen an den Kühlschrank, Spiegel oder auf den Laptop.
- Beginnen Sie damit, lustige Sprüche, Comics, Memes oder Videos, die Sie zum Lachen bringen, zu sammeln, entweder digital auf Ihrem Computer oder Mobiltelefon oder in Papierform in einer Mappe oder in einer Schachtel. So haben Sie immer einen Vorrat, auf den Sie ab und an zurückgreifen können, wenn Sie einen Grund zum Lachen brauchen, oder – noch besser – den Sie anderen zeigen können. Denn Lachen ist ansteckend.

- Suchen Sie sich eine lustige Aktivität aus, zu der Sie normalerweise zu müde sind, und machen Sie diese trotzdem.
- Machen Sie etwas, das Sie als Kind gern getan haben, wie etwa in Pfützen zu springen.
- Tanzen Sie so, als würde Ihnen niemand zuschauen.
- Verstellen Sie Ihre Stimme auf lustige Art und Weise.
- Verbringen Sie Zeit mit Menschen, die Sie zum Lachen bringen.
- Lachen Sie laut über die Witze oder Sprüche Ihrer Kinder, auch wenn Sie sie eigentlich schon auswendig kennen.
- Schauen Sie einen lustigen Film an.
- Hören Sie den Podcast eines Comedian.
- Schauen Sie Ihre Lieblingsfolge von *Friends* an.
- Nehmen Sie einen Gegenstand aus Ihrem Wohnzimmer in die Hand, schauen Sie ihn genau an, spüren Sie sein Gewicht und seine Textur und nehmen seinen Geruch wahr.
- Schließen Sie 30 Sekunden lang die Augen und zählen Sie, wie viele verschiedene Geräusche Sie hören.
- Achten Sie auf Ihre Umgebung. Was können Sie sehen und hören? Spüren Sie, wie sich Ihr Stuhl oder der Boden unter Ihren Füßen anfühlt.
- Lernen Sie jeden Tag einen neuen Witz auswendig.
- Erzählen Sie jeden Tag einen Witz.
- Versuchen Sie zu sehen, wie schön die Welt um Sie herum ist. Sie werden erstaunt sein, in welch simplen Dingen Sie Schönheit entdecken, sobald Sie sich erst einmal darauf einlassen.

- Seien Sie bei allen täglichen Ritualen präsent, im Hier und Jetzt.
- Nehmen Sie sich einen Moment Zeit und achten Sie auf Ihre Atmung.
- Spielen Sie gemeinsam mit Ihren Kindern oder Haustieren, erzählen Sie Ihrem Wellensittich Witze.

Woche 2: Stressrituale – Fortschritte

Dokumentieren Sie in dieser Woche folgende Punkte in der unten stehenden Tabelle:

Lächeln: Notieren Sie, wie oft Sie heute gelächelt haben, und ergänzen Sie, wie sich das anfühlte.

Ansteckung: Notieren Sie, wie viele andere Menschen Sie zum Lächeln oder Lachen gebracht haben.

Lachen: Notieren Sie, wie oft Sie heute gelacht haben und warum.

Spaß: Schreiben Sie auf, was Sie heute bewusst getan haben, weil es Spaß macht. Notieren Sie außerdem, wann im Verlauf des Tages Sie unerwarteterweise Spaß hatten.

Hier und Jetzt: Notieren Sie die Aktivität, die Sie voll konzentriert und bewusst ausgeführt haben, und schreiben Sie auf, wie es sich anfühlte, etwas ganz bewusst und im Hier und Jetzt zu tun.

Anderes: Notieren Sie hier alle anderen Dinge, die Sie getan oder abgeschafft haben, um besser mit Stress umzugehen.

Halten Sie zusätzlich zu diesen Aspekten auch Ihre Schlafrituale in der übernächsten Tabelle fest.

Woche 2	**Stress**	**Lächeln**	**Ansteckung**	**Lachen**	**Spaß**	**Hier und Jetzt**	**Anderes**
Mo	Frequenz: Aktivität: Notizen:						
Di	Frequenz: Aktivität: Notizen:						
Mi	Frequenz: Aktivität: Notizen:						
Do	Frequenz: Aktivität: Notizen:						
Fr	Frequenz: Aktivität: Notizen:						
Sa	Frequenz: Aktivität: Notizen:						
So	Frequenz: Aktivität: Notizen:						

Woche 2	**Schlaf**	**Aufwachen**	**Ritual »Aufstehen«**	**Ritual »Strahlen«**	**Ritual »Zurück-ziehen«**	**Schlafen gehen**	**Einschlafen**
Mo	Zeit						
	Notizen						
Di	Zeit						
	Notizen						
Mi	Zeit						
	Notizen						
Do	Zeit						
	Notizen						
Fr	Zeit						
	Notizen						
Sa	Zeit						
	Notizen						
So	Zeit						
	Notizen						

Woche 3 – Bewegung

Wird unser Gehirn nicht herausgefordert, schrumpft es mit jedem Jahr, die Hirnfunktionen nehmen ab. Ohne körperliche Betätigung gefährden wir unser Herz-Kreislauf-System, das System, das unser Gehirn mit Sauerstoff und Nährstoffen versorgt. Fordern wir unser Gehirn regelmäßig heraus und treiben regelmäßig Sport, dann stellen wir damit sicher, dass unser Gehirn über die nötigen Ressourcen verfügt und dass es ausreichend Sauerstoff und Nährstoffe bekommt, um besser, schneller und klarer denken zu können.

Ihre Mission in dieser dritten Woche lautet: Geben Sie Ihr Bestes und fordern Sie Ihren Körper und Ihren Kopf heraus! Schaffen Sie mental und körperlich anspruchsvolle Rituale in Ihrem Alltag, während Sie weiterhin Ihre Schlaf- und Stressrituale beibehalten und pflegen. Nehmen Sie sich Zeit, um Ihre Fortschritte der ersten zwei Wochen zu würdigen.

Wenn Sie kein Fan von Sport sind und sich nur schwer motivieren können, Sport zu treiben, dann schauen Sie sich an, welche Auslöser und Belohnungen Sie an Tag 1 (Planungstag) festgelegt haben, und vergessen Sie nicht, ein Verlangen für Ihre Bewegungseinheiten zu kultivieren. Lesen Sie Kapitel 9 erneut, wenn Sie praktische Tipps brauchen, um in Sachen Bewegung erfolgreich zu sein. Jede Form von Bewegung tut Ihrem Kopf und Körper gut.

Berücksichtigen Sie auch in dieser Woche Ihre natürlichen Rhythmen. Allein den Zeitpunkt der körperlichen Aktivität zu verschieben (auf früher oder später im Verlauf des Tages, je nachdem, wann Sie wacher sind), kann einen großen Unterschied machen. Nutzen Sie diese Gelegenheit, um das Timing der Rituale aus den ersten zwei Wochen womöglich zu optimieren.

Fällt es Ihnen schwer, gewohnheitsmäßig Sport zu treiben, dann kann das ganz einfach daran liegen, dass Ihnen die Sportart keine Freude bereitet. Suchen Sie sich etwas, das Spaß macht, aber mit Bewegung zu tun hat. Seien Sie kreativ. Stacheln Sie Ihren Ehrgeiz an. Vielleicht motiviert es sie, mit anderen Menschen gemeinsam Sport zu treiben, nehmen Sie an Gruppenkursen teil, suchen Sie sich einen privaten Trainer oder praktizieren Sie einen Mannschaftssport.

Wenn es darum geht, unser Gehirn herauszufordern, dann ist es absolut entscheidend, dass wir etwas tun, das wir lieben. Schaffen Sie es nicht, für Herausforderungen zu sorgen, dann versuchen Sie, die Gründe dafür zu finden. Kann es sein, dass Sie noch aus der Schulzeit eine Abneigung gegenüber Lernen hegen? Haben Sie vielleicht Angst davor, neue Dinge auszuprobieren? Setzen Sie sich mit diesen Ängsten auseinander. Denn nur so machen Sie Fortschritte. Ihr Gehirn herauszufordern und neue Dinge zu lernen sollte schließlich Spaß machen. Herausforderung bedeutet nicht, dass man sie nicht genießen kann. Lernen lohnt sich immer.

Körperliche Betätigung und kognitive Herausforderungen können mit anderen Aspekten aus Ihrem Leben kombiniert werden. Wenn Sie dem 30-Tage-Programm folgen, dann werden Sie schnell merken, dass viele tägliche Rituale mehrere Aspekte behandeln. So kann ein Mannschaftssport, der Ihnen Spaß macht, eine Gelegenheit sein, Stress abzubauen und mit anderen Menschen zu lachen, während die körperliche Anstrengung den Schlaf verbessert und, je nach Sportart, der taktische Anspruch eine kognitive Herausforderung darstellt.

Ihren Herausforderungen sollten keine Grenzen gesetzt sein, im Gegenteil: Reizen Sie etwaige Grenzen aus. Eine Sportart, bei der die körperliche Anstrengung Ihrer Fitness entspricht, ist eine sichere Sache, egal in welchem Alter. Körperlich fitte Menschen haben ein niedrigeres Verletzungsrisiko als solche, die nicht regelmäßig körperlich aktiv sind. Achten Sie bei sportlichen Aktivitäten auf angemessene Schutzkleidung und Sicherheitsmaßnahmen und sprechen Sie mit Ihrem Arzt, wenn Sie eine neue Sportart aufnehmen möchten, vor allem, wenn Sie:

- über fünfzig sind und intensiven Sport nicht gewohnt sind;
- an einer chronischen Erkrankung leiden, wie Diabetes, Herzerkrankung oder Arthritis;
- Schmerzen oder Druck in der Brust spüren, Schwindelgefühle oder Gelenkschmerzen haben.

Können Sie aufgrund von chronischen Erkrankungen, Mobilitätsbeschränkungen oder einer degenerativen Erkrankung nicht die empfohlene Menge an körperlicher Aktivität ausüben, dann tun Sie einfach das, was für Sie möglich ist. Seien Sie kreativ und überlegen Sie, welche Alternativen infrage kommen. Könnte zum Beispiel Trommeln eine Option sein? Recherchieren Sie online oder fragen Sie Ihren Arzt, ob er Vorschläge dafür hat, was Sie im Rahmen Ihrer Grenzen tun können. Beginnen Sie langsam und steigern Sie das Aktivitätslevel nach und nach. Dies gilt insbesondere, wenn Sie längere Zeit nicht mehr aktiv waren.

Woche 3: Bewegungsrituale

RITUAL »SICH BEWEGEN«

Wenn Sie Körper und Gehirn trainieren, ist es überaus wichtig, dass Sie Ihre Ausgangslage kennen und akzeptieren und sich realistische Ziele setzen, die Sie in kleinen, überschaubaren Schritten erreichen. Messen Sie Ihre Fortschritte in Bezug auf Ihre Ausgangslage, nicht im Verhältnis zum zu erreichenden Ziel. Wenn Sie nie gelaufen sind, ist es überhaupt nicht hilfreich, dass Sie sich mit jemandem vergleichen, der täglich zehn Kilometer läuft, sondern dann sind täglich zehn Minuten am Stück bereits ein großer Erfolg, der Ihrem Gehirn guttut. Denken Sie dran: Ihr Ziel, den Gehirnnebel zu lichten, ist viel wichtiger, als einen Marathon zu laufen.

Sowohl körperliche als auch mentale Aktivität hilft Ihnen, Ihre Gehirnfunktionen zu steigern und Brain Fog zu besiegen. Zudem macht Sie ein Leben voller Herausforderungen und neuer Erlebnisse und Erfahrungen glücklicher und zufriedener.

Herausforderungen für das Gehirn:

- Absolvieren Sie an mindestens fünf Tagen pro Woche 30 Minuten lang eine mental stimulierende Aktivität (Vorschläge weiter unten).
- Probieren Sie jeden Tag etwas Neues aus – nehmen Sie einen anderen Weg zur Arbeit, gehen Sie in ein neues Café, probieren Sie anderes Essen.
- Lernen Sie jeden Tag etwas.

- Wählen Sie für die mental anspruchsvolle Aktivität eine Tageszeit aus, zu der Sie besonders wach und aufmerksam sind:
  - Früher Morgen
  - Vormittag
  - Mittagszeit
  - Nachmittag
  - Früher Abend

Vorschläge für Gehirntraining

- Fordern Sie sich heraus und lernen Sie:
  - Skateboarden
  - Einen Schal stricken
  - Ein Porträt zeichnen
  - Einen Knopf an ein Hemd nähen
  - Ein Kleid nähen
  - Schwimmen
  - Formationstanz
  - Spanisch sprechen
  - Autos reparieren
  - Sich professionell schminken
  - Ihre Haare in modischen Locken oder Wellen legen
  - Eine neue App benutzen
  - Excel benutzen
  - Programmieren
  - Gärtnern
  - Kochen
  - Backen
  - Oder überlegen Sie sich selbst etwas – die Möglichkeiten sind endlos!

- Machen Sie etwas Kreatives:
  - Kreieren Sie ein Kunstwerk, gebrauchen Sie dazu Stifte, Farben oder auch Ihr Smartphone.
  - Schreiben Sie ein Gedicht, eine Kurzgeschichte, ein Lied oder einen anderen Text.
  - Machen Sie selbst ein Blumenarrangement.
  - Lesen Sie Tipps zum Fotografieren und informieren Sie sich über bestimmte Techniken, um bessere Fotos mit Ihrem Smartphone zu machen.
- Erweitern Sie heute Ihr Faktenwissen und geben Sie dieses an jemand anders weiter. Erzählen Sie dieser Person auch, warum sie das wissen sollte.
- Wenn Sie bereits puzzeln, dann fordern Sie sich heraus, indem Sie ein schwierigeres Puzzle wählen oder sich ein Zeitlimit für die Fertigstellung eines nicht so schwierigen Puzzles setzen.
- Spielen Sie ein Strategiespiel wie Schach.
- Informieren Sie sich über etwas oder jemanden aus einer anderen Kultur, aus einer anderen Ethnie oder mit einem anderen Hintergrund.
- Besuchen Sie ein Museum, eine Galerie, ein historisches Gebäude oder eine Ausstellung.
- Lesen Sie ein Gedicht oder einen Liedtext und versuchen Sie, den Text zu interpretieren.
- Lernen Sie ein Lied, ein Gedicht, eine Rede oder ein Zitat auswendig.
- Merken Sie sich die Haltestellen auf dem Weg zur Arbeit und versuchen Sie diese, auf dem Heimweg abzurufen.

- Merken Sie sich die Namen der Eltern von den Mitschülern Ihrer Kinder.
- Lesen Sie eine Rubrik in der Zeitung, die Sie sonst nicht lesen würden.
- Hören Sie einen neuen Radiosender.
- Hören Sie einen anderen Musikstil.
- Lesen Sie ein Buchgenre, das Sie normalerweise nicht lesen würden.
- Treten Sie einem Literaturzirkel oder Lesetreff bei, mit Freunden oder online, wo Sie das Gelesene besprechen und analysieren.
- Unterhalten Sie sich mit jemandem, mit dem Sie zuvor noch nie gesprochen haben.
- Probieren Sie etwas außerhalb Ihrer Komfortzone aus.
- Probieren Sie eine neue Gemüsesorte.
- Probieren Sie ein neues Restaurant aus.
- Probieren Sie ein neues Rezept aus.
- Probieren Sie ein Lebensmittel, das Sie noch nie zuvor gegessen haben.
- Bestellen Sie in Ihrem Stammrestaurant mal etwas anderes von der Speisekarte.
- Sortieren Sie Ihre Garderobe nach Farbe, Stil oder nach der Häufigkeit, mit der Sie ein Kleidungsstück tragen.
- Tun Sie irgendetwas, das Sie noch nie zuvor getan haben.
- Machen Sie zur Mittagszeit mal etwas Ungewöhnliches.
- Gehen Sie in der Nähe Ihres Zuhauses oder Ihres Arbeitsplatzes zu einem neuen Ort, an dem Sie noch nie zuvor waren.
- Probieren Sie einen neuen Weg zur Arbeit aus.

- Ändern Sie Ihre Laufrunde.
- Beginnen Sie mit einer neuen Sportart oder probieren Sie eine neue Technik in einer Sportart aus, die Sie bereits praktizieren.
- Beginnen, planen und realisieren Sie ein Heimwerker- oder Gartenprojekt.
- Lernen Sie die Namen der Pflanzen in Ihrem Garten.
- Basteln Sie Grußkarten.

Zudem empfehle ich Ihnen, Ihr Gehirn langfristig herauszufordern, und zwar permanent. Hier habe ich einige Optionen zusammengestellt, mit denen dies gelingt:

- Wecken Sie Ihre Neugier (erneut):
  - Machen Sie eine Liste mit Dingen, die Sie schon immer fasziniert haben, und nehmen Sie sich vor, mehr über sie zu erfahren.
  - Diversifizieren Sie Ihre Interessen.
  - Seien Sie neugierig in Bezug auf andere Kulturen, Standpunkte und Weltsichten.

- Bilden Sie sich weiter:
  - Besuchen Sie Abendkurse, die Sie interessieren.
  - Schreiben Sie sich bei einem MOOC (*Massive Open Online Class*) gratis ein.
  - Studieren Sie noch einmal und erlangen Sie eine Qualifikation oder einen Abschluss in einem Fach, das Sie interessiert.

- Bringen Sie Ihr Hobby auf das nächste Level:
  - Nehmen Sie ein längst vergessenes Hobby wieder auf.
  - Beginnen Sie ein neues Hobby.
  - Bringen Sie Ihr aktuelles Hobby auf ein neues Level.

Trainieren Sie Ihren Körper:

- Die offiziellen Gesundheitsempfehlungen legen wöchentlich mindestens 150 Minuten moderate körperliche Aktivität (Radfahren, rasches Gehen oder einen Rasenmäher schieben) oder 75 Minuten anstrengende körperliche Aktivität (Joggen, Laufen, schnell oder bergauf Radfahren, Treppen steigen, Fußball, Rugby, Volleyball usw. spielen) nahe. Dieses Wochenziel kann man auf verschiedene Weisen erreichen: Sie können moderate und anstrengende Aktivitäten an zwei oder mehr Tagen mischen oder, wenn Ihnen das lieber ist, Ihr Wochenziel innerhalb eines Tages erreichen. Ich würde Ihnen jedoch empfehlen, jeden Tag körperlich aktiv zu sein. Selbst wenn es nur fünf Minuten sind.
- Denken Sie daran, dass Sie körperliche Aktivität in Ihre tägliche Routine integrieren können, indem Sie beispielsweise zur Arbeit oder zum Fitnessstudio laufen, die Treppe nehmen oder im Haus oder Garten arbeiten.
- Es ist wichtig, dass Sie an mindestens zwei Tagen pro Woche Kraft- oder Gewichtstraining machen. Trainieren Sie verschiedene Muskelgruppen an verschiedenen Tagen, zum Beispiel Beine, Hüfte und Rücken an einem, Bauch, Brust, Schultern und Arme an einem anderen Tag.

- Unterbrechen Sie längere Zeiträume, in denen Sie inaktiv sind, und reduzieren Sie die Zeit, die Sie sitzend oder liegend verbringen.
- Versuchen Sie jede Woche, Ihr Gleichgewicht zu trainieren, indem Sie auf einem Bein stehen. Wenn das gelingt, können Sie das eine Bein vielleicht zur Seite oder nach hinten ausstrecken (vergessen Sie nicht, das alternierend zu tun). Setzen Sie vorsichtig einen Fuß vor den anderen und gehen so eine imaginäre gerade Linie entlang, als würden Sie auf einem Seil laufen. Setzen Sie sich mehrere Male hintereinander auf einen Stuhl und stehen Sie wieder auf, ohne Ihre Hände zum Abstützen zu gebrauchen.
- Wählen Sie die Tageszeit für den Großteil Ihrer sportlichen Übungen aus, die Ihnen am besten passt.

Woche 3: Bewegungsrituale – Fortschritte

Halten Sie in Woche 3 neben Ihren Schlaf- und Stressritualen folgende Punkte in der unten stehenden Tabelle fest:

Herausforderung: Notieren Sie, wie lange (in Minuten) Sie die Ihr Hirn herausfordernde Aktivität ausgeübt haben. Beschreiben Sie diese und notieren Sie, wie Sie sich dabei gefühlt haben.

Veränderung: Notieren Sie alle neuen Erfahrungen – auch die kleinen, wie das Probieren einer neuen Gemüsesorte, das Wahrnehmen eines neuen Geruchs, das Hören eines neuen Radiosenders, das Ausprobieren eines neuen Arbeitsweges und so weiter.

Lernen: Notieren Sie etwas Neues, das Sie heute gelernt haben.

Aerobes Training: Notieren Sie die Intensität und Dauer der aeroben Aktivitäten, die Sie ausgeübt haben. Schreiben Sie auch auf, welche Form von Training Sie in Ihre tägliche Routine integriert haben.

Resistenztraining: Notieren Sie Art und Dauer Ihres Resistenztrainings.

Stehen: Schätzen Sie, wie lange Sie heute saßen und standen; notieren Sie, wie lange Sie heute Ihr Gleichgewicht trainiert haben.

Woche 3	Training	Herausforderung	Veränderung	Lernen	Aerobes Training	Resistenztraining	Stehen
Mo	Frequenz: Aktivität: Notizen:						
Di	Frequenz: Aktivität: Notizen:						
Mi	Frequenz: Aktivität: Notizen:						
Do	Frequenz: Aktivität: Notizen:						
Fr	Frequenz: Aktivität: Notizen:						
Sa	Frequenz: Aktivität: Notizen:						
So	Frequenz: Aktivität: Notizen:						

Woche 3	Stress	Lächeln	Ansteckung	Lachen	Spaß	Hier und Jetzt	Anderes
Mo	Frequenz: Aktivität: Notizen:						
Di	Frequenz: Aktivität: Notizen:						
Mi	Frequenz: Aktivität: Notizen:						
Do	Frequenz: Aktivität: Notizen:						
Fr	Frequenz: Aktivität: Notizen:						
Sa	Frequenz: Aktivität: Notizen:						
So	Frequenz: Aktivität: Notizen:						

Woche 3	**Schlaf**	**Aufwachen**	**Ritual »Aufstehen«**	**Ritual »Strahlen«**	**Ritual »Zurückziehen«**	**Schlafen gehen**	**Einschlafen**
Mo	Zeit						
	Notizen						
Di	Zeit						
	Notizen						
Mi	Zeit						
	Notizen						
Do	Zeit						
	Notizen						
Fr	Zeit						
	Notizen						
Sa	Zeit						
	Notizen						
So	Zeit						
	Notizen						

Woche 4: Ernährung

Unser Gehirn ist auf uns angewiesen. Geben wir ihm nutzloses Zeug zu essen, dann dürfen wir uns nicht wundern, dass es ebenfalls nutzloses Zeug hervorbringt. Deshalb sollten wir uns und unser Gehirn mit Respekt behandeln und gesund essen. Ihr Auftrag in der vierten Woche des Programms ist es, einem unkomplizierten, mediterranen Speiseplan zu folgen. Nehmen Sie sich vor, von nun an nur noch frische, gesunde Lebensmittel zu essen, denn schließlich sind Sie sich das wert. Sehen Sie jede Mahlzeit als Chance, Ihrem Gehirn mit der richtigen Ernährung etwas Gutes zu tun.

Inzwischen sollten sich Ihre Schlaf- und Stressrituale weniger mühsam anfühlen; vielleicht machen Ihnen Bewegung und Herausforderungen ja bereits Spaß. Falls nicht, bleiben Sie dennoch am Ball, denn wenn Sie Ihr Gehirn und Ihren Körper weiter trainieren und herausfordern, dann werden sich schon bald erste Erfolge zeigen.

Woche 4: Ernährungsrituale

RITUAL »ESSEN«

Ziel dieser Rituale ist es, zu gewährleisten, dass Ihr Gehirn die von ihm benötigten Nährstoffe zur richtigen Zeit erhält, um die Homöstase aufrechtzuerhalten und optimale Leistungen zu erbringen, sodass Sie schneller, besser und klarer denken können. Am besten gelingt dies mit regelmäßigen Essenszeiten und einer mediterranen Ernährungsweise, mit vielen Lebensmitteln, die Entzündungen, oxidativen Stress und Insulinresistenz reduzieren. Ein solcher Speiseplan ist ziemlich simpel und übersichtlich; es gibt also keinen Grund, warum Sie nicht sofort Ihre Ernährung umstellen sollten. Am Ende dieses Kapitels finden Sie eine Auswahl meiner Lieblingsrezepte. Zudem habe ich kleine Abwandlungen notiert, die Sie an Ihrem aktuellen Speiseplan vornehmen können, wenn Sie lieber nach und nach eine mediterrane Ernährung einführen möchten. Nehmen Sie mit jeder Mahlzeit Proteine (zum Beispiel Fisch, Geflügel, kleine Portionen mageres Fleisch, Eier, Käse, Bohnen, Nüsse) zu sich, dann stärken diese Ihre Energiereserven und sorgen dafür, dass Sie tagsüber konzentrationsfähig bleiben. Achten Sie darauf, dass eine Portion proteinhaltiger Lebensmittel 100 Gramm nicht überschreitet.

So bauen Sie Ihr Ernährungsritual auf:

- Nehmen Sie jeden Morgen zur selben Zeit Ihr Frühstück ein:

- Ein gesundes Frühstück enthält sowohl Proteine als auch Antioxidantien (etwa Obst und Gemüse, wie Blaubeeren, Äpfel, Spinat und Broccoli).

- Essen Sie jeden Tag zur selben Zeit zu Mittag.
  - Vermeiden Sie Sandwiches und vorverpacktes Essen, das viele Konservierungsstoffe enthält.
  - Essen Sie lieber eine selbst gekochte Suppe, einen bunten Salat oder eine Mischung aus Gemüse, Obst und frischem Fisch oder Geflügel.

- Essen Sie jeden Tag zur selben Zeit zu Abend.
  - Versuchen Sie mindestens zwei bis drei Stunden vor dem Schlafengehen mit dem Abendessen fertig zu sein. So hat Ihr Körper ausreichend Zeit, um zu verdauen; Sie vermeiden damit Sodbrennen, was Ihren Schlaf stören könnte. Untersuchungen zeigen, dass Kortisol- und Zuckerspiegel im Blut ansteigen und die Fettverbrennung nachlässt, wenn man erst um 22 Uhr zu Abend isst statt um 18 Uhr.
  - Versuchen Sie, abends möglichst fettarme, proteinreiche Lebensmittel und viel Gemüse zu essen.
  - Wenn Sie keine Zeit zum Abendessen hatten oder spät essen müssen, dann greifen Sie auf Lebensmittel zurück, die eine beruhigende Wirkung auf den Körper und Stoffwechsel haben, wie magere Proteine (Truthahn, Huhn oder Fisch), denn diese erhöhen die Serotoninspiegel und machen Sie schläfrig. Alternativ können Sie diese Lebensmittel auch mit komplexen Kohlenhydraten kombinieren, wie etwa Vollkorn-

crackern oder braunem Reis (etwa eine Stunde vor dem Schlafengehen). Wenn Sie ein paar Basilikumblätter hinzugeben oder eine Handvoll Walnüsse, Mandeln oder Cashewnüsse essen, dann erhöht das ebenfalls den Serotoninspiegel und hilft Ihnen, sich zu entspannen.

- Wenn Sie gern knabbern, dann entscheiden Sie sich für gesunde Snacks wie Beeren, Avocado-Toast, geröstete Kürbiskerne, Sonnenblumenkerne, Paprikastücke oder Karotten mit Humus und Nüssen. Vermeiden Sie allerdings gesalzene Nüsse.

Essen: Empfohlen

- Halten Sie sich an einen mediterranen Speiseplan, denn dieser bekämpft Entzündungen, oxidativen Stress und Insulinresistenz.
- Essen Sie reichlich grünes Blattgemüse.
- Essen Sie reichlich buntes Obst und Gemüse, Hülsenfrüchte, Bohnen, Vollkornprodukte, Nüsse, Samen und magere, hochwertige Proteine.
- Essen Sie Lebensmittel, die reich an Omega-3-Fettsäuren sind, wie Lachs, Thunfisch, dunkles Blattgemüse, Leinöl und Leinsamen.
- Essen Sie entzündungshemmende Lebensmittel wie Blaubeeren, rote und violette Beeren und Trauben, Äpfel, Broccoli, Grünkohl, Tomaten, gelbe Zwiebeln und Schalotten, Blattgemüse, öligen Fisch, Leinöl und Leinsamen.

- Essen Sie Vitamin-D-haltige Lebensmittel wie Lachs, Thunfisch, Scholle, Eier, angereicherte Zerealien und Milch.
- Gebrauchen Sie vorwiegend Olivenöl.
- Trinken Sie reichlich Wasser.
- Essen Sie gemeinsam mit anderen. Schließlich geht es beim Essen nicht nur um die nährenden Effekte, sondern es handelt sich um ein soziales Ereignis, bei dem Sie Ihr Gehirn stimulieren, sich unterhalten und lachen können.

Einige kleine Veränderungen, wenn Sie Ihren Speiseplan lieber nach und nach umstellen möchten:

- Legen Sie einen Tag ein, an dem Sie keinerlei verarbeitete Lebensmittel essen.
- Lesen Sie die Liste der Bestandteile der Nahrungsmittel und achten Sie dabei besonders auf den Natriumgehalt.
- Legen Sie einen snackfreien Tag ein.
- Legen Sie einen zuckerfreien Tag ein. Achten Sie auf die Inhaltsstoffe auf den Etiketten.
- Versuchen Sie, abends nach 19 Uhr nichts mehr zu essen.
- Wenn Sie Übergewicht haben, dann versuchen Sie, Ihre Portionen heute um zehn Prozent zu reduzieren.
- Trinken Sie ausreichend, entsprechend Ihrem BMI.
- Essen Sie heute eine Portion bunter Obstsorten.
- Essen Sie heute eine Portion dunkles Blattgemüse.
- Verwenden Sie heute mehr Zeit auf das Kochen als auf das Essen.
- Ersetzen Sie heute einen typischen Snack durch eine Portion zuckerarmes Obst, zum Beispiel Blaubeeren.

- Lesen Sie die Etiketten auf allen Lebensmitteln, die Sie heute essen.
- Legen Sie einen schokoladefreien Tag ein.
- Bereiten Sie heute mindestens eine gesunde Mahlzeit aus frischen Zutaten zu.
- Legen Sie einen alkoholfreien Tag ein.

Essen: Verboten

- Essen Sie keine verarbeiteten Lebensmittel wie Fertiggerichte, Mikrowellengerichte, salzige Snacks, Chips, industrielle Backwaren, Kuchen, Kekse, verarbeitetes Fleisch.
- Nehmen Sie keine Nahrungsergänzungspräparate ein, außer Ihr Arzt hat Ihnen diese aufgrund eines diagnostizierten Mangels verschrieben.
- Essen Sie keine salzreichen Lebensmittel wie geräuchertes oder gepökeltes Fleisch oder Fisch (zum Beispiel Speck, Würstchen oder Sardinen), keine Tiefkühlgerichte, gesalzenen Nüsse, verarbeiteten Käse, Fertigsaucen, Pizza, Croutons, salzigen Cracker, Dosen- oder Tütensuppen.
- Nehmen Sie keine zuckerreichen Lebensmittel oder Getränke zu sich wie Süßigkeiten, Kuchen, Schokolade und Kekse. Achten Sie außerdem auf Lebensmittel, die Sie auf den ersten Blick für gesund halten, wie Fruchtsäfte, Dosenobst in eigenem Saft, Knuspermüsli, Proteinriegel, fettarme Produkte wie Joghurt, Fertig-Pastasaucen, Fertigsuppen, Ketchup, Zerealien und Müsliriegel. Lesen Sie die Inhaltstoffe auf der Verpackung genau, denn diese Produkte können überraschend viel Zucker, sogar Zuckerzusätze als Geschmacksverstärker enthalten.

- Essen Sie nach dem Abendessen keine Snacks mehr.
- Verzichten Sie auf rotes Fleisch (Rind, Lamm, Schwein, Kalb, Wildbret und so weiter) sowie auf verarbeitetes Fleisch wie Salami, Speck, Würstchen, Pepperoniwurst, industriell verarbeiteten Truthahn oder Schinken. Geschnittener Truthahnbraten von der Fleischtheke ist in Ordnung.
- Verzichten Sie auf Weizenmehlprodukte wie Weißbrot und Pasta.
- Essen Sie keine gesättigten Fettsäuren, wie sie in fertigen Tartes oder Pies, in fettigem Fleisch (Lamm), in verarbeitetem Fleisch, in Vollmilchprodukten (Milch, Joghurt, Käse), in weißer Schokolade, Karamellbonbons, Kuchen und Keksen vorkommen.
- Wenn möglich, verzichten Sie komplett auf Alkohol. Wenn Sie nicht darauf verzichten können oder wollen, dann gilt:
  - Vermeiden Sie Alkoholgenuss nach 20 Uhr.
  - Legen Sie jede Woche mehrere alkoholfreie Tage ein.

Woche 4: Ernährungsrituale – Fortschritte

Halten Sie in dieser Woche mithilfe der folgenden Tabelle fest, wann Sie frühstücken, zu Mittag und zu Abend essen. Notieren Sie bei jeder Mahlzeit, was Sie gegessen haben, und auch, welche Snacks Sie zu sich genommen haben. Schreiben Sie dazu, wie Sie sich nach jeder Mahlzeit fühlten, mit Schwerpunkt auf Ihren Brain-Fog-Symptomen, Ihrer Stimmung und Ihrer Aufmerksamkeit. Auf diese Weise können Sie später Lebensmittel bestimmen, die bei Ihnen eventuell Brain Fog auslösen oder verstärken.

Woche 4	**Frühstück**	**Mittagessen**	**Abendessen**	**Snacks**	**Brain Fog**	**Aufmerksamkeit**	**Stimmung**
Mo Zeit: Essen: Notizen:							
Di Zeit: Essen: Notizen:							
Mi Zeit: Essen: Notizen:							

Woche 4	**Frühstück**	**Mittagessen**	**Abendessen**	**Snacks**	**Brain Fog**	**Aufmerksamkeit**	**Stimmung**
Do Zeit: Essen: Notizen:							
Fr Zeit: Essen: Notizen:							
Sa Zeit: Essen: Notizen:							
So Zeit: Essen: Notizen:							

Halten Sie weiterhin Ihre Erfolge in den Bereichen Schlaf, Stress und Bewegung in den drei folgenden Tabellen fest.

Woche 4	Training	Herausforderung	Veränderung	Lernen	Aerobes Training	Resistenztraining	Stehen
Mo	Frequenz: Aktivität: Notizen:						
Di	Frequenz: Aktivität: Notizen:						
Mi	Frequenz: Aktivität: Notizen:						
Do	Frequenz: Aktivität: Notizen:						
Fr	Frequenz: Aktivität: Notizen:						
Sa	Frequenz: Aktivität: Notizen:						
So	Frequenz: Aktivität: Notizen:						

Woche 4	**Stress**	**Lächeln**	**Ansteckung**	**Lachen**	**Spaß**	**Hier und Jetzt**	**Anderes**
Mo	Frequenz: Aktivität: Notizen:						
Di	Frequenz: Aktivität: Notizen:						
Mi	Frequenz: Aktivität: Notizen:						
Do	Frequenz: Aktivität: Notizen:						
Fr	Frequenz: Aktivität: Notizen:						
Sa	Frequenz: Aktivität: Notizen:						
So	Frequenz: Aktivität: Notizen:						

Woche 4	Schlaf	Aufwachen	Ritual »Aufstehen«	Ritual »Strahlen«	Ritual »Zurückziehen«	Schlafen gehen	Einschlafen
Mo	Zeit						
	Notizen						
Di	Zeit						
	Notizen						
Mi	Zeit						
	Notizen						
Do	Zeit						
	Notizen						
Fr	Zeit						
	Notizen						
Sa	Zeit						
	Notizen						
So	Zeit						
	Notizen						

Meine persönlichen täglichen Rituale

Es ist sehr wichtig, dass Sie das Programm auf Sie persönlich abstimmen, Dinge tun, die Sie mögen oder die eine Bedeutung für Sie haben, und zwar zu den Zeiten, die für Sie am besten funktionieren. Vielleicht hilft es ja, wenn ich ein paar meiner persönlichen, täglichen Rituale mit Ihnen teile. Hauptsächlich arbeite ich von zu Hause aus, ich schreibe oder nehme Podcasts auf. Sollte ich auf Reisen sein oder außer Haus arbeiten, dann passe ich die Rituale entsprechend an.

Wenn ich mal einen Tag habe, an dem nichts läuft, dann lasse ich mich davon nicht herunterziehen, sondern höre auf meinen Körper. Flammen meine Symptome wieder auf, bin ich erschöpft, leide unter Schmerzen oder Brain Fog – was zum Glück nicht allzu oft passiert –, dann höre ich auf meinen Körper und ergreife Maßnahmen zur Erholung, und zwar so schnell wie möglich. In den letzten Jahren sind meine Symptome eher mild, aber noch ausgeprägt genug, um mich daran zu erinnern, dass ich eine Zeit lang mit chronischen Schmerzen, Erschöpfung und Gehirnnebel gelebt habe. Diese milden Symptome sehe ich als Warnsignal dafür an, dass etwas nicht in Ordnung ist und ich mir eine Auszeit nehmen muss. Ich mache dann alles langsamer und ruhe mich aus.

In diesen Phasen ziehe ich häufig Bilanz, und meistens fällt mir dann auf, dass ich wieder in alte Verhaltensmuster zurückgefallen bin, mich überarbeitet habe und meine Stresslevel weit über den gesunden Bereich hinausgeschossen sind. Ich gebe meinem Körper dann ausreichend Zeit, sich zu erholen, und mache mit den täglichen Ritualen weiter, sobald ich kann. Denn tief in mir weiß ich, dass diese Rituale gesunde Gewohnheiten sind, die mir Energie geben und meine Konzentrationsfähigkeit verbessern.

Sobald ich morgens die Augen öffne, lächle ich über das ganze Gesicht. Wahrscheinlich sieht das etwas verrückt aus, aber das ist mir egal. Ehrlich gesagt kann ich gar nicht in Worte fassen, wie viel mir dieses erste Lächeln des Tages gibt. Es stimmt mich schon mal positiv auf den Tag ein. Ich fühle mich gut, bevor ich wirklich hellwach bin und – viel wichtiger – bevor ich es mir anders überlegen kann.

Ich schwinge meine Beine zur einen Bettseite und sage mir, sobald meine Füße den Boden berühren: »Heute ist ein guter Tag.« Ich mache meine 16-Sekunden-Meditation (Box-Atmung), während ich die Rollläden im Schlafzimmer öffne. Ich gehe in den Garten und füttere die Vögel. Ich genieße es, sie zu beobachten, während ich frühstücke. Mein Manko ist, dass ich viel Zeit in meinem Kopf verbringe mit Nachdenken, Planen, Arbeiten, deshalb ist es gut für mich, wenn ich den Tag mit einem Blick nach außen beginne. Ich fühle mich in diesem Moment vollkommen präsent, mit dem Hier und Jetzt und meiner Umwelt verbunden, füttere die Vögel, laufe ein Stück im Garten herum, betrachte neue Knospen und denke an nichts.

Am Morgen kann ich am besten denken und kreativ sein. Deshalb stehe ich gern früh auf und arbeite drei oder vier Stunden vor elf Uhr. Das beruhigt den inneren Arbeitsantreiber in mir und ermöglicht mir, eine Pause für Bewegung vor dem Mittagessen einzulegen. Normalerweise braucht mein Gehirn zu dieser Zeit eine Pause, und Bewegung hilft mir, den Kopf freizubekommen und mich wieder frisch zu fühlen. Ich gehe entweder spazieren, Rad fahren oder mache Gewichtstraining im Fitnessstudio.

Nach dem Sport habe ich großen Hunger und esse eine leckere, selbst gekochte Suppe oder einen Thunfischsalat. Mein

Mann Dave und ich versuchen, alle Mahlzeiten eigenhändig mit frischen Zutaten zu kochen – weiter unten stehen ein paar meiner Lieblingsrezepte, welche die Gesundheit des Gehirns stärken, allesamt reichhaltig und einfach zuzubereiten.

Nachmittags arbeite ich in einem anderen Raum. Für mich fühlt sich dieser Umgebungswechsel eher an, als würde ein neuer Tag beginnen, und nicht so, als würde ich in das nachmittägliche Loch fallen. Dennoch merke ich, dass um 14 oder 15 Uhr meine Konzentration nachlässt, sodass ich für zehn Minuten die Augen schließe.

Ganz egal, wo ich arbeite, ich habe immer etwas Weiches, Kuscheliges zur Hand, eine Decke oder einen Überwurf oder ein Samtkissen. Gern zünde ich eine Duftkerze an. Den Duft und das Berühren der Decke oder des Kissens empfinde ich als unheimlich beruhigend. So macht das Arbeiten mehr Spaß und fühlt sich weniger stressbehaftet an. Auch die kurzen Pausen, in denen ich mit meinen Hunden, die mich immer zum Lachen bringen, spiele oder kuschle, sind ein tolles Mittel gegen Stress.

Dave und mir ist es wichtig, gemeinsam zu Abend zu essen. Für uns ist das ein wichtiges Ritual, das aus der Zeit stammt, als die Kinder noch zu Hause wohnten. Beim Abendessen haben wir die Gelegenheit, uns auszutauschen, von unserem Tag zu erzählen oder auch Sorgen oder Ängste loszuwerden. Für mich ist es auch gut, meine sozialen Fähigkeiten zu schulen, da ich tagsüber so viel Zeit allein beziehungsweise in meinem Kopf mit Arbeiten verbringe.

Die Abende sind meistens sehr entspannt. Ich gehe nur selten aus und schaue so gut wie kaum Fernsehen. Nach dem Essen schlüpfe ich in meinen Schlafanzug, mache die Deckenlampen aus und kuschele mich mit einem Buch und meinen

Hunden auf das Sofa. Gegen 23 Uhr gehe ich mit einem Glas Wasser nach oben. Ich schließe die Tür zum Schlafzimmer, die Rollläden und schalte das Licht aus, sodass der Raum so dunkel und ruhig wie möglich ist.

Rezepte für ein gesundes Gehirn

Überblick: Essen für ein gesundes Gehirn

Essentiell	**Optional**	**Wenig oder gar nicht**
Beeren Fisch Gesunde Fette (zum Beispiel Olivenöl) Nüsse Gemüse (insbesondere grünes Blattgemüse oder farbenfrohe Gemüsesorten)	Bohnen und Hülsenfrüchte Eier Obst Getreide (vorzugshalber Vollkorn) Geflügel Milchprodukte (etwa Joghurt, Milch) Meersalz	Zuckerzusatz Kuchen und Gebäck Frittiertes Verarbeitete Lebensmittel Rotes Fleisch (auch Würstchen, Wurstwaren, Dosenfleisch, Salami, Schinken, Speck usw.) Speisesalz

Frühstück

BEEREN-SMOOTHIE

Vorteile für unser Gehirn

Beeren enthalten zahlreiche Antioxidantien, die Entzündungen und oxidativen Stress reduzieren. Antioxidantien sind ein tolles Mittel, Brain Fog zu bekämpfen, denn sie können die Kommunikation zwischen den Hirnzellen verbessern sowie die Gedächtnisleistung stärken, indem sie die Fähigkeit steigern, neue Verbindungen zu schaffen (Neuroplastizität). Zudem wirken sie entzündungshemmend und können das Risiko altersbedingter kognitiver Beeinträchtigungen reduzieren. Sie wirken ebenfalls stimmungsaufhellend.

Mandelmilch enthält viel Vitamin E, ein Antioxidans, und ist eine gute Alternative zu Vollmilch, denn sie enthält zudem reichlich gesunde Fette. Mandelmilch sorgt länger für ein Gefühl der Sättigung.

Zutaten

2 Portionen

250 g frische oder gefrorene Beeren (zum Beispiel: Brombeeren, Schwarze Johannisbeeren, Blaubeeren, Himbeeren, Erdbeeren – ich finde eine Mischung mehrerer Arten toll, aber natürlich können Sie sich auch auf eine Art Beeren festlegen)

250 g fettarmer oder fettfreier Joghurt – egal welcher Geschmack; ich mag Brombeerjoghurt am liebsten.

100 ml ungesüßte Mandelmilch

Optional: 25 g Haferflocken oder ein Teelöffel Chiasamen

Zubereitung

Mixen Sie alle Zutaten zu einer sämigen Masse, und schon ist der Smoothie fertig. Einfacher geht es nicht! Sind die Beeren gefroren, wird der Smoothie etwas dickflüssiger. Gebrauchen Sie frische Beeren, möchten aber eine etwas dickere Konsistenz erhalten, dann geben Sie Banane oder Eiswürfel hinzu.

WARMER EIERSALAT

Vorteile für unser Gehirn

Auch wenn es keine Studien gibt, die belegen, dass es einen direkten Zusammenhang zwischen dem Verzehr von Eiern und einem gesünderen Gehirn gibt, so liegen doch beachtliche Beweise vor für einen Zusammenhang zwischen besseren Hirnfunktionen und den Nährstoffen, die in Eiern vorkommen wie B-Vitamine und Cholin. Letzterer ist ein Mikronährstoff, der an der Herstellung eines Neurotransmitters beteiligt ist, der wiederum hilft, Erinnerungsvermögen und Stimmung zu regulieren.

Zwiebeln sind ein toller Vitamin-B-Lieferant, und Tomaten wirken als Antioxidantien, während Gurken ein ganz bestimmtes Antioxidans enthalten namens Fisetin, das die Gedächtnisleistung stärken kann.

Zutaten
1 Portion

2 Eier (mittelgroß oder groß)

4 Kirschtomaten, in kleine Stücke geschnitten

2,5 cm Gurke, geschält und fein gewürfelt

Ein paar fein gewürfelte rote Zwiebelringe

1 TL Butter

Zubereitung
Erhitzen Sie einen Topf mit Wasser. Sobald das Wasser kocht, geben Sie mit einem Löffel vorsichtig die zwei Eier ins Wasser und lassen diese 11 Minuten lang kochen. Währenddessen schneiden Sie die Tomaten, schälen die Gurke und schneiden Gurke und Zwiebel in feine Würfel.

Schälen Sie die Eier und hacken Sie diese grob. Geben Sie die Eier in eine Schüssel, dazu kommt ein kleines Stück Butter, das schmelzend unter die Eier gehoben wird. Geben Sie das Gemüse zu der Eimischung. Leicht salzen und pfeffern.

Mittagessen

KNOBLAUCHSUPPE MIT GERÖSTETEN TOMATEN UND PAPRIKA

Vorteile für unser Gehirn

Tomaten enthalten Lycopin, ein starkes Antioxidans, welches das Gehirn vor Schäden durch freie Radikale schützt. Rote Paprika liefern Vitamin B_6, wodurch die Hormonproduktion von Noradrenalin und Melatonin unterstützt wird.

Zutaten

4 Portionen

350 g Tomaten, Sorte beliebig

300 g entkernte rote und/oder gelbe Paprika

6 Knoblauchzehen

Natives Olivenöl extra zum Einpinseln

400 ml salzarme Gemüse- oder Hühnerbrühe

300 ml fettarme Milch

Frisch gemahlener schwarzer Pfeffer

Optional: frische Chilischote (ohne Kerne) oder Chiliflocken

Zubereitung

Heizen Sie den Ofen auf 200 Grad vor. Schneiden Sie große Tomaten in Scheiben oder halbieren Sie Kirschtomaten. Schneiden Sie die Paprika in Viertel oder Sechstel. Schälen Sie den Knoblauch.

Legen Sie Tomaten, Paprika, Knoblauch und eventuell die frische Chilischote in einen Bräter und bepinseln Sie alles dünn mit Olivenöl. Geben Sie den Pfeffer hinzu. Im Ofen 25 bis 30 Minuten rösten. Nach 20 Minuten nachsehen, damit nichts zu dunkel wird. Haben Sie einen Suppenbereiter, dann geben Sie das Gemüse zusammen mit Brühe und Milch hinein, wählen die Einstellung »Erwärmen und Mixen« (Smooth) aus, und nach 20 Minuten haben Sie eine leckere, cremige Suppe. Alternativ können Sie das Gemüse in einen Topf geben, Brühe und Milch zufügen und das Ganze 25 Minuten ohne Deckel köcheln lassen. Anschließend glatt pürieren.

FRANZÖSISCHE ZWIEBELSUPPE

Vorteile für unser Gehirn

Zwiebeln stecken voller Geschmack, aber auch voller Nährstoffe – sie sind einer der besten Vitamin-B-Lieferanten. Die Folsäure in B-Vitaminen ist besonders wichtig, denn sie hilft, angesammelte Abfallstoffe abzubauen, die andernfalls zu Schlaganfällen und Demenz führen können.

Zutaten

4 Portionen

3 mittelgroße weiße Zwiebeln, geschält

2 mittelgroße rote Zwiebeln, geschält

6 Knoblauchzehen

Natives Olivenöl extra

1 Liter salzarme Gemüsebrühe (2 Brühwürfel)

Zubereitung

Schneiden Sie die Zwiebeln in Scheiben und zerdrücken Sie den Knoblauch. Erhitzen Sie das Öl in einer tiefen Pfanne, geben Sie Knoblauch und Zwiebeln hinein. Zehn Minuten bei niedriger Hitze brutzeln lassen, nur gelegentlich umrühren. Sie müssen so lange warten, bis die Zwiebeln eingekocht sind und beginnen, zu karamellisieren und braun zu werden. Je dunkler die Zwiebeln, desto süßlicher die Suppe. Ich persönlich mag es nicht, wenn die Suppe sehr süß ist, deshalb reduziere ich die Hitze, sobald die Zwiebeln eine hellbraune Farbe angenommen haben.

Geben Sie die Zwiebeln in einen Suppenbereiter, fügen Sie die Brühe hinzu, wählen Sie die Zubereitungsart »Erwärmen und Mixen« (Smooth) und warten 25 Minuten (so lange braucht mein Suppenbereiter). Haben Sie keinen Suppenbereiter, können Sie einfach die Brühe zu den Zwiebeln gießen, das Ganze abdecken und 25 Minuten köcheln lassen. Anschließend mit einem Pürierstab oder im Mixer pürieren.

Tipp: Ein paar karamellisierte Zwiebeln eignen sich gut als schmackhaftes Topping für andere Mahlzeiten, zum Beispiel auf einem gesunden Hühnchen-Burger.

Abendessen

LACHS MIT PESTO UND MANDELKRUSTE, WEISSKOHL UND BROCCOLI

Vorteile für unser Gehirn

Dieses leckere Lachsgericht enthält reichlich Omega-3-Fettsäuren. Generell gilt: Versuchen Sie, pro Woche zwei Mal 100 Gramm fetten Fisch zu essen. Andere geeignete Fischarten mit viel Omega-3-Fettsäuren sind: Kabeljau, Makrele, Hering und heller Thunfisch. Omega-3-Fettsäuren tragen dazu bei, die Gesundheit unserer Hirnzellen zu erhalten.

Auch die Mandelkruste stärkt das Gehirn, denn Mandeln enthalten zahlreiche Vitamine und Mineralien sowie das Antioxidans Vitamin E. Forschungsergebnisse legen nahe, dass gesunde Vitamin-E-Spiegel die Konzentration fördern und den Abbau der kognitiven Fähigkeiten verhindern können.

Pinienkerne, ein Hauptbestandteil von Pesto, sind reich an Zink – ein die Hormongesundheit fördernder Mineralstoff. Neben reichlich Antioxidantien liefern Pinienkerne zudem gesunde Fette, Ballaststoffe, Vitamine und Mineralien. Sie enthalten Eisen, das wichtig für den Transport von Sauerstoff in Körper und Gehirn ist. Die ungesättigten Fettsäuren in Pinienkernen steigern die Empfindlichkeit für Insulin – eine gute Nachricht für Diabetiker.

Weißkohl ist kalorienarm, verfügt dafür aber über zahlreiche Nährstoffe, unter anderem Vitamin B_6 – ein Vitamin, das essentiell für den Energiehaushalt und ein funktionierendes Nervensystem ist. Außerdem enthält Weißkohl Antioxidantien, die uns vor den Schäden durch freie Radikale schützen. Broccoli versorgt uns mit dem die Kognition stärkenden Vitamin K und wirkt ebenfalls als Schutz gegen freie Radikale sowie als Entzündungshemmer.

Natürlich können Sie als Beilage jedes grüne Blattgemüse wählen, denn die meisten dieser Gemüsesorten sind reich an Nährstoffen und Antioxidantien, die die Gehirngesundheit stärken, wie Vitamin E, Vitamin K, Folsäure und Beta-Carotin.

Zutaten
2 Portionen

2 Lachsfiletsteaks

Olivenöl zum Einfetten des Backblechs

Eine halbe Zitrone

Schwarzer Pfeffer

2 gestrichene TL frisches Basilikum-Pesto

2 gestrichene TL fein gemahlene Mandeln

1 gestrichener TL frisch gemahlener Parmesan

Innere Blätter eines Weißkohls, fein geschnitten

Broccoli

Zubereitung
Heizen Sie den Backofen auf 230 Grad vor. Legen Sie Alufolie auf ein Backblech und fetten Sie diese sparsam mit Olivenöl ein. Kontrollieren Sie die Filetsteaks auf Gräten. Legen Sie den Fisch mit der Hautseite nach unten auf das Backblech. Geben Sie Zitronensaft und Pfeffer auf die Filetsteaks.

Mischen Sie in einer kleinen Schüssel ein Drittel der Mandeln mit dem Pesto zu einer Paste. Verteilen Sie diese auf den Fischfilets. Mischen Sie die Hälfte des Parmesans mit den restlichen Mandeln und verteilen diese Mischung auf der Pesto-Paste. Zuletzt den verbleibenden Parmesan darüber streuen. Auf der mittleren Schiene für zehn Minuten im Ofen backen. Die Kruste sollte knusprig sein, der Lachs noch saftig.

Während der Lachs im Ofen ist, waschen und schneiden Sie Kohl und Broccoli. Anschließend fünf Minuten dünsten. Vor dem Servieren mit etwas Zitronensaft abschmecken.

KNOBLAUCHHÜHNCHEN MIT SÜSSKARTOFFEL-POMMES

Vorteile für unser Gehirn

Mageres Hühnerfleisch (ohne Haut) ist ein toller Proteinlieferant. Zudem versorgt es uns mit B-Vitaminen, die neuroprotektiv sind, und mit Cholin, einem Baustein von Acetylcholin, einem Neurotransmitter, der unsere Gedächtnisleistung unterstützt. Tomaten enthalten Lycopin und stärken so unsere Fähigkeiten für Lernen und Erinnern.

Süßkartoffeln enthalten zahlreiche Nährstoffe und Beta-Carotin. Niedrige Beta-Carotin-Level sind korreliert mit schwacher kognitiver Funktion.

Zutaten
4 Portionen

4	magere Hähnchenfilets
1 Liter	salzarme Hühnerbrühe
6	saftige, sonnengereifte Tomaten
6	Knoblauchzehen, geschält und gepresst
1	kleine Chilischote
1 TL	Tomatenmark
4	mittelgroße Süßkartoffeln
1 TL	Olivenöl
	Paprikagewürz, schwarzer und roter Pfeffer oder Cajun-Gewürzmischung

Zubereitung
Heizen Sie den Ofen auf 200 Grad vor. Schneiden Sie das Hähnchenfilet der Länge nach in Streifen und legen Sie die Streifen in eine ofenfeste Schale. Gießen Sie die Brühe über das Fleisch und geben Sie Tomaten, Knoblauch, Chili und das Tomatenmark hinzu. Vorsichtig umrühren. Im Ofen 40 Minuten lang garen.

Schälen und waschen Sie die Süßkartoffeln. Schneiden Sie sie in Spalten oder Pommes, so dick oder dünn, wie Sie es gern mögen. Geben Sie die Kartoffeln mit Olivenöl und Gewürzen Ihrer Wahl auf ein Backblech und vermischen Sie alles mit den Händen, damit die Süßkartoffeln gut mit Öl und Gewürzen bedeckt sind. Auf mittlerer Schiene 25 bis 30 Minuten backen und zusammen mit dem Knoblauchhühnchen servieren.

Snacks

Verzichten Sie auf verarbeitete und abgepackte Snacks und Süßigkeiten und greifen Sie lieber zu den folgenden gesunden Varianten.

BEEREN

Greifen Sie bei dem Verlangen nach Zucker einfach zu Beeren. Sie sind reich an Antioxidantien und reduzieren Entzündungen sowie oxidativen Stress. Statt Süßigkeiten stellen Sie sich als Snack eine Handvoll Blaubeeren, Schwarze Johannisbeeren, Brombeeren, Himbeeren oder Erdbeeren bereit.

NÜSSE UND SAMEN

Statt Chips oder anderen salzigen Snacks bieten sich Nüsse oder Samen an. Walnüsse, Mandeln, Pekannüsse, Haselnüsse, Kürbiskerne, Sonnenblumenkerne – die Auswahl ist riesig. Greifen Sie zu rohen, ungesalzenen Nüssen und Kernen.

Nüsse liefern wichtige Proteine und Omega-3-Fettsäuren, die gut für die Gesundheit unserer Hirnzellen sind. Zudem stecken sie voller Vitamin E, das über hirnschützende Eigenschaften verfügt. Falls Sie jetzt befürchten, der Verzehr kalorienreicher Nüsse könnte dafür sorgen, dass Sie zunehmen, kann ich Sie beruhigen: Untersuchungen zeigen, dass Nüsse uns sogar dabei helfen, Gewicht zu verlieren, weil das Sättigungsgefühl länger anhält. Natürlich sollten Sie es nicht übertreiben und auch salzige, geröstete Nüsse meiden. Und nicht vergessen: Erdnüsse sind Hülsenfrüchte, keine Nüsse.

Fortschritt: Tag 30

Nutzen Sie den heutigen Tag, um Ihre Erfolge und Fortschritte zu feiern! Nehmen Sie sich die Zeit anzuschauen, was gut geklappt hat und was nicht, sodass Sie bestimmte Dinge in der Zukunft ändern oder anpassen können. Das hier ist schließlich nur der Beginn Ihres Lebens ohne Brain Fog: Sie müssen weitermachen und am Ball bleiben. Geben Sie sich nie zufrieden, sondern fordern Sie Ihr Gehirn weiter heraus, damit es stark und gesund bleibt. Feiern Sie Ihre Erfolge, aber verfallen Sie nicht in Selbstgefälligkeit.

Erstellen Sie erneut ein Brain-Fog-Profil mithilfe der untenstehenden Tabelle und vergleichen Sie dieses mit dem Profil aus Kapitel 1.

Geben Sie an, in welchen Bereichen Sie innerhalb der letzten 30 Tage Symptome hatten und wie häufig diese auf einer Skala von 1 bis 5 vorkamen.

1 – kaum (weniger als 1 Mal pro Monat oder überhaupt nicht im letzten Monat)

2 – gelegentlich (mindestens 1 Mal pro Monat)

3 – regelmäßig (mindestens 1 Mal pro Woche)

4 – häufig (an drei oder mehr Tagen pro Woche)

5 – permanent (täglich)

Geben Sie abschließend die Intensität Ihrer Symptome auf einer Skala von 1 (mild) bis 5 (sehr schwer) an.

Brain-Fog-Profil

Bereich	Ja/Nein	Frequenz	Intensität
Exekutive Funktion			
Aufmerksamkeit			
Verarbeitungsgeschwindigkeit			
Lernen und Erinnern			
Sprache			
Visuell-räumliche Orientierung			
Erschöpfung			

Herzlichen Glückwunsch!

Sie haben es geschafft! Seien Sie stolz auf sich und freuen Sie sich. Ich hoffe wirklich, dass Sie diese Reise bis hierhin genossen haben. Tag 30 steht im Zeichen des Feierns Ihrer Erfolge und Fortschritte. Gleichzeitig sollten Sie herausfinden, was gut und was weniger gut funktioniert hat. Sehen Sie sich Ihre Fortschritte und Erfolge, Ihre gesunden Gewohnheiten genau an. Gleiches gilt aber auch für die Dinge, die nicht so gut geklappt haben – und versuchen Sie zu erkennen, woran das lag.

Die harte Arbeit ist geschafft, und viele Ihrer gesunden Verhaltensweisen sind inzwischen zu Gewohnheiten geworden. Das Fundament ist gelegt. Von nun an können Sie die Gewohnheiten, die Ihre Gehirngesundheit stärken, weiter kultivieren und verbessern. Doch heute feiern Sie sich und Ihre Erfolge und blicken in eine Brain-Fog-freie Zukunft, in der Sie schneller, besser und klarer denken können.

Nachwort

Abschließend möchte ich an dieser Stelle gern ein paar Gedanken mit Ihnen teilen darüber, was die Zukunft für Menschen mit Brain Fog bereithält. Es ist richtig, dass Brain Fog nicht in der 10. Ausgabe der *Internationalen statistischen Klassifikation der Krankheiten und verwandter Gesundheitsprobleme* (ICD-10) steht, denn Brain Fog ist keine Krankheit oder Störung. Doch das heißt nicht, dass Brain Fog nicht existiert. Brain Fog ist sehr real, es ist ein Anzeichen oder Symptom, an dem jemand leidet, wie andere es an Husten tun. Für Menschen mit Brain Fog ist es wichtig, Fortschritte zu machen, und das gelingt nur, wenn die behandelnden Ärzte Brain Fog anerkennen und versuchen zu bestimmen, was diesen auslöst, genauso wie sie im Falle eines hustenden Patienten herausfinden wollen, ob der Husten das Symptom von Asthma, einer Infektion, einer Lungenentzündung oder einer Allergie ist. Ein guter Beginn wäre gemacht, wenn Studenten bereits in der Ausbildung lernen würden, was Brain Fog ist. Auch Sie können etwas bewirken und beitragen, indem Sie hartnäckig sind und Ihren Arzt dazu bringen, gemeinsam mit Ihnen den Auslösern Ihrer Symptome auf den Grund zu gehen.

Ich bin optimistisch, dass die Medizin sich verstärkt mit Brain Fog und seinen Auswirkungen auf unser Leben beschäftigen wird. Meiner Meinung nach gibt es bereits Schritte in diese Richtung, denn einige Forscher und Klinikerinnen nehmen die

Symptome sehr ernst, sobald sie im Kontext von Depressionen und Multipler Sklerose auftreten. Ich bin zuversichtlich, dass diese Tendenz noch zunehmen wird.

Leider erkennen viele Menschen nicht, dass sie an Brain Fog leiden – ein weiterer Grund zur Sorge. Sie schieben ihre kognitiven Schwächen auf das Alter und erkennen nicht, dass die Beschwerden einfach mittels veränderter Lebensgewohnheiten beseitigt werden können. Mehr Aufklärung und Bewusstsein in der Öffentlichkeit zum Thema Gehirngesundheit sind gefragt; der Mythos, dass der Abbau der kognitiven Fähigkeiten eine normale Alterserscheinung ist, muss bekämpft werden.

Ich werde den Verdacht nicht los – auch wenn ich womöglich falsch damit liege –, dass die Tatsache, dass mehr Frauen als Männer von Brain Fog und den zugrunde liegenden Störungen betroffen sind, mit ein Grund ist, warum die Suche nach Behandlungsmethoden und Heilung so wenig vorankommt. Lange Zeit haben Frauen gelitten und leiden weiter – eine Konsequenz der Geschlechterdiskriminierung sowohl in der Forschung als auch im Gesundheitswesen. Ein Großteil des medizinischen Wissens heutzutage basiert auf Untersuchungen und klinischen Studien an Menschen und Tieren, die Frauen ausgeschlossen haben, obwohl Männer und Frauen sich auf Zellniveau derart stark unterscheiden, dass Krankheiten und Behandlungsmethoden sich bei Männern und Frauen unterschiedlich auswirken können.

Ein gesundes Gehirn ist auf ein gesundes Herz-Kreislauf-System angewiesen. Kardiovaskuläre Erkrankungen, die häufigste Todesursache von Frauen in den Vereinigten Staaten, äußern sich bei Frauen im Vergleich zu Männern in anderen Symptomen, Risikofaktoren und Auswirkungen. Dennoch sind unter den Teilnehmern an klinischen Studien zu diesem Thema nur ein Drittel Frauen. Auch wenn das, ausgehend von Studien, in die früher nur Männer eingeschlossen wurden, ein Schritt in die richtige Richtung ist, liegt noch ein weiter Weg vor uns. Zum Glück bestehen inzwischen immer mehr Finanzierer von Forschung und Studien darauf, dass darin Geschlechterunterschiede berücksichtigt werden.

Das Ignorieren von Unterschieden zwischen Männern und Frauen in der Gesundheitsforschung hatte furchtbare und tödliche Auswirkungen für Frauen, denn man ging einfach davon aus, dass Medikamente und Behandlungsmethoden, die bei Männern wirken, dies auch bei Frauen tun. Ein schlagendes Beispiel dafür ist das Verschreiben von Aspirin, um Herzversagen zu verhindern. Frühe Studien, an denen ausschließlich Männer teilnahmen, zeigten, dass Aspirin eine schützende Wirkung hat. 1993 veranlasste das National Institute of Health, dass auch Frauen in der staatlichen Gesundheitsforschung berücksichtigt wurden, um Geschlechterdiskriminierung zu verhindern. Um diese historische Lücke zu schließen, wurde eine Studie zu Aspirin durchgeführt, an der nur Frauen teilnahmen. Diese Studie ergab keinerlei schützende Wirkung für Frauen. Tatsächlich kam nach dem Vergleichen der Daten diverser Studien an Frauen und an Männern heraus, dass Aspirin zwar das Risiko eines Herzinfarkts, nicht jedoch das eines Schlaganfalls, bei Männern reduzierte, es bei Frauen jedoch genau andersherum wirkte: Es reduzierte das Schlaganfallrisiko, nicht jedoch das eines Herzinfarkts.

Wir müssen die Unterschiede zwischen Männern und Frauen akzeptieren und anerkennen. Gleichheit in gesundheitlicher Hinsicht bedeutet nicht, dass wir Frauen und Männer ungeachtet ihres Geschlechts gleich behandeln, sondern dass wir Unterschiede dort, wo sie existieren, zur Kenntnis nehmen, um so sicherzustellen, dass alle Menschen die bestmögliche Behandlung und Chance auf Genesung erhalten, unabhängig von ihrem Geschlecht. Forschung zum Thema Brain Fog und zu seinen Auslösern existiert nur vereinzelt und ohne wirklichen Fokus. Es bedarf mehr Engagement und Aufmerksamkeit, um dieses so belastende Phänomen besser und tiefgreifender zu verstehen, das insbesondere Frauen betrifft.

In Sachen Gesundheitsversorgung sind Frauen und Männer nicht gleichgestellt. Medizinisches Fachpersonal verhält sich gegenüber Frauen anders als gegenüber Männern, ganz egal ob es um Beurteilung, Diagnose, Überweisung oder Behandlung geht. Frauen erhalten häufiger eine Fehldiagnose. Eine Studie, die 770 Diagnosen untersuchte, zeigte, dass im Schnitt Frauen vier Jahre später als Männer diagnostiziert wurden. Fehldiagnosen und verspätete Diagnosen betreffen vor allem Autoimmunerkrankungen, unter denen drei Mal mehr Frauen als Männer leiden.

Selbst wenn Frauen mit ähnlichen Gesundheitsproblemen zum Arzt kommen wie Männer, erhalten sie oft eine minderwertigere Behandlung. Dahinter steckt vermutlich keine böse Absicht. Vielmehr dürfte es das Resultat einer unbewussten Voreingenommenheit und einer stereotypischen Betrachtungsweise in Bezug auf das Geschlecht sein. Dieser Haltung liegen bei vielen Ärzten und medizinischen Fachkräften zwei Missverständnisse zugrunde: dass Frauen und Männer physiologisch gleich seien und die Unfähigkeit anzuerkennen, dass es zwischen Frauen und Männern tatsächlich Unterschiede gibt.

Möglicherweise nehmen Ärzte die Beschwerden von Frauen

nicht so ernst wie die von Männern. Vielleicht berücksichtigen Ärzte nicht, dass Frauen Symptome anders wahrnehmen als Männer. Oder vielleicht führen sie die Symptome ihrer weiblichen Patienten eher auf emotionale statt auf physiologische Probleme zurück. Das mag daran liegen, dass Männer und Frauen unterschiedlich über ihre Symptome sprechen. Frauen neigen dazu, eine Geschichte zu erzählen, ihre Symptome sehr persönlich zu beschreiben, während Männer eher faktenbasiert und direkt von ihren Symptomen berichten. Diese Problematik verstärkt sich meines Erachtens zusätzlich, wenn es um kognitive Symptome geht, gerade weil wir (und damit meine ich medizinisches Fachpersonal und Patienten) so wenig über das Gehirn und seine kognitiven Funktionen wissen. Außerdem glaube ich, dass Ärzte häufig meinen, Probleme mit Lernen, Erinnern, Aufmerksamkeit, exekutiver Funktion, Sprache und so weiter würden nicht in ihren Zuständigkeitsbereich fallen.

Um Beurteilung, Diagnose und Behandlung zu verbessern, könnten Ärzte lernen, sich auf die Art und Weise, wie weibliche Patienten ihre Geschichten erzählen und interpretieren, einzulassen. Oder Frauen könnten bewusst faktenbasierter vorgehen, wenn sie ihre Beschwerden schildern. Es müssen wohl beide Seiten einen Schritt in diese Richtung machen, um die beste Lösung zu erzielen.

Konzentrieren wir uns nun auf das, was wir ändern können: die Art, wie wir unsere Beschwerden darstellen. Nach der Lektüre dieses Buches verfügen Sie über reichlich Wissen über sich selbst, Ihre Symptome, Ihr Gehirn und Ihren Brain Fog. In Ihrem persönlichen Brain-Fog-Profil haben Sie spezifische Symptome festgestellt, mithilfe der Tagebücher und Tabellen wichtige Informationen zu Symptomen und anderen Faktoren zusammengetragen und relevante anhaltende Symptome notiert, die gegebenenfalls auf eine Vorerkrankung hinweisen könnten. Wenn Sie all diese Daten zusammen mit Ihrer persönlichen Leidensgeschichte Ihrem Arzt präsentieren, sollten Sie gute Chancen haben, dass Sie und Ihre Beschwerden ernst genommen werden. Hoffentlich verbessert dieser Ansatz die Beurteilung, Diagnose und Behandlung, die Sie bekommen. Stellen Sie sicher, dass Ihr Arzt Ihre Geschichte und Ihre Beschwerden versteht, lassen Sie sich nicht abwürgen oder unterbrechen, sondern seien Sie hartnäckig. Stellt der Arzt Ja/Nein-Fragen, führen Sie Ihre Antworten ruhig weiter aus. Wenn sich etwas falsch anfühlt, fragen Sie direkt nach. Erscheint Ihnen eine Diagnose seltsam oder fehlerhaft, sprechen Sie mit Ihrem Arzt darüber. Wahrscheinlich gibt es mehrere mögliche Diagnosen. Ein offenes Gespräch ist hier das Wichtigste. Wenn Ihr Arzt Sie nicht ernst nimmt, dann suchen Sie sich einen anderen Arzt, bei dem Sie das Gefühl haben, er hört Ihnen wirklich zu, versteht die medizinischen Unterschiede und behandelt Frauen respektvoll.

Wissen ist Macht. Je mehr Informationen von Frauen mit Brain Fog vorliegen, je stärker wir uns bemühen, je mehr Forschungsressourcen und Mittel eingesetzt werden, um Brain Fog zu verstehen, desto besser stehen unsere Chancen, die Symptome zu verhindern und zu behandeln. Allgemein würde ich mir wünschen, dass mehr klinisches Fachpersonal sich in Sachen Gehirngesundheit, Brain Fog und Gehirnfunktionen weiterbildet. Denn schließlich spielt das menschliche Gehirn immer eine Rolle, egal in welchem medizinischen Fachgebiet.

Während ich dieses Buch geschrieben habe, sind Millionen Menschen an COVID-19 erkrankt und Hunderttausende weltweit an dem Virus gestorben. Es wäre nachlässig, meine Sorgen angesichts der Langzeitauswirkungen auf die Gehirnfunktionen nicht zu äußern. Auch wenn meistens Atemwegsbeschwerden als Krankheitsbild und Todesursache genannt werden, gibt es zunehmend Berichte darüber, dass Gehirn und Nervensystem ebenfalls involviert sind. Bis heute wurde unter anderem von folgenden neurologischen Komplikationen bei COVID-19 berichtet: Schlaganfall, Entzündung der das Gehirn und die Wirbelsäule umgebenden Membran sowie des Gehirns selbst (Meningoenzephalitis), Enzephalopathie (Hirnschäden und -störungen), Absterben von Gehirngewebe und Mikroblutungen im Gehirn. Noch ist nicht bekannt, wie es zu diesen Komplikationen im Gehirn kommt, doch man vermutet entweder monokausal oder in Kombination: direkte Schäden durch das Virus, die Auswirkungen einer Sepsis, niedriger Sauerstoffgehalt, hohes Fieber, Blutgerinnsel, Hyperinflammation oder Immun- oder Entzündungserkrankungen, die während oder nach einer COVID-19-Infektion auftreten.

Momentan liegt das Hauptaugenmerk auf dem Impfen und Retten von Leben, was wir lediglich über die Zahlen von Erkrankten, Toten und Genesenen verfolgen können. Wir benötigen genauere Berichte über die Ergebnisse dieser Bemühungen, die auch die Langzeiteffekte berücksichtigen. Online entstehen unglaublich viele Communitys von Menschen, die COVID-19 überlebt haben, aber mit Langzeitnachwirkungen kämpfen. Menschen tauschen sich über ihre Symptome aus, finden online Unterstützung und wollen die Regierungen auf ihre Forderungen aufmerksam machen. Diese »Long COVID«-Communitys bestehen aus COVID-Überlebenden, Menschen mit anfangs milden Symptomen und Menschen ohne Diagnose, die vermuten, COVID gehabt zu haben, aber aus unterschiedlichen Gründen nicht getestet werden konnten. Diese anekdotischen Symptome, die online wie auch in Interviews in diversen Medien berichtet werden, beinhalten oft Brain Fog. Überlebende berichten von anhaltender Abgeschlagenheit, Schmerzen, Gedächtnisverlust, Konzentrationsschwierigkeiten, Sprachproblemen und einem allgemeinen Unwohlsein.

Mir machen zudem die Auswirkungen der Eindämmungsmaßnahmen auf unsere Gehirnfunktionen Sorgen. Dazu zählen das Leben im Lockdown und der permanente Stress des Lebens in Zeiten einer Pandemie. Potentielle Langzeitauswirkungen sowohl bei infizierten als auch bei nicht infizierten Menschen umfassen die posttraumatische Belastungsstörung (PTSD), Depressionen, Angstzustände, schlechtes Stressmanagement, Schlafstörungen, übermäßigen Alkoholkonsum und ungesunde Lebensweisen – all das kann zu Brain Fog führen. Die gute Nachricht ist: Die Informationen in diesem Buch gelten für jeden, der an Brain Fog leidet, unabhängig von den Vorerkrankungen oder auslösenden Faktoren.

Das Gesundheitswesen ändert sich rasend schnell. Jeden Tag kommen neue Optionen und Techniken hinzu. Technischer und wissenschaftlicher Fortschritt, Genomsequenzierung, Daten und Informatik werden eingesetzt, um eine personalisierte Behandlung zu ermöglichen. Ich bin optimistisch, dass die personalisierte Medizin, sobald sie erst einmal Normalität ist, Fortschritte beschleunigen und so Menschen mit Brain Fog helfen wird. Während es Jahrzehnte dauerte, Erkenntnisse aus traditionellen Studien, die sich hauptsächlich mit Männern befassten, zu gewinnen und zusammenzutragen, können heutzutage Big-Data-Analysen die Unmengen klinisch relevanter, aber hochkomplexer Daten aus den unterschiedlichsten Systemen des Gesundheitswesens sowohl von Frauen als auch von Männern erfassen. So können Ursachen und Risikofaktoren bestimmt werden, was bei Diagnose und Behandlung hilft. Kombiniert man etwa Krankenhausakten, Arztberichte, Patientenberichte und existierende Forschungsliteratur, um bestimmte Fragen zu untersuchen, dann kann das Einblicke liefern und Trends oder Muster offenbaren, die zu einem tiefergehenden Verständnis von Brain Fog oder den hormonellen Schwankungen und medizinischen Störungen, die ihm zugrunde liegen, führen können. Big-Data-Analysen verfügen zudem über das Potential, bei Diagnosen und Behandlungen eingesetzt zu werden oder Ärzte bei der genaueren Erstellung einer Diagnose zu unterstützen, indem beispielsweise die Unterschiede zwischen Männern und Frauen stärker berücksichtigt werden.

Wird personalisierte Medizin auf breiter Front eingesetzt, dann können wir womöglich effektivere, individuell auf den Patienten abgestimmte Behandlungen anbieten, die seine klinische Vorgeschichte, seine Lebensweise und sogar seine DNA berücksichtigen. Zudem kann künstliche Intelligenz für weitere Fortschritte sorgen, so zum Beispiel, wenn es um die Erstellung einer digitalen Diagnose frei von menschlichen Fehlern oder Vorurteilen geht. Natürlich werden große Fortschritte in der Genetik erzielt, und da viele der zu Brain Fog führenden Vorerkrankungen vererbbar sind, können DNA-Tests und vielleicht sogar Genom-Editierung zu weiteren Fortschritten führen. Außerdem gibt es die Möglichkeit, künstliche Intelligenz einzusetzen, um die kognitive Funktion zu verstärken, wenn jemand an Brain Fog leidet.

Es ist mir ein sehr wichtiges Anliegen, das Bewusstsein für

die Gesundheit unseres Gehirns zu wecken und zu verstärken, und ich glaube wirklich, dass Brain Fog seltener auftreten würde und die Symptome bei den Betroffenen milder ausfallen würden, wenn wir die Menschen dazu bekämen, sich so routinemäßig um die Gesundheit ihres Gehirns zu kümmern wie um die ihrer Zähne. Ich wünsche mir, dass mehr Menschen offen über Brain Fog sprechen, insbesondere Männer, entweder über ihre eigenen Erfahrungen mit Brain Fog oder im Einsatz für davon betroffene Frauen.

Doch in allererster Linie hoffe ich, dass dieses Buch Ihnen dabei geholfen hat, Brain Fog zu bekämpfen. Wenn dem so ist, dann lassen Sie mich das wissen und schreiben Sie mir bitte an info@superbrain.ie. Und bitte teilen Sie Ihre Geschichte auch mit anderen. Uns alle betrifft dieses Thema, und nur wenn wir unsere Erfahrungen und Lösungen teilen, können wir unsere gemeinsame Zukunft ändern.

Symptome

Schreiben Sie auf der folgenden Seite alle Symptome auf, die bei Ihnen aufgetreten sind. Wenn Sie Ihrem Arzt diese Informationen in knapper, sachlicher und strukturierter Form präsentieren, hilft das der Diagnose und der Behandlung. Notieren Sie mithilfe der Informationen aus Ihrem Brain-Fog-Profil die Frequenz und Intensität der Symptome. Das kann zum Beispiel so lauten:

»Ich habe jeden Tag große Probleme, mich zu erinnern und neue Dinge zu erlernen. Es fällt mir schwer, mich an die Inhalte einer Besprechung zu erinnern, was wiederum dazu führt, dass ich meine Arbeit nicht richtig ausführen kann. Zusätzlich habe ich das Gefühl, bestimmte Aufgaben nicht mehr im Kopf bewältigen zu können. Früher konnte ich beispielsweise Dienstpläne in meinem Kopf entwerfen, jetzt muss ich alles aufschreiben.«

»Häufig treten bei mir leichte sprachliche Probleme auf, mindestens drei Mal pro Woche. Dann habe ich zum Beispiel Schwierigkeiten, das richtige Wort zu finden. Zu Hause ist das nicht so schlimm, weil meine Familie schnell errät, welches Wort ich meine, wenn ich es mit Gesten zu vermitteln suche. Auf der Arbeit ist es hingegen sehr peinlich, in erstaunte Gesichter zu blicken und das unendliche Schweigen auszuhalten, wenn ich während einer Teambesprechung mitten im Satz plötzlich verstumme, weil ich einen Blackout habe.«

Symptome

Glossar

1 **Kognitive Funktion (Kognition):** Eine Reihe mentaler Prozesse, zu denen Konzentration, Erinnerungsvermögen, Sprachproduktion und Sprachverständnis, Lernen, Argumentieren, Problemlösung und Entscheidungsfindung zählen.

2 **Wahrnehmung (Perzeption):** Der Prozess, wenn man sich einer Sache, eines Ereignisses oder einer Beziehung über Sinneserfahrungen bewusst wird, oder das Ergebnis dieses Prozesses. Dazu zählen Beobachten, Erkennen und Unterscheiden. Dank Wahrnehmung können wir sensorische Informationen organisieren und interpretieren und diese in nützliches Wissen umwandeln sowie koordiniert handeln.

3 **Inhibitorische Kontrolle:** Die Fähigkeit, interferierende Informationen oder im Vorhinein aktivierte kognitive Prozesse auszuschalten, um die Aufmerksamkeit auf relevante Aufgaben zu konzentrieren.

4 **Arbeitsgedächtnis:** Ein System mit begrenzter Kapazität, das kurzfristig Informationen speichern und bearbeiten kann, die bei der Ausführung komplexer kognitiver Aufgaben, wie Argumentieren, Verstehen und bestimmte Arten zu lernen, eine Rolle spielen.

5 **Kognitive Flexibilität:** Die Fähigkeit, Verhaltensweisen den Veränderungen in der Umgebung anzupassen.

6 **Semantisches Gedächtnis:** Gedächtnis für Fakten, Allgemeinwissen, Wörter, Zahlen, die nichts mit persönlichen Erfahrungen zu tun haben. Das semantische Gedächtnis spielt eine Rolle bei Vorgängen wie dem Erkennen von Gegenständen und dem Gebrauch von Sprache.

7 **Angemessene Veränderungen:** Effektive und praktische Anpassungen, die ein Arbeitgeber vornehmen muss, damit ein Arbeitnehmer mit Einschränkungen seine Arbeit ebenso gut ausführen kann wie seine Kollegen. Derartige Veränderungen oder Anpassungen können vielseitig sein, unter anderem flexible Arbeitsarrangements, unterstützende Technologien oder eine Anpassung des physischen Arbeitsplatzes.

8 **Zytokine:** Eine Gruppe von Proteinen, die von Immunzellen ausgeschüttet werden und als chemische Botenstoffe fungieren.

9 **Pathogen:** Ein winziger lebender Organismus, der seinen Wirt mit einer Krankheit infiziert.

10 **Mikrobe:** Ein winziges Lebewesen, das man mit dem bloßen Auge nicht erkennen kann. Mikroben finden sich überall, im menschlichen Körper leben Millionen von ihnen. Einige machen uns krank, andere sind wichtig für unsere Gesundheit. Die häufigsten Arten der Mikroben sind Bakterien, Viren und Pilze.

11 **Mikrobiota:** Die menschliche Mikrobiota besteht aus Billionen von Mikroben. Die größte Population wohnt im Darm, aber sie sind auch auf und in der Haut und den Genitalien zu finden. Mikrobielle Zellen und ihr Genmaterial, das Mikrobiom, leben von Geburt an im Menschen.

12 **Gene:** Chromosomen enthalten das Rezept, um einen Menschen oder ein anderes Lebewesen zu erschaffen. Sie stecken im Kern jeder Zelle und bestehen aus DNA-Strängen. Segmente der DNA heißen Gene. Diese Gene sind im Grunde die Zutaten des »Rezepts«. Jedes Gen liefert ein bestimmtes Protein. Proteine bilden, regulieren und erhalten unseren Körper.

13 **Endokrine Disruptoren (EDC):** Endokrine Disruptoren sind endokrin aktive Substanzen (EAS), die schädliche Wirkungen auf Hormone haben. Als endokrine Disruptoren gelten unter anderen DDT, Atrazin, Glyphosat, Blei, Cadmium, Phthalate (Weichmacher), Bisphenol A, polychlorierte Biphenyle, Dioxine, UV-Filter, Triclosan, Flammschutzmittel.

14 **BPA-frei:** BPA (Bisphenol A) ist eine industrielle Chemikalie, die bei der Herstellung von bestimmten Kunststoffen verwendet wird, unter anderem von Polykarbonaten und Epoxidharz. Erstere finden sich häufig in Behältern, in denen Lebensmittel aufbewahrt werden, aber auch in Wasserflaschen. Epoxidharz hingegen wird oft eingesetzt, um das Innere von Dosen, Flaschendeckeln und Wasserleitungen auszukleiden. Untersuchungen zeigen, dass BPA aus den Verpackungen in Lebensmittel und Getränke übergehen kann. BPA hat östrogene Wir-

kungen und steht deshalb im Zusammenhang mit endokrinen Störungen und einem erhöhten Risiko für endokrin bedingte Krebserkrankungen.

15 **BHPF:** Ein Substitut für BPA namens Fluoren-9-Diphenol, das in »BPA-freien« Kunststoffen verwendet wird. Untersuchungen legen nahe, dass BHPF Östrogen angreift. Weitere Forschung ist nötig, um die toxikologischen Wirkungen von BHPF auf die Gesundheit zu untersuchen.

16 **Genetischer Code:** Die Regeln, nach denen die in genetischem Material (DNA- oder RNA-Sequenzen) kodierten Informationen durch lebende Zellen in Proteine übersetzt werden.

17 **Oxidativer Stress:** Tritt auf bei Ungleichgewicht zwischen der Produktion freier Radikale und der Fähigkeit des Körpers, diese zu bekämpfen oder deren schädliche Wirkung mittels Neutralisierung durch Antioxidantien aufzuheben. Oxidativer Stress kann zu Erkrankungen von Herz und Blutgefäßen führen, zu Herzversagen, Herzinfarkt und neurodegenerativen Krankheiten wie Parkinson oder Alzheimer.

18 **Gluten-Ataxie:** Gluten ist ein Protein, das in Weizen, Gerste und Roggen vorkommt. Ataxie bezeichnet eine Gruppe neurologischer Symptome, die unser Sprachvermögen, unsere Koordination und unseren Gleichgewichtssinn beeinträchtigen. Isst jemand mit Glutenunverträglichkeit Gluten, so produziert das Immunsystem Antikörper, welche die Gleichgewichtszentren im Gehirn angreifen und so Ataxie hervorrufen.

19 **Periphere Neuropathie:** Tritt auf, wenn Nerven in Händen, Armen, Füßen oder Beinen beschädigt sind. Symptome sind schlappe oder schwache Gliedmaßen, Taubheit und Schmerzen.

20 **Prophylaktikum:** eine Medizin zum Schutz vor einer Krankheit oder – in diesem Fall – gegen das Auftreten von Migräne.

21 **Cannabinoid-Rezeptoren:** Diese Rezeptoren sind Teil des Endocannabinoid-Systems (endogenes Cannabinoid-System) – ein Zellkommunikationssystem, das beteiligt ist an Schlaf, Stimmung, Appetit und Gedächtnis. Cannabinoide sind ein Wirkstoff von Cannabis. Endocannabinoide ähneln Cannabinoiden, werden jedoch vom Körper produ-

ziert. Das endocannabinoide System wirkt im Körper, auch wenn man kein Cannabis konsumiert hat. Es gibt zwei wichtige Rezeptoren: Ein Typ ist Teil des zentralen Nervensystems, der andere gehört zum peripheren Nervensystem. Je nachdem, wo ein Rezeptor liegt und welche Endocannabinoide sich an ihn binden, fällt die Wirkung anders aus: Binden sie sich an einen Rezeptor in einem Spinalnerv, dann lindert das den Schmerz, bei Bindung an einen Rezeptor in den Immunzellen signalisieren sie, dass der Körper unter Entzündung leidet.

22 **Biofilm:** Eine Vielzahl Mikrobenzellen, die in einer extrazellulären Substanz eingeschlossen sind. Der schleimige, aus Bakterien gebildete Film auf unseren Zähnen namens Plaque ist ein Beispiel für einen Biofilm.

23 **Empfehlungen für die tägliche Schlafdauer:**

Alter	**Empfehlung pro 24 Stunden**
65 und älter	7 bis 8 Stunden
18 bis 64	7 bis 9 Stunden
14 bis 17	8 bis 10 Stunden
6 bis 13	9 bis 11 Stunden
3 bis 5	10 bis 13 Stunden
1 bis 2	11 bis 14 Stunden
4 bis 11 Monate	12 bis 15 Stunden
0 bis 3 Monate	14 bis 17 Stunden

24 **Noradrenalin:** Ein Hormon und Neurotransmitter, der an der Mobilisierung von Körper und Gehirn beteiligt ist, wenn Aktion und Kampf angesagt sind.

25 **Dopamin:** Ein Neurotransmitter, der an verschiedenen Funktionen, unter anderem Belohnung, Freude, Bewegung, beteiligt ist.

26 **Antioxidantien:** Antioxidantien sind Verbindungen, wie etwa Vitamin E, Vitamin C oder Beta-Carotin, welche die Körperzellen vor durch Oxidation bedingten Schäden schützen sollen.

Bibliografie

Kapitel 1 – Den Feind kennen: Brain Fog

Diamond, A. (2013): »Executive Functions«, *Annual Reviews Psychology* 64, S. 135–168, doi: 10.1146/annurev-psych-113011-14375

Logue, S. F., Gould, T. J. (2013): *The Neural and Genetic Basis of Executive Function: Attention, Cognitive Flexibility, and Response Inhibition.* 0, S. 45–54, doi: 10.1016/j.pbb.2013.08.007

Kapitel 3 – Sich selbst kennen: Ihr Gehirn

Anderson, S.C., Cryan, J.F. und Dinan, T. (2019): »The Psychobiotic Revolution«, *National Geographic*

Kapitel 4 – Sich selbst kennen: Ihre Hormone

Ali, S.A., Begum, T. und Reza, F. (2018): »Hormonal influences on cognitive function«, *Malys J Med Sci* 24 (4), S. 31-41, https://doi.org/10.21315/mjms2018.25.4.3

Celec, P., Ostatnikova, D. und Hodosay, J. (2015): »On the effects of testosterone on brain behavioural functions«, *Frontiers in Neuroscience* 9, S. 12, doi: 10.3389/fnins.2015.00012

Chen, H., Yang, Y.M., Han, R. und Nobel, M. (2013): »MEK 1/2 Inhibition Suppresses Tamoxifen Toxity on CNS Glial Progenitor Cells«, *Journal of Neuroscience* 33 (38), S. 15069–15074, doi: https://doi.org/10.1523/JNEUROSCI.2729-13.2013

Glaser, R. und Dimitrakakis, C. (2013): »Testosterone therapy in women: Myths and misconceptions«, *Maturitas* 74, S. 230–234

Gore, A.C., Crews, D., Doan, L.L., La Merrill, M., Patisaul, D.H. und Zota, A. (2014): *Introduction to Endocrine Disrupting Chemicals (EDCs) A Guide for Public Interest Organisations and Policy-makers*, veröffentlicht von Endocrine Society und IPEN

Hertel, J., Konig, J., Homuth, G., et al. (2017): »Evidence for Stress-like Alterations in the HPA-Axis in Women Taking Oral Contraceptives«, *Scientific Reports* 1, S. 14111, doi:10.1038/s41598-017-13927-7

Hill, S. (2019): *This is Your Brain on Birth Control*, Orion Spring

Kabir, R., Rahman, M. und Rahman, I. (2015): »A review on endocrine disruptors and their possible impacts on human health«, *Environmental Toxicology and Pharmacology* 40, S. 241–258

McKay, S. (2018): *Demystifying the Female Brain*, Orion Spring

McEwen, B.S. und Alves, S.E. (1999): »Estrogen Actions in the Central Nervous System«, *Endocrine Reviews* 20 (3), S. 279–307

Zárate S., Stevnsner, T., Gredilla R. (2017): »Role of Estrogen and Other Sex Hormones in Brain Aging. Neuroprotection and DNA Repair«, *Frontiers in Aging Neuroscience* 9, doi: 430. doi:10.3389/fnagi.2017.00430

Kapitel 5 – Sich selbst kennen: Ihre Abwehrkräfte

Borsook, D. (2012): »A Future without Chronic Pain: Neuroscience and Clinical Research«, *Cerebrum* 7

Cohen, E. (2004): »My self as an other: on autoimmunity and ›other‹ paradoxes«, *Medical Humanities* 30, S. 7–11

Crocker, H., Jenkinson, C. und Peters, M. (2018): »Quality of life in coeliac disease: Qualitative interviews to develop candidate items for the Coeliac Disease Assessment Questionnaire«, *Patient Related Outcome Measures* 9, S. 211–220, doi: 10.2147/PROM.S149238

Dantzer, R., O'Connor, J.C., Freund, G.G., Johnson, R.W. und Kelley, K.W. (2008): »From inflammation to sickness and depression: When the immune system subjugates the brain«, *Nature reviews. Neuroscience* 9 (1), S. 46–56, doi:10.1038/nrn2297

Mackay, M. (2015): »Lupus brain fog: A biologic perspective on cognitive impairment, depression, and fatigue in systemic lupus erythematosus«, *Immunol Res* 63, S. 26–37, doi: 10.1007/s12026-015-8716-3

Moriarty, O., McGuire, B.E. und Finn, D.P. (2011): »The effect of pain on cognitive function: A review of clinical and preclinical research«, *Prog Neurobiol* 93 (3), S. 385–404, doi: 10.1016/j.pneurobio.2011.01.002

Nuñez, F.P., Maraver, M.J. und Colzato, L.S. (2019): »Sex Hormones as Cognitive Enhancers?«, *Neuro Endocrinology Letters* 23, Suppl. 4, S. 67–77

Ocon, A.J. (2013): »Caught in the thickness of brain fog: Exploring the cognitive symptoms of Chronic Fatigue Syndrome«, *Frontiers in Physiology* 2, S. 63, doi: 10.3389/fphys.2013.00063

Orchard, T.S., Gaudier-Diaz, M.M., Weinhold, K.R. und Courtney DeVries, A. (2017): »Clearing the fog: A review of the effects of dietary omega-3 fatty acids and added sugars on chemotherapy-induced cognitive deficits«, *Breast cancer research and treatment* 161 (3), S. 391–398, https://doi.org/10.1007/s10549-016-4073-8

Pahwa, R., Singh, A. und Jialal, I.: »Chronic Inflammation« [Updated 13. Dez. 2019]. In: *StatPearls* [Internet]. Treasure Island (FL): StatPearls Publishing, Januar 2019 abrufbar unter: https://www.ncbi.nlm.nih.gov/books/NBK493173

Walker, K.A., Hoogeveen, R.C., Folsom, A.R., Ballantyne, C.M., Knopman, D.S., Windham, B.G., Jack, C.R. und Gottesman, R.F. (2017): »Midlife systemic inflammatory markers are associated with late-life brain volume«, *Neurology*, doi: 10.1212/WNL.0000000000004688

Yelland, G.W. (2017): »Gluten-induced cognitive impairment (brain fog) in coeliac disease«, *Journal of Gasteroenterology and Hepatology* 32 (Beilage 1), S. 90–93, doi:10.1111/jgh.13706

Kapitel 6 – Kraft: Ein gesundes Gehirn

Brennan, S. (2019): *100 Days to a Younger Brain*, Orion Spring. Deutsche Ausgabe: *In 100 Tagen zu einem jüngeren Gehirn*, Übersetzung Annika Klapper, Goldmann (2022)

Kapitel 7 – Veränderung: Schlaf

Eisenstein, M. (2013): »Chronobiology: Stepping out of time«, *Nature* 497, S. 10-12

Horne, J.A., und Östberg, O. (1976): »A self-assessment questionnaire to determine morningness-eveningness in human circadian rhythms«, *International Journal of Chronobiology* 4, S. 97–110

Marquié, J., Tucker, P., Folkard, S., et al. (2015): »Chronic effects of shift work on cognition: Findings from the VISAT longitudinal study«, *Occupational and Environmental Medicine* 72, S. 258–264

Walker, M. (2017): *Why We Sleep*. Scribner. Deutsche Ausgabe: *Das große Buch vom Schlaf*, Übersetzung Annika Tschöpe, Goldmann (2018)

Kapitel 8 – Veränderung: Stress

Kobassa, S. C. (1979): »Stress, life events, personality, and health: An inquiry into hardiness«, *Journal of Personality and Social Psychology* 42, S. 168–177

McKay, S. (2018): *Demystifying the Female Brain*. Orion Spring

Schmaal, L., et al. (2016): »Subcortical brain alterations in major depressive disorder: Findings from the ENIGMA Major Depressive Disorder working group«, *Mol Psychiatry* 21 (6), S. 806–12

Kapitel 9 – Veränderung: Bewegung

Di Liegro, C. M., Schiera, G., Proia, P. und Di Liegro, I. (2019): »Physical Activity and Brain Health«, *Genes* 10 (9), S. 720, https://doi.org/10.3390/genes10090720

Northey, J. M., Cherbuin, N., Pumpa, K. L., et al. (2018): »Exercise interventions for cognitive function in adults older than 50: A systematic review with meta-analysis«, *British Journal of Sports Medicine* 52, S. 154–160

Raichlen, D. A. und Alexander, G. E. (2020): »Why Your Brain Needs Exercise«, *Scientific American* 322 (1), S. 26–31

Kapitel 10 – Veränderung: Ernährung

Carmona, R. (2014): *30 Days to a Better Brain*, Simon and Schuster

Dye, L., Boyle, N. B., Champ, C. und Lawton, C. (2017): »The relationship between obesity and cognitive health and decline«, *Proc Nutr Soc* 76 (4), S. 443–454, doi: 10.1017/S0029665117002014

Global Council on Brain Health, (2019): *The Real Deal on Brain Health Supplements: GCBH Recommendations on Vitamins, Minerals, and Other Dietary Supplements*, abrufbar unter www.GlobalCouncilOnBrainHealth.org, doi: https://doi.org/10.26419/pia.00094.001

Okereke, O. I., Rosner, B. A., Kim, D. H. et al. (2012): *Dietary fat types and 4-year cognitive change in community-dwelling older women*, doi.org/10.1002/ana.23593

Kapitel 11 – Zukunft: Das 30-Tage-Programm

Duhigg, C. (2013): *The Power of Habit*, William Heinmann. Deutsche Ausgabe: *Die Macht der Gewohnheit*, Übersetzung Thorsten Schmidt, Piper (2013)

Global Council on Brain Health, (2018): *Brain-Food GCBH Recommendations on Nourishing Your Brain Health*, abrufbar unter www.GlobalCouncilOnBrainHealth.org, https://doi.org/10.26419/pia.00019.001

Rubin, G.(2009): *The Happiness Project*, HarperCollins. Deutsche Ausgabe: *Das Happiness-Projekt*, Übersetzung Antoinette Gittinger, Fischer (2011)

Dank

Wenn Sie an dieser Stelle eine geistreiche, unterhaltsame Danksagung erwarten, dann muss ich Sie enttäuschen. Obwohl ich Tipps gelesen habe, wie man »bezaubernde Danksagungen« verfasst, stehe ich noch immer mit leeren Händen da. Im Vergleich dazu war das Verfassen dieses Buches ein Kinderspiel. Das liegt zu großen Teilen an Pippa Wright – die Zusammenarbeit mit ihr war ein Traum. Zudem liebt sie Hunde, schreibt gern Listen und ist Zwilling – was will man mehr? Pippa, deine Redaktion war hervorragend, aufbauend und aufregend, sie brachte mein Herz zum Lachen und meine Füße zum Tanzen. Danke, dass du an mich geglaubt hast. Mir hat die Arbeit mit dir an diesem Buch viel Freude bereitet. Wir sind ein gutes Team.

Apropos Team: Ich möchte Dizzy und Daisy für ihre Loyalität danken. Sie saßen beharrlich neben mir, während ich Wort für Wort dieses Buches schrieb. Dizzy streckte sich sogar mehrmals über der Tastatur aus, als sie mit meinem Laptop um meine Aufmerksamkeit kämpfte. Diese zwei Hundedamen haben mich jeden Tag zum Lachen gebracht und dafür gesorgt, dass ich Erholungspausen einlegte, in denen ich ihre Bäuche kraulte oder mit ihnen Ball spielte. Nicht zu vergessen Scruffy und Kim, meine anderen Hunde. Albern, ich weiß, aber wenn ich sie nicht erwähne, dann würden mir bestimmte Familienmitglieder ganz sicher Bevorzugung vorwerfen.

Meine Familie ist klein, aber perfekt. So kitschig es auch klingt: Sie ist der Dreh- und Angelpunkt meiner Welt. Dave, ich möchte dir dafür danken, dass du alles am Laufen gehalten hast, während ich an diesem Buch arbeitete. Ich würde gern alles auflisten, was du getan hast und tust, aber dann würde ich schrecklich faul wirken. Gavin und Jamie, euch danke ich für all den Krimskrams, den ihr mir abnehmt, auch hier verzichte ich aus oben genannten Gründen auf eine Liste. Darren, dein medizinisches Fachwissen war unschätzbar wertvoll für meine Arbeit. Caoimhe, danke, dass du Darren glücklich machst.

Zoe King, du hast mich ungemein glücklich gemacht, als du den Vertrag für dieses Buch an Land gezogen hast. Du bist eine tolle Agentin. Ich liebe deine Weitsicht und stehe für immer in deiner Schuld, weil du mich dazu gebracht hast, etwas zu wagen. Deine Zuversicht macht mir Mut. Rebecca Ritchie, ich schätze deinen wertvollen Rat, deine Geduld und deine Aufmerksamkeit, während Zoe ihr eigenes kleines Meisterwerk erschafft. Georgia Goodall, danke dafür, dass der Redaktionsprozess so glatt und entspannt über die Bühne ging. Und jeder und jedem bei Orion Spring möchte ich für diese wunderbare Reise danken – hoffentlich folgen weitere dieser Art.

Ein letztes Dankeschön geht an dich, Sharon Bowers, für deine nützlichen Improvisationen und weisen Ratschläge. Du bist als Nächstes dran.

Sachregister